安徽省高职高专护理专业规划教材

病　理　学

（供高职高专卫生职业教育各专业使用）

（第3版）

主　编　樊帮林　刘　文

副主编　魏　清　谢琳琳

编　者（按姓氏笔画为序）

马汉军　滁州城市职业学院

王　慧　合肥职业技术学院

刘　文　安徽中医药高等专科学校

朱　琴　安徽人口职业学院

乔慧子　阜阳职业技术学院

杨　琴　黄山职业技术学院

苗长城　皖北卫生职业学院

谢琳琳　安徽医学高等专科学校

韩　飞　宣城职业技术学院

樊帮林　滁州城市职业学院

魏　清　皖西卫生职业学院

U0380165

东南大学出版社
SOUTHEAST UNIVERSITY PRESS
·南京·

内容提要

本书是由安徽省10余所高职院校有丰富教学经验的教授编写,主要介绍疾病概论,细胞和组织的适应、损伤与修复,局部血液循环障碍,水、电解质代谢紊乱,酸碱平衡紊乱,炎症,发热,休克,弥散性血管内凝血,缺氧,肿瘤,呼吸系统疾病,心血管系统疾病,消化系统疾病,泌尿系统疾病,肾衰竭,女性生殖系统和乳腺疾病,内分泌系统疾病,传染病及寄生虫病的病理变化等。书后附有实习和实训指导。本书内容丰富、图文并茂,强调理论联系临床。

本书可供临床医学、护理、助产、医学检验技术、口腔医学技术、医学影像技术、眼视光技术、医学美容等高职院校医学各专业使用。

图书在版编目(CIP)数据

病理学/樊帮林,刘文主编. —3版. —南京:
东南大学出版社,2017.12
安徽省高职高专护理专业规划教材
ISBN 978-7-5641-7561-0

Ⅰ. ①病…　Ⅱ. ①樊…②刘…　Ⅲ. ①病理学-高等
职业教育-教材　Ⅳ. ①R36

中国版本图书馆 CIP 数据核字(2017)第 317521 号

病理学(第3版)

出版发行	东南大学出版社	
出 版 人	江建中	
责任编辑	常凤阁	
社　　址	南京市四牌楼2号	
邮　　编	210096	
网　　址	http://www.seupress.com	
经　　销	各地新华书店	
印　　刷	江苏徐州新华印刷厂	
开　　本	787 mm×1 092 mm　1/16	
印　　张	21.5	
字　　数	537 千字	
版　　次	2017 年 12 月第 3 版	
印　　次	2017 年 12 月第 1 次印刷	
书　　号	ISBN 978-7-5641-7561-0	
定　　价	62.00 元	

序

  随着社会经济的发展和医疗卫生服务改革的不断深入,对护理人才的数量、质量和结构提出新的更高的要求。为加强五年制高职护理教学改革,提高护理教育的质量,培养具有扎实基础知识和较强实践能力的高素质、技能型护理人才,建设一套适用于五年制高职护理专业教学实际的教材,是承担高职五年制护理专业教学任务的各个院校所关心和亟待解决的问题。

  在安徽省教育厅和卫生厅的大力支持下,经过该省有关医学院校的共同努力,由安徽省医学会医学教育学分会组织的安徽省五年制高职护理专业规划教材编写工作,于2005年正式启动。全省共有10余所高校、医专、高职和中等卫生学校的多名骨干教师参加了教材的编写工作。本套教材着力反映当前护理专业最新进展的教育教学内容,优化护理专业教育的知识结构和体系,注重护理专业基础知识的学习和技能的训练,以保证为各级医疗卫生机构大量输送适应现代社会发展和健康需求的实用性护理专业人才。在编写过程中,每门课程均着力体现思想性、科学性、先进性、启发性、针对性、实用性。力求做到如下几点:一是以综合素质教育为基础,以能力培养为本位,培养学生对护理专业的爱岗敬业精神;二是适应护理专业的现状和发展趋势,在教学内容上体现先进性和前瞻性,充分反映护理领域的新知识、新技术、新方法;三是理论知识要求以"必需、够用"为原则,因而将更多的篇幅用于强化学生的护理专业技能上,围绕如何提高其实践操作能力来编写。

  本套教材包括以下30门课程:《卫生法学》、《护理礼仪与形体训练》、《医用物理》、《医用化学》、《医用生物学》、《人体解剖学》、《组织胚胎学》、《生理学》、《病理学》、《生物化学》、《病原生物与免疫》、《药物学》、《护理心理学》、《护理学基础》、《营养与膳食》、《卫生保健》、《健康评估》《内科护理技术》、《外科护理技术》、《妇产科护理技术》、《儿科护理技术》、《老年护理技术》、《精神科护理技术》、《急救护理技术》、《社区护理》、《康复护理技术》、《传染病护理技术》、《五官科护理技术》、《护理管理学》和《护理科研与医学文献检索》。本套教材主要供五年制高职护理专业使用,其中的部分职业基础课教材也可供其他相关医学专业选择使用。

成功地组织出版这套教材,是安徽省医学教育的一项重要成果,也是对安徽省长期从事护理专业教学的广大优秀教师的一次能力的展示。作为安徽省高职高专类医学教育规划教材编写的首次尝试,不足之处难免,希望使用这套教材的广大师生和读者能给予批评指正,也希望这套教材的编委会和编者们根据大家提出的宝贵意见,结合护理学科发展和教学的实际需要,及时组织修订,不断提高教材的质量。

卫生部科技教育司副司长 王群

2006 年 2 月 6 日

再版说明

2005 年,在安徽省卫生厅、教育厅和安徽省医学会教育分会领导的关心与支持下,在东南大学出版社大力支持下,我省组织编写了供五年制高职护理专业使用的《病理学》教材。本书出版使用以来,得到了各兄弟院校同仁的支持,提出了许多合理建议。2011 年,我们曾对本教材进行了修订,增加了图表和"小贴士"。随着医学教育事业的发展,为满足学生职业能力和职业资格考试的需求,我们再次组织安徽省卫生类高职高专院校的骨干教师对本教材进行修订,以供卫生类高职高专学生使用。

在本书编写过程中,我们紧紧围绕"培养与我国社会主义现代化建设发展相适应,德、智、体全面发展,具有综合职业能力的护理技能型人才"这一目标,坚持体现三基(基础理论、基本知识和基本技能)、五性(思想性、科学性、先进性、启发性、适用性)、五对接(与最新理念对接、与职业岗位需求对接、与国家执业资格考试对接、与生产过程对接、与终身学习对接),坚持以就业为导向,以岗位需求为标准,努力做到贴近社会、贴近岗位、贴近学生,做到继承与创新相统一,起到传授知识、培养能力、提高素质的作用。在本书编写过程中,参考了不同版本的《病理学》和《病理生理学》教材,突出了专业性、实用性、连贯性、实践性和指导性,加强了前期课和后期课的联系,为学生学习好专业课程打下良好的基础;同时注重护理专业临床工作对病理学知识的需要,力求突出护理专业特色,满足护理专业需求。

本教材新增了内分泌系统疾病、滋养层细胞疾病和实验指导等。本教材以知识要点为引导,图、文、表并重,以达到生动直观、精简易学的效果。各章均设置了选择题、思考题及病例分析,引导学生复习总结,回顾重点知识,提高学习效率,培养学生分析和解决问题的能力,促进学生临床辨证思维的形成。此外,每章还增加了"知识拓展"栏目,体现科学研究的新进展、新成果,以拓宽学生的知识面。各院校在使用教材时,可根据教学计划和课程标准要求,结合学校实际情况选择必修和自修内容。

我们希望能提供一本教师易教、学生易学的教材,但由于我们能力与水平有限,本教材中缺点和不足之处在所难免,恳请各院校师生在使用过程中提出宝贵意见,以便总结经验、修正提高。

本教材的编者均是长期从事一线教学工作的骨干教师和临床病理工作者,他们在教学和临床工作中积累了丰富的教学和临床工作经验。本教材的编写凝聚了他们的辛勤劳动,也得到了各院校领导及各位编者的大力支持,在此一并表示诚挚的谢意。

樊帮林

2017 年 5 月 20 日

目 录

第一章　绪　论 ……………………………………………………………………………… (1)

　第一节　病理学的内容及在医学中的地位 …………………………………………… (1)

　第二节　病理学的研究方法 …………………………………………………………… (2)

　第三节　病理学的学习方法 …………………………………………………………… (3)

　第四节　病理学发展简史 ……………………………………………………………… (4)

第二章　疾病概论 ………………………………………………………………………… (7)

　第一节　健康与疾病的概念 …………………………………………………………… (7)

　第二节　疾病发生的原因 ……………………………………………………………… (8)

　第三节　疾病发展过程中的共同规律 ……………………………………………… (10)

　第四节　疾病的经过和转归 ………………………………………………………… (10)

第三章　细胞和组织的适应、损伤与修复 …………………………………………… (14)

　第一节　细胞和组织的适应 ………………………………………………………… (14)

　第二节　细胞和组织的损伤 ………………………………………………………… (18)

　第三节　细胞和组织的修复 ………………………………………………………… (25)

第四章　局部血液循环障碍 …………………………………………………………… (34)

　第一节　充血和淤血 ………………………………………………………………… (34)

　第二节　出血 ………………………………………………………………………… (38)

　第三节　血栓形成 …………………………………………………………………… (39)

　第四节　栓塞 ………………………………………………………………………… (45)

　第五节　梗死 ………………………………………………………………………… (48)

第五章　水、电解质代谢紊乱 ………………………………………………………… (53)

　第一节　水、钠代谢紊乱 …………………………………………………………… (53)

　第二节　钾代谢紊乱 ………………………………………………………………… (63)

第六章　酸碱平衡紊乱 ………………………………………………………………… (69)

　第一节　酸碱平衡 …………………………………………………………………… (69)

　第二节　酸碱平衡紊乱的类型 ……………………………………………………… (73)

第七章　炎症 ………………………………………………………………… (80)

　第一节　炎症的原因 ………………………………………………………… (80)
　第二节　炎症局部基本病理变化 …………………………………………… (80)
　第三节　炎症的类型 ………………………………………………………… (87)
　第四节　炎症的局部表现和全身反应 ……………………………………… (91)
　第五节　炎症的结局 ………………………………………………………… (92)

第八章　发热 ………………………………………………………………… (96)

　第一节　发热的原因和发生机制 …………………………………………… (96)
　第二节　发热的分期和热型 ………………………………………………… (97)
　第三节　发热时机体的代谢和功能变化 …………………………………… (99)
　第四节　发热的生物学意义 ………………………………………………… (100)
　第五节　发热的防治和护理原则 …………………………………………… (100)

第九章　休克 ………………………………………………………………… (103)

　第一节　休克的原因与分类 ………………………………………………… (103)
　第二节　休克的发展过程及发病机制 ……………………………………… (104)
　第三节　休克时机体代谢和功能改变 ……………………………………… (108)

第十章　弥散性血管内凝血 ………………………………………………… (110)

　第一节　病因和发病机制 …………………………………………………… (110)
　第二节　影响弥散性血管内凝血发生发展的因素 ………………………… (111)
　第三节　弥散性血管内凝血的分期及分型 ………………………………… (112)
　第四节　弥散性血管内凝血的临床表现 …………………………………… (113)

第十一章　缺氧 ……………………………………………………………… (116)

　第一节　常用血氧指标 ……………………………………………………… (116)
　第二节　缺氧的类型 ………………………………………………………… (117)
　第三节　缺氧时机体的功能和代谢变化 …………………………………… (121)
　第四节　影响机体对缺氧耐受性的因素 …………………………………… (124)
　第五节　氧疗与氧中毒 ……………………………………………………… (125)

第十二章　肿瘤 ……………………………………………………………… (128)

　第一节　肿瘤的概念 ………………………………………………………… (128)
　第二节　肿瘤的特征 ………………………………………………………… (129)
　第三节　肿瘤对机体的影响 ………………………………………………… (137)
　第四节　良性肿瘤与恶性肿瘤的区别 ……………………………………… (139)

第五节　肿瘤的命名与分类 ……………………………………………………………（140）

第六节　癌前病变、非典型增生、原位癌和早期浸润癌 ………………………………（142）

第七节　肿瘤的病因和发病机制 ………………………………………………………（145）

第八节　肿瘤的预防与治疗 ……………………………………………………………（148）

第十三章　呼吸系统疾病 …………………………………………………………………（152）

第一节　肺炎 ……………………………………………………………………………（152）

第二节　慢性阻塞性肺疾病 ……………………………………………………………（160）

第三节　慢性肺源性心脏病 ……………………………………………………………（164）

第四节　呼吸系统常见肿瘤 ……………………………………………………………（166）

第五节　呼吸衰竭 ………………………………………………………………………（169）

第十四章　心血管系统疾病 ………………………………………………………………（178）

第一节　原发性高血压 …………………………………………………………………（178）

第二节　动脉粥样硬化 …………………………………………………………………（182）

第三节　风湿病 …………………………………………………………………………（190）

第四节　慢性心瓣膜病 …………………………………………………………………（194）

第五节　感染性心内膜炎 ………………………………………………………………（196）

第六节　心力衰竭 ………………………………………………………………………（197）

第十五章　消化系统疾病 …………………………………………………………………（207）

第一节　胃炎 ……………………………………………………………………………（207）

第二节　消化性溃疡 ……………………………………………………………………（209）

第三节　病毒性肝炎 ……………………………………………………………………（211）

第四节　肝硬化 …………………………………………………………………………（218）

第五节　消化系统常见肿瘤 ……………………………………………………………（222）

第六节　肝性脑病 ………………………………………………………………………（228）

第十六章　泌尿系统疾病 …………………………………………………………………（234）

第一节　肾小球肾炎 ……………………………………………………………………（235）

第二节　肾盂肾炎 ………………………………………………………………………（242）

第三节　泌尿系统常见肿瘤 ……………………………………………………………（245）

第四节　肾衰竭 …………………………………………………………………………（248）

第十七章　女性生殖系统和乳腺疾病 ……………………………………………………（255）

第一节　子宫疾病 ………………………………………………………………………（255）

第二节　滋养层细胞疾病 ………………………………………………………………（261）

第三节　卵巢肿瘤 ………………………………………………………………………（264）

第四节 乳腺疾病 …………………………………………………… (266)

第十八章 内分泌系统疾病 …………………………………………… (274)

第一节 弥漫性毒性甲状腺肿 ……………………………………… (274)
第二节 弥漫性非毒性甲状腺肿 …………………………………… (275)
第三节 糖尿病 ……………………………………………………… (277)

第十九章 传染病及寄生虫病 ………………………………………… (281)

第一节 结核病 ……………………………………………………… (281)
第二节 伤寒 ………………………………………………………… (289)
第三节 细菌性痢疾 ………………………………………………… (292)
第四节 阿米巴病 …………………………………………………… (294)
第五节 流行性脑脊髓膜炎 ………………………………………… (297)
第六节 流行性乙型脑炎 …………………………………………… (299)
第七节 血吸虫病 …………………………………………………… (302)
第八节 性传播疾病 ………………………………………………… (305)

病理学实验实训指导 ………………………………………………… (311)

绪论 …………………………………………………………………… (311)
实验一 细胞和组织的适应、损伤和修复 ………………………… (313)
实验二 局部血液循环障碍 ………………………………………… (314)
实验三 炎症 ………………………………………………………… (315)
实验四 休克 ………………………………………………………… (317)
实验五 缺氧 ………………………………………………………… (318)
实验六 肿瘤 ………………………………………………………… (320)
实验七 呼吸系统疾病 ……………………………………………… (322)
实验八 心血管系统疾病 …………………………………………… (323)
实验九 消化系统疾病 ……………………………………………… (325)
实验十 泌尿系统疾病 ……………………………………………… (327)
实验十一 生殖系统与乳腺疾病 …………………………………… (328)
实验十二 传染病 …………………………………………………… (329)
参考文献 ……………………………………………………………… (332)

第一章　绪　论

学习要点
1. 病理学的概念、任务及研究方法。
2. 病理学在医学中的地位和学习方法。
3. 病理学的发展简史。

病理学是研究疾病的病因、发病机制、病理变化(形态、功能和代谢的改变)、经过和转归的一门医学基础学科,即研究疾病发生、发展规律的一门科学。通过揭示疾病的本质,为疾病的诊断、防治和护理提供科学的理论基础和实践依据。

第一节　病理学的内容及在医学中的地位

一、病理学的内容

病理学包括病理解剖学和病理生理学两部分。病理解剖学侧重于从形态结构变化的角度阐明疾病的本质;病理生理学则侧重于从功能、代谢变化的角度阐明疾病的本质。在疾病的发生发展过程中,机体的形态、功能和代谢的改变是相互联系、相互影响的,因此,两者联系密切,不能截然分割。

二、病理学在医学中的地位

病理学是一门重要的医学基础学科,也是联系基础医学与临床医学之间的桥梁学科。学习病理学必须以人体解剖学、组织胚胎学、生理学、生物化学、微生物学、免疫学、寄生虫学等为基础,同时,病理学又为学习临床知识如外科学、内科学、妇产科学、儿科学等打下基础,病理学与临床医学的密切联系,还表现在对疾病的研究和诊断上,临床医学除应用各种临床诊断、检验、治疗等方法对疾病进行诊治外,往往还需要借助病理学的研究方法提供诊断、治疗和预防的依据,特别在疾病的诊断方面有重要意义。加拿大著名医生和医学教育家威廉·奥斯勒曾提出"病理学为医学之本"。因此,病理学在医学中的地位十分重要,是联系基础医学与临床医学的桥梁。

知 识 拓 展

威廉·奥斯勒

威廉·奥斯勒(William Osler,1849—1919)是加拿大医学家、教育家。1872 年毕业于麦吉尔大学医学院,毕业后他前往欧洲游学,于伦敦、柏林和维也纳等一些当时最负盛名的研究所进修生理、病理、外科及大内科等。他工作的投入程度和激情令人赞叹,进行了 1 000 多具尸体解剖。他早年的基础医学教育经历,使其感到从基础医学到临床医学存在着一条鸿沟,并大刀阔斧地进行教学改革,对完善医学教育体系做出了巨大贡献。1879 年,在蒙特娄总医院(Montreal General Hospital)开始从事临床医学教育,他的"病床边"教育理念蔚然成风并成为今天医学教育的根基。奥斯勒是 20 世纪医学领域的大师,开创了现代医学新观念、新里程,是现代医学教育的始祖、临床医学的泰斗。

第二节　病理学的研究方法

一、尸体解剖

尸体解剖简称尸检,是通过对死者的遗体进行解剖,全面检查各器官、组织的病理变化,结合生前的各种医学信息做出全面、准确的病理诊断,帮助查明死因。尸体解剖是病理学的主要研究方法,在医学和法医学方面都具有十分重要的意义:①验证临床诊断和治疗的正确性,总结经验教训,提高医疗技术水平。②积累大量病理资料,为科研、教学和临床服务。③及时发现新的疾病(如传染病、地方病、职业病等)。④在法医案件中,尸检结果常为死因鉴定的重要依据。

二、活体组织检查

活体组织检查简称活检,即通过手术切除、内镜钳取和穿刺吸取等方法,从活体内获取病变组织进行病理诊断。其意义在于:①及时诊断疾病、评价治疗效果、判断预后等。②必要时还可在手术过程中作冰冻切片快速诊断,协助临床医生选择最佳手术方案。③采用一些新的研究方法,如免疫组织化学、电镜观察和组织培养等对疾病进行更深入的研究。因此,活检是临床上重要的、常用的诊断方法之一,特别是对肿瘤良、恶性的鉴别具有十分重要的意义。

三、细胞学检查

细胞学检查是通过各种途径和方法采集人体病变的细胞,涂片染色后镜下观察进行诊断。常用的方法:①脱落细胞学检查:如痰涂片、尿沉渣涂片、阴道分泌物涂片等。②刷刮细胞学检查：如支气管内镜刷片、子宫颈刮片、食管拉网等涂片。③穿刺细胞学检查：体表肿块穿刺、肝穿刺、淋巴结穿刺及胸、腹水等涂片。④印片细胞学检查：如体表溃疡、切取的新鲜组织等用玻璃片直接粘取病变细胞进行检查。主要用于健康普查和肿瘤的早期诊断。

四、动物实验

动物实验是指在各种实验动物身上复制某些人类疾病的模型，有针对性地研究疾病的病因、发病机制及治疗效果等，动态观察其形态、功能和代谢的改变以及疾病的整个发展过程和临床表现，验证治疗效果等。动物实验可以弥补人体观察的不足和局限性，但应注意人与动物之间的差异性，不能把动物实验结果简单地应用于人体。

五、组织和细胞培养

组织和细胞培养是指将某种组织或细胞在体外适宜的环境进行培养，动态地观察在各种病因作用下细胞组织病变的发生和发展，如肿瘤的生长、细胞的恶变、诱导分化等。由于这种研究方法的针对性强，条件易于控制，周期短，组织细胞来源丰富，临床意义较大，因而已广泛用于病理学的研究领域。

六、组织化学

组织化学一般称为特殊染色，是指利用某些能与组织或细胞内的化学成分进行特异性结合的化学试剂，定位显示病变组织、细胞的特殊化学成分（如蛋白质、脂类、糖类、酶和核酸等），从而鉴别组织、细胞内的化学成分，明确诊断。如组织基质中疑为淀粉样物可用刚果红染色；胞内脂肪成分可用苏丹Ⅲ染色等。

七、免疫组织化学

免疫组织化学是利用抗原抗体的特异性结合原理来定位测定组织或细胞内的抗原或抗体。根据其着色的准确定位及其所占比例和背景清晰度作为阳性的判断标准，而且特异性高，目前已广泛用于病理诊断和鉴别诊断。

八、超微结构观察

超微结构观察是利用电子显微镜对细胞内部和表面结构进行更细微的观察，从亚细胞水平了解细胞病变。

近数十年来，在病理学领域应用的高新技术有放射自显影技术、显微分光光度技术、流式细胞仪技术、图像分析技术、聚合酶链反应（PCR）、分子原位杂交、组织芯片技术等，这些新的研究手段和方法的应用，使我们对疾病的发生、发展的规律逐渐获得更为深入的了解，标志着病理学进入了一个新的发展时期。

第三节　病理学的学习方法

学习和研究病理学，必须坚持辩证唯物主义的世界观和方法论去认识疾病过程中各种

因素的联系,即用发展、联系的观点看待和分析疾病。为此,在学习过程中必须注意以下几个方面:

1. 用发展变化的观点认识疾病　任何疾病及其病理变化在发生、发展的不同阶段表现各不相同。因而,在病理大体标本和组织切片上所见到的病变或在临床上的表现,只是疾病的某一阶段。对于某种疾病,必须了解疾病的发生、发展规律,才能知晓其整个过程和所处不同阶段的相关表现。如胃炎可衍变为溃疡,少数胃溃疡可恶变形成胃癌;化脓性阑尾炎可并发穿孔,穿孔可引起局限性或弥漫性腹膜炎。

2. 局部与整体的关系　全身各系统和器官相互联系、密切相关,通过神经、体液因素协调活动以维持机体的正常状态。因此,局部病变可影响全身,而全身状况可影响局部病理变化。如肺结核局部病变,患者可表现为低热、乏力、消瘦等全身表现。但是,全身状况也影响肺结核病变局部,如果进行规则抗结核治疗,机体抵抗力增强时,肺结核病变可局限、痊愈;反之,病变可进展或复发。

3. 形态、功能与代谢三者之间的关系　在疾病过程中,病变的组织、器官的形态、功能与代谢相互影响,互为因果。如肝硬化时,肝细胞萎缩、变性、坏死的形态变化,可引起肝功能、代谢障碍而表现为血液生化检测异常;严重肺气肿形态变化,则影响肺功能,导致氧分压降低、二氧化碳分压升高,进而导致代谢紊乱。

4. 总论与各论的关系　总论是阐述不同疾病的共同规律,各论是阐述各种疾病的特殊规律,二者相互联系,不可分割。

5. 理论与实践的联系　在学习病理学的过程中,结合大体标本、组织学切片、动物实验、临床病理讨论等,做到理论联系实践。

6. 病理与临床的联系　在学习时,要联系临床,运用所学病理知识正确认识和理解有关疾病的临床表现(症状、体征),深入理解临床表现与病理变化的关系,再由临床表现联系到临床护理,将病理变化与临床护理联系紧密地结合。

第四节　病理学发展简史

病理学的发展史也是人类在认识疾病过程中唯物论和辩证法不断战胜唯心论和形而上学的历史,古希腊名医希波克拉底(Hippocrates,公元前 460—370)首创了体液病理学。意大利医学家莫尔加尼(Morgagni,1682—1771)根据尸体解剖积累的资料,证明了疾病与器官异常改变的关系,创立了器官病理学。19 世纪中叶随着显微镜和染料的应用,德国病理学家魏尔啸(Virchow)通过对病变组织和细胞的深入观察创立了细胞病理学;同期,法国生理学家克劳德·伯纳德(Claude Bernard)倡导以研究活体疾病为主要对象的实验病理学,是病理生理学的前身。我国秦汉时期的医学巨著《皇帝内经》、隋唐时期巢元方的《诸病源候论》和南宋时期宋慈的《洗冤集录》等对病理学的发展均作出了重要贡献。

知 识 拓 展

魏尔啸

19世纪中叶,德国病理学家魏尔啸(Virchow,1821—1902)在显微镜的帮助下,通过对病变组织、细胞的深入观察,发现了组织和细胞的形态变化,首创了细胞病理学。他认为细胞的结构改变和功能障碍是一切疾病的基础,并指出形态改变与疾病过程和临床表现之间的关系。魏尔啸对病理学乃至整个医学科学的发展做出了具有历史意义的、划时代的贡献。

复习与思考

一、选择题

1. 下列哪项不是病理学的研究范畴　　　　　　　　　　　　　　　　　( )

A. 病因　　　　　　　　B. 发病机制　　　　　　C. 病变机体的功能和代谢变化

D. 病变组织的形态结构　　E. 疾病的治疗

2. 临床上应用最广泛的病理学研究方法是　　　　　　　　　　　　　( )

A. 活检　　　　　　　　B. 尸体解剖　　　　　　C. 动物实验

D. 组织、细胞培养　　　　E. 核酸杂交技术

3. 病理学对人体研究的三大常见方法是　　　　　　　　　　　　　　( )

A. 尸体解剖、细胞学检查、免疫组化检查

B. 细胞学检查、尸体解剖、电子显微镜检查

C. 活体组织检查、免疫组化检查、细胞学检查

D. 尸体解剖、活体组织检查、细胞学检查

E. 尸体解剖、活体组织检查、磁共振检查

4. 活检采取病变组织的方法有　　　　　　　　　　　　　　　　　　( )

A. 局部切除　　　　　　　B. 内镜钳取　　　　　　C. 深部脏器穿刺

D. 搔刮　　　　　　　　　E. 以上均可

5. 有关细胞学检查的说法哪一项是错误的　　　　　　　　　　　　　( )

A. 方法简便

B. 病人痛苦小

C. 结果准确,不需活检证实

D. 细胞学涂片国际上多采用巴氏染色

E. 可广泛用于妇产科等临床科室

二、思考题

1. 说出病理学的概念和主要任务。

2. 简述病理学在医学中的地位。

3. 简述病理学的研究方法及其在临床实践中的应用。

三、病例分析

万某,男,62 岁,患高血压 16 年。近年来常有便秘,今日大便时突然昏倒,并伴有大小便失禁而急诊来院。经抢救无效而死亡。临床诊断:高血压病合并脑出血。

请思考:

1. 怎样才能为本例患者明确诊断并证实其死亡原因?
2. 什么叫尸体解剖?尸体解剖在临床医学和法医学上有什么作用?

（樊帮林）

第二章　疾病概论

第一节　健康与疾病的概念

一、健康

世界卫生组织(WHO)指出:健康不仅是没有疾病和病痛,而且是一种躯体上、精神上和社会适应能力处于完好状态。换言之,健康的人不仅是身体健康,心理也要健康,而且对社会具有良好的适应能力,能进行有效地活动和工作。长期以来,人们认为"不生病"就是健康,显然这种观点是不全面的。

二、疾病

疾病是指机体在一定的病因作用下,因机体自稳调节紊乱而发生的异常生命活动过程。疾病的发生常可引起体内生理功能、代谢和形态的改变,临床上病人有各种表现,也就是医学上所说的症状和体征。

> **知识拓展**
>
> **亚健康状态**
>
> 亚健康状态是介于健康和疾病之间的一种中间状态。由前苏联学者布赫曼提出,后来由许多学者研究证实,也是近年来医学研究的热点之一。它既可发展成为各种疾病,也可以恢复到健康状态,这主要取决于机体与环境之间的作用。
>
> 亚健康形成原因有遗传因素的影响、环境污染致人体质下降、紧张的生活节奏、心理压力过大、不良的生活习惯、工作和生活过度疲劳、久病大病或手术后。

亚健康状态的表现错综复杂,可有下述多种表现形式:①躯体性亚健康状态:主要表现为疲乏无力,精神不振;②心理性亚健康状态:主要表现为焦虑、烦躁、易怒、睡眠不佳等,这些问题的持续存在可诱发心血管疾病及肿瘤的发生;③人际交往性亚健康状态:主要表现为与社会成员的关系不稳定,心理距离变大,产生被社会抛弃和遗忘的孤独感。

第二节　疾病发生的原因

疾病发生的原因称为致病因素,简称病因,是指作用于机体引起疾病并决定该疾病特征的因素。引起疾病的因素很多,大致可分为以下几类:

一、生物因素

生物因素是最常见的致病因素,主要包括病原微生物(如细菌、病毒、真菌、支原体、立克次体、螺旋体)和寄生虫。病原体侵入机体后是否致病,主要取决于其数量、侵袭力、毒力以及机体的免疫状态。

二、物理因素

物理因素主要有机械性创伤、高温、低温、电流、电离辐射、噪声、气压等。是否致病主要取决于其作用强度、部位、持续时间等,与机体的反应性关系不大。

三、化学因素

化学因素主要包括无机毒物(如强酸、强碱、一氧化碳等)、有机毒物(如甲醇、四氯化碳等)、生物性毒物(如蛇毒、蜂毒等)。这类因素对机体的组织、器官有一定的选择性毒性作用,如四氯化碳主要损害肝,强酸、强碱引起接触部位组织变性、坏死和炎症等。

四、营养因素

营养缺乏和营养过剩都可以引起疾病,如蛋白质缺乏可以引起营养不良、缺碘可以引起甲状腺肿、钙缺乏可以引起佝偻病等;长期过量摄入高热量、高脂肪等物质可引起肥胖症、高脂血症和动脉粥样硬化等。

五、遗传因素

遗传因素引起疾病主要表现有两个方面:①遗传性疾病:即通过基因的突变或染色体畸变直接引起子代发生的疾病,如血友病、先天愚型、白化病等;②遗传易感性:即某些家庭成员由于遗传上的缺陷,具有易患某些疾病的倾向,如原发性高血压、糖尿病、精神分裂症等。

六、先天因素

先天因素是指能够影响胎儿发育的有害因素。由先天性因素引起的疾病称为先天性疾病,如妇女在怀孕早期患风疹,风疹病毒可损害胎儿而引起先天性心脏病。某些药物、X射线亦可引起胎儿的先天性损害等。

七、免疫因素

某些机体的免疫系统对一些抗原刺激发生异常反应,导致组织、细胞的功能损害和功能障碍,可见于:①变态反应性疾病:如支气管哮喘、荨麻疹、使用青霉素引起的过敏休克等;②自身免疫性疾病:如全身性系统性红斑狼疮,类风湿关节炎等;③免疫功能低下或免疫缺陷病:如肿瘤、感染及艾滋病等。

八、社会、心理因素

随着医学模式的转变,社会、心理因素在疾病发生发展中的作用日益得到重视。例如应激性疾病、变态人格、心身疾病的发生就与心理、社会因素密切相关。心理因素与某些疾病的发生发展和转归有密切的关系,长期不良心理状态(紧张、焦虑、悲伤等)可引起人体的多种功能失调,引发心身疾病(偏头痛、高血压、神经官能症等)。社会因素包括社会、环境、生活、劳动和卫生条件等,对人类的健康和疾病的发生有着不可忽视的影响。

综上所述,疾病发生的原因是多种多样的,可以由一种病因引起,也可以由多种病因同时作用或先后起作用。没有病因不可能发生相关的疾病。然而,目前还有不少疾病的病因不甚明了,随着医学科学的发展,这些疾病的病因终将得到探明。

知 识 拓 展

疾病发生的条件和诱因

疾病发生的条件是指能影响(促进或减缓)疾病发生的某种机体状态或自然环境。条件对于疾病并不是必不可少的,但它的存在可影响病因对机体的作用。如结核杆菌是结核病的病因,但并非与结核杆菌有接触者都患结核病,只有在营养不良,抵抗力下降等条件存在的情况下,才会促进结核病的发生发展。需要强调的是同一因素对某一疾病的发生发展来说是条件,而对另一种疾病却是原因,例如寒冷是冻伤的原因,但也是感冒、肺炎等疾病发生的条件。因此,原因和条件是相对于某一特定疾病而言,实际工作中,应当根据疾病的具体情况加以分析和区别对待。

诱因是指能加强病因作用而促进疾病发生发展的因素,如昏迷病人容易吸入带菌分泌物而诱发肺炎;肝硬化食管静脉曲张破裂,使血氨突然升高而诱发肝性脑病等。

第三节 疾病发展过程中的共同规律

不同的疾病,在其发展过程中既有其本身的特点,又有共同的一般规律。主要体现在以下三个方面:

一、疾病时稳态的紊乱

正常状态下,机体内环境是通过自稳调节机制来维持各系统功能和代谢活动的相对稳定状态,称为稳态。疾病时,由于致病因素对机体的损害作用,使稳态调节的某一些方面发生紊乱,引起相应的功能障碍,进一步通过连锁反应,使稳态调节的其他方面相继发生紊乱,从而引起更为严重的生命活动障碍。例如,某些原因所致的胰岛素分泌不足,血糖升高,可引起糖尿病,出现糖代谢紊乱。进一步发展,又可导致脂肪代谢、蛋白质代谢及水、电解质代谢紊乱等。

二、疾病过程中的因果转化

因果转化是指疾病过程中,原始致病因素(因)作用于机体后产生一定的损伤性变化(果),在一定条件影响下,这些损伤性变化又可以作为发病原因再引起一些新的变化。如此原因与结果间互相转化,相互交替,推动疾病的发展。如不及时有效地加以阻断,病情就会进一步恶化,形成恶性循环。

三、疾病过程中的损伤与抗损伤

致病因素作用于机体,可引起细胞、组织损伤,同时机体通过各种防御、代偿机制对抗致病因素所引起的损伤。损伤与抗损伤自始至终贯穿于疾病过程中,两者的强弱决定着疾病的发展。当损伤占优势时,则病情恶化,甚至死亡;而抗损伤占优势时,则病情好转,直至痊愈。应注意的是损伤与抗损伤也可互相转化。例如,休克早期小动脉、微动脉收缩有助于动脉压维持,保证心、脑重要生命器官的血液供应等,具有抗损伤意义;但血管收缩时间过长,则引起组织缺血、缺氧等损伤性变化。因此,在临床护理中,应正确区别疾病过程中的损伤与抗损伤变化,尽力排除或减轻损伤性变化,保护和增强抗损伤反应,促使病情好转。

第四节 疾病的经过和转归

一、疾病的经过

任何疾病都有一个发展过程,疾病的经过一般可分为四期,即潜伏期、前驱期、症状明显期和转归期。

(一)潜伏期

是指从致病因素作用于机体到出现最初症状前的一段时期。不同疾病潜伏期长短不一,可数天、数月甚至更长。通常传染病的潜伏期比较明显,但有些疾病没有潜伏期,如创伤等。正确认识疾病的潜伏期对传染病的预防具有重要的意义。

（二）前驱期

前驱期是指最初症状出现到典型症状出现之前的一段时期,此期主要出现一些非特异性症状,如全身不适、食欲不振、乏力、低热等临床表现。前驱期及时就诊,有利于疾病的早期诊断和早期治疗,使致病因素受到控制,疾病不再发展,否则,疾病就进一步发展。

（三）症状明显期

症状明显期是指疾病典型症状出现的时期。临床上可根据这个时期的特殊症状和体征做出疾病的诊断,及时治疗和护理。

（四）转归期

转归期是指疾病过程的发展趋向和结局,也是疾病的最后阶段。不同或相同疾病都可有相同或不同的转归。主要取决于致病因素作用于机体后发生的损伤与抗损伤反应以及是否正确及时有效地治疗。

二、疾病的转归

（一）康复

康复可分为完全康复和不完全康复,见表2-1。

表2-1 完全康复和不完全康复的比较

	完全康复	不完全康复
致病因素	消除	得到控制
功能代谢障碍	完全消失	未完全恢复,通过代偿维持相对正常生命活动
形态结构损伤	完全消失	留下病理状态
劳动力、适应能力	完全恢复	不完全恢复

（二）死亡

死亡是指个体生命活动的终止,是生命的必然规律。医学上将死亡分为生理性死亡和病理性死亡两种。前者是由于机体各器官的自然老化所致,又称老死,但极为罕见,绝大多数属于病理性死亡。

1. 死亡过程 长期以来,一直把心跳、呼吸的永久性停止作为死亡的标志。传统的死亡概念认为死亡是一个渐进的发展过程。可分为三个阶段,即濒死期、临床死亡期、生物学死亡期。

（1）濒死期:又称临终状态,本期的重要特点是脑干以上的神经中枢处于深度抑制,而脑干以下的功能犹存,但由于失去上位中枢的控制而处于紊乱状态。主要表现为意识模糊或丧失,反应迟钝或减弱,呼吸和循环功能进行性下降等。

（2）临床死亡期:本期主要特点是延脑处于深度抑制和功能丧失状态,表现为各种反射消失,呼吸和心跳停止,但是组织器官仍在进行着微弱的代谢活动,如能采取紧急抢救措施,有可能复苏成功。

（3）生物学死亡期：本期是死亡过程的最后阶段。机体各重要器官的新陈代谢相继停止，并发生不可逆的功能和形态改变，机体变为尸体。尸体相继出现尸冷、尸僵、尸斑，最后尸体腐败分解。

2. 脑死亡　是指全脑功能不可逆的永久性丧失以及机体作为一个整体功能的永久停止。判断脑死亡的标准如下：自主呼吸停止；不可逆性深昏迷；脑神经反射消失，瞳孔散大或固定；脑电波消失；脑血液循环完全停止。

脑死亡概念的提出在理论上和临床上都具有重要意义，有助于判断死亡的时间和确定终止复苏抢救的界线。脑死亡后患者借助于人工呼吸等措施，在一定时间内仍可维持血液循环，是器官移植的良好供体。因此，脑死亡作为死亡的标准是社会发展的需要，也是对死者的尊重，但宣告脑死亡一定要慎重。

 复习与思考

一、选择题

1. 对疾病的描述，正确的是　　　　　　　　　　　　　　　　　　　　　　　（　　）
A. 在致病因子的作用下出现的形态变化
B. 在致病因子的作用下出现的结构改变
C. 机体与环境间的协调发生障碍的异常生命活动
D. 体内各种功能活动进行性下降的过程
E. 在一定病因和条件下，自稳调节紊乱而导致的一系列异常生命活动过程

2. 引起疾病的因素中最常见的是　　　　　　　　　　　　　　　　　　　　　（　　）
A. 生物性因素　　　　　　　B. 理化因素　　　　　　　　C. 遗传性因素
D. 免疫性因素　　　　　　　E. 营养因素

3. 下述哪项致病因素不属于生物性因素　　　　　　　　　　　　　　　　　　（　　）
A. 细菌　　　　　　　　　　B. 紫外线　　　　　　　　　C. 病毒
D. 真菌　　　　　　　　　　E. 立克次体

4. 某孕妇怀孕早期曾患病毒感染性疾病，产前检查发现胎儿畸形，该病因属于　（　　）
A. 遗传性因素　　　　　　　B. 生物性因素　　　　　　　C. 先天性因素
D. 营养性因素　　　　　　　E. 免疫性因素

5. 现代死亡的新概念是　　　　　　　　　　　　　　　　　　　　　　　　　（　　）
A. 心跳、呼吸停止　　　　　B. 植物人　　　　　　　　　C. 一切反射消失
D. 脑电波消失　　　　　　　E. 脑死亡

6. 疾病的经过分期下列哪项是错的　　　　　　　　　　　　　　　　　　　　（　　）
A. 潜伏期　　　　　　　　　B. 前驱期　　　　　　　　　C. 症状明显期
D. 修复期　　　　　　　　　E. 转归期

二、思考题

1. 什么叫疾病？引起疾病的原因有哪些？
2. 简述常见的致病因素。
3. 试述脑死亡的意义。

三、病例分析

患者男性,62 岁。患高血压十余年,近年常有便秘。5 日前大便时突然昏倒、大小便失禁并伴有上下肢麻痹。体格检查:体温 37.5 ℃,脉搏 100 次/分,呼吸 23 次/分,血压 180/110 mmHg。两肺(一),心界扩大,心律齐,肝脾未触及。临床初步诊断为高血压合并脑出血,给予降压、止血等治疗。入院后第 2 天,病人逐渐意识丧失,反应迟钝,呼吸慢且不规则,BP 80/50 mmHg。昨日病人突发心跳、呼吸停止,抢救无效死亡。

请思考:

1. 传统死亡过程可分为哪几个阶段? 各阶段有何不同?

2. 临床上判断病人死亡的主要标志是什么?

3. 什么叫脑死亡? 判断脑死亡的主要依据有哪些?

（刘　文）

第三章 细胞和组织的适应、损伤与修复

正常的生命活动有赖于机体内外环境的动态平衡。如果机体细胞、组织不断地受到内外环境变化的刺激，破坏了这种平衡，机体的物质代谢就可能发生障碍而引起细胞和组织的损伤，并出现各种形态结构、功能和代谢的变化，表现为细胞和组织的适应、损伤与修复（图3-1）。

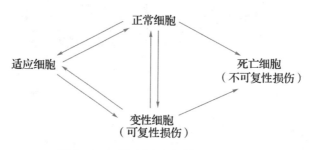

图3-1 正常、适应和损伤之间的关系

第一节 细胞和组织的适应

适应是指细胞、组织和器官对于内、外环境中各种有害因素的刺激而产生的非损伤性应答反应。适应在形态学上表现为萎缩、肥大、增生和化生。适应的实质是细胞生长和分化受到调整的结果，可以认为它们是正常细胞与损伤细胞之间的一种状态。

一、萎缩

发育正常的细胞、组织或器官的体积缩小称为萎缩。萎缩的组织或器官可伴有实质细胞数量的减少。组织、器官没有发育或发育不全不属于萎缩。

（一）原因及类型

萎缩分为生理性萎缩和病理性萎缩两类。生理性萎缩指随着人的生长发育和衰老过

程中自然发生的萎缩,如青春期后的胸腺萎缩,女性绝经后的卵巢、子宫的萎缩,老年人全身脏器不同程度的萎缩(图3-2)。病理性萎缩按其发生的原因不同,可分为营养不良性萎缩、压迫性萎缩、失用性萎缩、去神经性萎缩、内分泌性萎缩五种类型,详见表3-1。

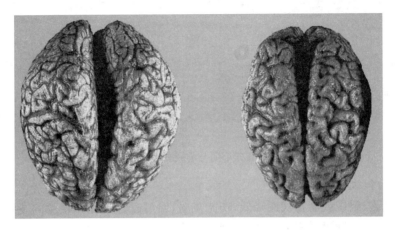

图3-2 正常脑(左)与老年性萎缩脑的肉眼观察

右侧为80岁老人的脑,与正常脑相比,体积缩小,脑回变窄,脑沟加深

表3-1 常见萎缩类型的比较

类型	原因	举例
营养不良性萎缩	全身营养不良	见于恶性肿瘤晚期、慢性消耗性疾病的全身脂肪、肌肉等萎缩
	局部缺血	脑动脉粥样硬化→血管腔变窄→脑萎缩
压迫性萎缩	组织与器官长期受压	尿路梗阻→排尿障碍→肾盂积水→肾实质受压萎缩
失用性萎缩	器官或组织长期活动受限	肢体骨折后石膏长期固定、活动受限→肌肉萎缩
去神经性萎缩	脑、脊髓或神经损伤	脊髓灰质炎患者因脊髓前角运动神经元损伤→下肢肌肉萎缩
内分泌性萎缩	内分泌腺功能下降	腺垂体肿瘤或缺血性坏死→促肾上腺激素释放减少→肾上腺萎缩

(二)病理变化

肉眼观察:萎缩的组织、器官体积缩小,重量减轻,颜色变深,一般保持原有形态。脑萎缩时,脑回变窄,脑沟变宽,体积缩小,重量减轻;心脏萎缩时,心脏体积缩小,重量减轻,色泽深褐,冠状动脉迂曲呈蛇形。

镜下观察:细胞体积变小,数量减少,细胞器大量退化,胞浆内可出现脂褐素颗粒(是细胞内未被彻底消化的富含磷脂的细胞器残体)(图3-3)。

在实质细胞萎缩的同时,常继发间质成纤维细胞和脂肪细胞的增生,甚至使器官和组织的体积增大,此时称为假性肥大。

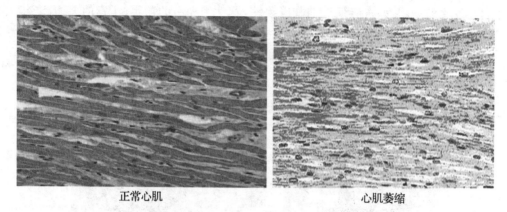

正常心肌　　　　　　　　　　　心肌萎缩

图 3-3　正常心肌与心肌萎缩的镜下观察

（三）影响和结局

萎缩的细胞、组织或器官代谢降低，功能减弱，属可复性变化。轻度的萎缩去除原因后可恢复正常，病变持续过久或继续加重，则萎缩的细胞最终可死亡。

二、肥大

细胞、组织或器官的体积增大称为肥大。组织、器官肥大时，组成该组织、器官的实质细胞除体积增大外，还可同时伴有细胞数目增多，其代谢和功能均增强，具有代偿意义。再生能力差的细胞如心肌和骨骼肌，常为单纯性肥大，即细胞体积增大而数目不增加。再生能力强的组织如肾小管、乳腺、前列腺等，其肥大常同时伴细胞数目增多。

肥大可以分为以下两类：

1. 代偿性肥大　　多由器官、组织的工作负荷增加引起，具有功能代偿作用。如运动员发达的肌肉、高血压引起的左心室的心肌肥大、一侧肾脏损坏或切除后对侧肾脏的肥大等。

2. 内分泌性肥大　　由内分泌激素增多引起靶细胞的肥大称为内分泌性肥大，如妊娠的子宫和哺乳期乳腺的肥大、垂体病变引起的肢端肥大等。

三、增生

组织或器官内实质细胞数目增多称为增生。增生是细胞分裂活动增强的结果，常伴有组织或器官的体积增大。可分为以下两类：

1. 生理性增生　　常见于女性青春期和哺乳期的乳腺上皮增生、月经周期子宫内膜的增生等。

2. 病理性增生　　分为：

（1）再生性增生：组织或细胞损伤后的增生，如肝细胞坏死后肝细胞的增生等。

（2）内分泌性增生：如雌激素水平增高引起的子宫内膜过度增生、甲状腺功能亢进时甲状腺滤泡上皮的过度增生等。

（3）代偿性增生：如低钙血症时可引发甲状旁腺增生、肾代偿性肥大时肾小管上皮的增生。

四、化生

一种分化成熟的细胞类型转化为另一种分化成熟的细胞类型的过程称为化生。

化生并不是由原来的成熟细胞直接转变而来,而是由该处具有分裂能力和多向分化能力的幼稚未分化细胞或干细胞横向分化的结果。化生常发生在同源性细胞之间,即上皮细胞之间或间叶细胞之间。

常见的化生有:

1. **鳞状上皮化生** 如长期吸烟或慢性炎症损害时,支气管假复层纤毛柱状上皮可转化为鳞状上皮(图 3-4,图 3-5)。

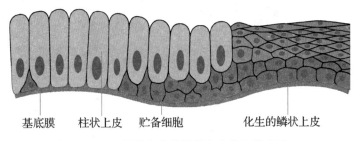

基底膜 柱状上皮 贮备细胞 化生的鳞状上皮

图 3-4 柱状上皮的鳞状上皮化生模式图

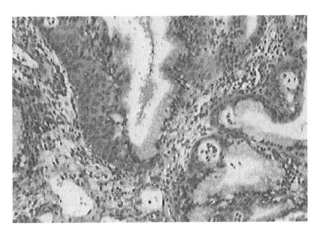

图 3-5 子宫颈鳞状上皮化生

2. **肠上皮化生** 慢性萎缩性胃炎时部分胃黏膜上皮被肠型上皮取代称为肠上皮化生(图 3-6)。

3. **间叶组织之间的化生** 间叶组织中幼稚的成纤维细胞在损伤后,可转变为成骨细胞或成软骨细胞,称为骨或软骨化生,如骨骼肌的慢性劳损可在肌组织内形成骨组织而发生骨化性肌炎等。

化生的生物学意义有利有弊。如呼吸道黏膜柱状上皮鳞状上皮化生后,可增强局部抵御能力,但无纤毛结构,减弱了黏膜自净能力。有的化生经久不愈可发生恶变,如支气管黏膜鳞状上皮化生可发生鳞状细胞癌,胃黏膜肠上皮化生可发生胃腺癌等。

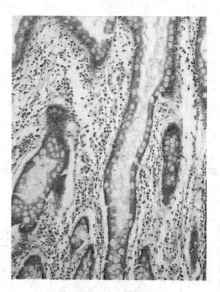

图 3-6 胃黏膜的肠上皮化生

第二节　细胞和组织的损伤

细胞和组织损伤是由于细胞、组织的物质代谢障碍所致的形态学的改变,包括变性和细胞死亡。

一、变性

变性是因物质代谢障碍引起的细胞内或细胞间质内出现异常物质或正常物质的数量显著增多的一类可逆性的形态变化(表 3-2)。常见变性有以下类型:

表 3-2　蓄积物与常见变性类型

蓄积物	常见变性类型
水	细胞水肿
三酰甘油	脂肪变性
蛋白质	玻璃样变性

1. 细胞水肿　是指细胞内钠和水的过多积聚,又称为水变性。常见于缺氧、感染、中毒时肝、肾和心等器官的实质细胞。

细胞水肿的原因及发生机制有两种可能:①缺氧、感染、中毒等因素使细胞线粒体受损,ATP 生成减少,细胞膜钠钾泵功能障碍,导致细胞内水和钠过多积聚。②缺氧、感染、中毒等因素损伤了细胞膜,使细胞膜通透性增高,细胞内钠、水增多。

(1)病理变化:肉眼观察:病变的器官体积增大,包膜紧张,切面隆起,边缘外翻,颜色变淡,失去正常光泽,似开水烫过一样。镜下观察:病变初期,细胞线粒体和内质网肿胀,以致细胞浆内出现许多细小红染的颗粒状物,称为颗粒变性。若进一步发展,细胞更趋肿大,胞质疏松、淡染,称为水样变性。最严重时,整个细胞高度膨胀如气球,圆而透亮,称为气球样变(图3-7、图3-8)。

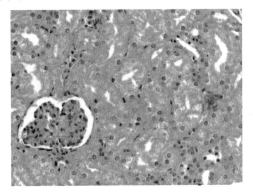

图3-7　肾小管上皮细胞水样变性

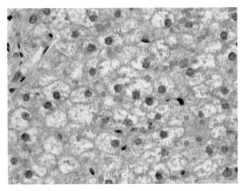

图3-8　肝细胞气球样变

(2)影响和结局:细胞水肿的组织器官功能降低,是一种轻度损伤,当致病因素消除,可恢复正常。若病因持续发展,可使细胞发生坏死。

2. 脂肪变性　是指中性脂肪(即三酰甘油)蓄积于非脂肪细胞的细胞质中。多见于肝细胞、心肌细胞、肾小管上皮细胞、骨骼肌细胞等,其中以肝细胞最常见。

脂肪变性的常见原因有严重感染、中毒(乙醇、四氯化碳)、缺氧、营养缺乏(蛋氨酸、胆碱、磷脂)等。以肝细胞脂肪变性为例,其发生机制是:①脂蛋白合成障碍:脂肪与载脂蛋白结合,形成脂蛋白才可运出肝外,组成载脂蛋白的原料(磷脂、胆碱)缺乏或感染、中毒造成粗面内质网破坏,均可造成脂蛋白合成障碍,影响脂肪转运出肝细胞;②进入肝的脂肪酸过多:如高脂饮食、长期饥饿或糖尿病患者对糖利用↓→储存脂肪分解↑→大部分以脂肪酸的形式入肝→超过肝细胞的氧化利用和合成脂蛋白的能力;③脂肪酸氧化障碍:缺氧、感染、中毒→肝细胞受损→影响脂肪酸氧化及脂蛋白的合成→脂肪在肝细胞内蓄积。

(1)病理变化:肉眼观察:脂肪变性的器官体积增大,包膜紧张,切面呈淡黄色,触之有油腻感(图3-9)。镜下观察:脂肪变性的细胞体积增大,胞质内出现大小不等的脂滴。在石蜡切片中,脂滴被乙醇、二甲苯等有机溶剂溶解而呈空泡状(图3-10),严重者细胞核被挤向细胞一侧。苏丹Ⅲ染色将脂滴染成橘红色,用锇酸可染成黑色。

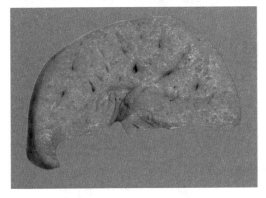

图3-9　肝脂肪变性(肉眼)

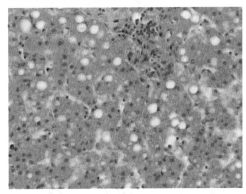

图3-10　肝细胞脂肪变性(镜下)

（2）影响和结局：脂肪变性也是可逆性变化，病因去除后可恢复正常。严重的脂肪变性可致器官功能障碍。如肝严重脂肪变性时称脂肪肝，病因持续作用，可使肝细胞坏死，继发纤维化，导致肝硬化。

知 识 拓 展

脂肪肝、虎斑心和心肌脂肪浸润

脂肪肝：正常情况下，肝脏只含少量脂肪，占肝重量的 4%～7%。在某些异常情况下，肝脏内脂肪含量增加，脂肪含量超过肝重量的 10% 时即为脂肪肝，超过 25% 以上为重度脂肪肝。

虎斑心：慢性中毒、缺氧可引起心肌脂肪变性，常累及左心室内膜下和乳头肌部位，脂肪变性心肌呈黄色，与正常心肌的暗红色相间，形成黄红色斑纹，称为虎斑心。

心肌脂肪浸润：是器官组织间质的变化，指心外膜增生的脂肪组织可沿间质伸入心肌细胞间，称为心肌脂肪浸润，并非心肌脂肪变性。

3. 玻璃样变性　是指细胞或细胞间质内出现均质红染的半透明样蛋白质蓄积，又称透明变性。常见的玻璃样变性有结缔组织玻璃样变性（图 3-11）、血管壁玻璃样变性（图 3-12）、细胞内玻璃样变性（表 3-3）。

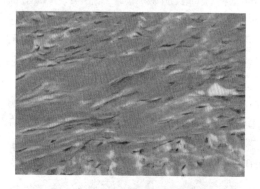

图 3-11　结缔组织玻璃样变性

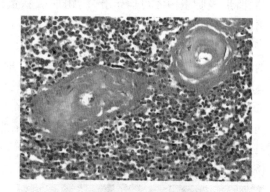

图 3-12　脾动脉壁玻璃样变性

表 3-3　各种玻璃样变性的比较

类型	常见部位	形态特点	影响与后果
结缔组织玻璃样变性	瘢痕组织、动脉粥样硬化斑块、萎缩的子宫和乳腺的间质及各种坏死组织的机化	肉眼呈灰白色、半透明质韧。镜下胶原纤维增粗融合形成均匀红染的物质	病变难消除，组织器官功能降低
血管壁玻璃样变性	见于缓进型高血压和糖尿病的肾、脑、脾及视网膜的细动脉	细动脉管壁增厚，管腔狭窄甚至闭塞，脆性增加，易发生破裂、出血	病变难消除，发生器官缺血

续表 3-3

类型	常见部位	形态特点	影响与后果
细胞内玻璃样变性	肾脏疾病时的肾小管上皮细胞酒精性肝病时肝细胞胞浆中的Mallory小体,慢性炎症时浆细胞内的拉塞尔小体(Russell body)	细胞胞浆内出现大小不等、圆形、均质无结构红染物质	一般不影响功能

二、细胞死亡

当细胞发生不可逆性损伤,呈现代谢停止、结构破坏和功能丧失,称细胞死亡。细胞死亡分为坏死和凋亡两种类型。

(一)坏死

活体内局部组织细胞的死亡,称为坏死。坏死可因致病因素较强直接导致,但大多由可逆性损伤发展而来。

1. 坏死的基本病变 细胞核的变化是组织学上细胞坏死的主要标志,表现为:①核固缩:细胞核染色质浓缩,染色加深,核体积变小;②核碎裂:核膜破裂,核染色质崩解为小碎片并分散在细胞质中;③核溶解:在DNA酶的作用下,染色质分解,核淡染,继而核完全消失(图3-13)。细胞质红染崩解呈颗粒状或碎片状,最后胞膜破裂,细胞解体消失。实质细胞坏死后,间质基质和胶原纤维也逐渐崩解液化,最后融合成片状模糊无结构的颗粒状红染物质。

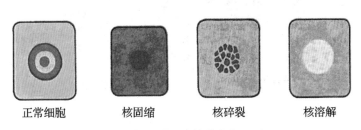

| 正常细胞 | 核固缩 | 核碎裂 | 核溶解 |

图 3-13 坏死时细胞核的变化(示意图)

2. 坏死的类型 根据坏死的形态变化不同可分为以下几类:

(1)凝固性坏死:蛋白质变性凝固且溶酶体酶水解作用较弱时,坏死区呈灰黄、干燥、质实,称为凝固性坏死。凝固性坏死常见于心、肾、脾等器官的缺血性坏死。干酪样坏死是凝固性坏死的一种特殊类型,主要见于结核病灶的坏死。病变呈淡黄色,质地松软,状似奶酪,是坏死更为彻底的凝固性坏死(图3-14、图3-15)。

(2)液化性坏死:组织坏死后,酶的消化、水解占优势,则坏死组织溶解呈液态,称为液化性坏死。例如,脑组织因蛋白含量少,水及磷脂含量较多,坏死后常形成羹状软化灶,故脑液化性坏死也称脑软化(图3-16)。急性胰腺炎时,胰脂酶外溢,消化胰周围组织也可形成液化性坏死。脓肿是由于大量中性粒细胞破坏后,释放蛋白水解酶,使坏死组织的溶解液化所致。

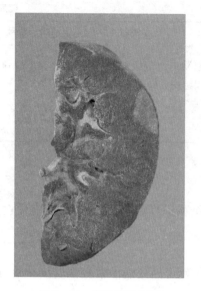 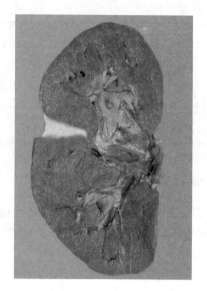

图3-14　肾凝固性坏死　　　　图3-15　肾坏死后瘢痕

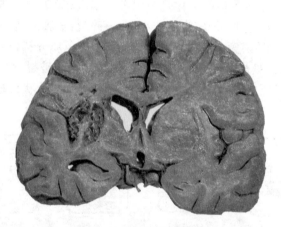

图3-16　脑液化性坏死

（3）纤维素样坏死：旧称纤维素样变性，是结缔组织及小血管壁常见的坏死形式。结缔组织及小血管壁内出现颗粒、小片状或细丝状无结构、强嗜酸性染色似纤维素的物质。多发生于某些变态反应性疾病如风湿病、结节性多动脉炎、新月体性肾小球肾炎以及急进型高血压等。

（4）坏疽：是指较大范围的组织坏死并伴有不同程度的腐败菌感染。因细菌分解坏死组织释放出硫化氢，故坏死组织有臭味。硫化氢和红细胞破坏释放的铁结合成硫化铁使坏死组织呈黑色。坏疽分为干性、湿性和气性等类型。①干性坏疽：常见于动脉阻塞但静脉尚通畅的四肢末端，因水分散失较多，故坏死区干燥皱缩呈黑色，与正常组织界限清楚，中毒症状较轻（图3-17）；②湿性坏疽：多发生于与外界相通的内脏，如肺、肠、子宫、阑尾、胆囊等，也发生于动脉阻塞及静脉回流受阻的肢体，坏死区水分较多，适宜于细菌繁殖。因而感染严重，坏死区呈污黑色或灰绿色，有恶臭，与正常组织分界不清，全身中毒症状重（图3-

18);③气性坏疽：也属湿性坏疽，系深达肌肉的开放性创伤合并有厌氧菌感染所致，除发生坏死外，还产生大量气体，使坏死组织呈蜂窝状，坏死区按之有捻发音，病变进展迅速，大量毒素被吸收，可引起严重中毒症状，甚至危及生命（表3-4）。

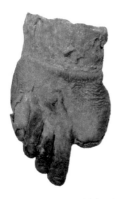 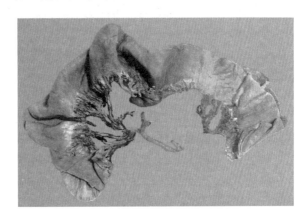

图3-17 足干性坏疽　　　　图3-18 肠湿性坏疽

表3-4 坏疽类型的比较

	干性坏疽	湿性坏疽	气性坏疽
好发部位	四肢	与外界相通的内脏及四肢	深达肌肉的创口
原因	动脉阻塞 静脉回流通畅	动脉静脉均受阻	动脉静脉均受阻 合并厌氧菌感染
病变	局部干燥、皱黑、与正常组织界清	局部湿肿、黑或蓝绿、恶臭、界不清	局部蜂窝状 大量气体、捻发感
中毒症状	中毒症状轻	中毒症状重	中毒症状重
坏死类型	凝固性	凝固性＋液化性	凝固性＋液化性

3. 坏死的结局

（1）溶解吸收：小范围的坏死组织可被坏死细胞或中性粒细胞释放的水解酶溶解液化，经血管、淋巴管吸收运走，不能吸收的碎片则由巨噬细胞吞噬清除。

（2）分离排出：坏死灶较大，难以吸收时，坏死灶周围的中性粒细胞释放蛋白水解酶，将局部坏死组织溶解液化，与健康组织分离，通过各种途径排出体外。发生于皮肤、黏膜的坏死组织脱落后留下的浅表性缺损，称为糜烂，较深缺损称为溃疡。内脏器官（肺、肾）坏死组织经自然管道（支气管、输尿管）排出体外后，留下的空腔称为空洞。

（3）机化与包裹：新生肉芽组织长入并取代坏死组织、异物等的过程，称为机化。如坏死组织范围太大，难以完全长入或吸收，则由肉芽组织将其包绕，使病变组织局限，称为包裹。

（4）钙化：坏死组织内有钙盐沉积，称钙化。

4. 坏死对机体的影响　坏死的细胞和组织功能丧失，并在局部引起炎症反应，对机体的影响与下列因素有关：

（1）坏死细胞的生理重要性，如心、脑组织的坏死后果严重。

（2）坏死组织的范围，如广泛的肝细胞坏死可致机体死亡。

（3）坏死细胞周围同类细胞的再生能力，如皮肤、肝等易于再生的细胞，坏死后组织的功能结构易于恢复。

（4）坏死器官的储备代偿能力，如肺、肾等成对的器官储备代偿能力强，即使一侧肾切除，也能通过另一侧肾功能的代偿来维持生命。

（二）凋亡

凋亡是基因调控下细胞自身的程序性死亡，表现为活体内单个细胞或小团细胞的固缩，凋亡细胞的质膜不破裂，不引起细胞自溶及炎症反应，又称程序性细胞死亡。凋亡可见于生理状态，也可见于病理状态。生理性凋亡与保持成年个体器官的大小和功能、参与器官的发育和改建有关。病理性凋亡可见于肿瘤中的细胞死亡及某些病毒感染（如病毒性肝炎中的嗜酸性小体）等（图3-19）。

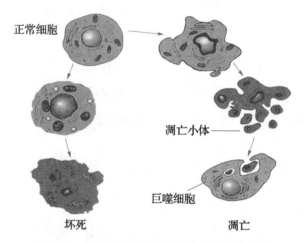

图3-19　细胞凋亡与细胞坏死的超微形态比较

坏死与凋亡的区别见表3-5。

表3-5　坏死与凋亡的区别

	坏死	凋亡
诱导原因	仅见于病理性损伤	生理性和病理性
受累范围	多为连续的大片细胞	多为单个细胞
细胞膜	完整性受到破坏	仍保持完整性
细胞体积	增大、细胞肿胀	减小、固缩→固缩性坏死
核染色质	散在的小聚集，呈絮状	积聚在核膜下，呈半月状
细胞器	肿胀，尤以内质网明显崩解	仍保持完整，未崩解
溶酶体	破坏，酶外溢	保持完整，酶不外溢

续表 3 - 5

	坏死	凋亡
后果	细胞破裂、溶解、残屑被巨噬细胞吞噬	细胞胞浆裂解成许多碎片(凋亡小体),被邻近细胞或巨噬细胞吞噬
炎症反应	引起周围组织炎症反应	不引起周围组织炎症反应

第三节　细胞和组织的修复

修复是指局部组织和细胞损伤后,机体对所形成的缺损进行修补恢复的过程。修复是通过细胞的再生来完成的,修复可完全或部分恢复原组织的结构和功能。

一、再生

细胞和组织损伤后,由周围存活的细胞增殖,进行修复的过程称为再生。

（一）再生的类型

1. 生理性再生　生理过程中,有些细胞、组织不断衰老死亡,由新生的同种细胞不断再生代替,始终保持细胞、组织原有的结构与功能。如皮肤的表层角化细胞不断脱落,基底层细胞不断增生分化予以补充;血细胞衰老死亡后,骨髓造血干细胞不断产生新的血细胞予以补充等。

2. 病理性再生　病理情况下,组织、细胞受损后的再生,分为完全再生和不完全再生。

（1）完全再生:指再生的组织能完全恢复原有组织的结构和功能,常发生于损伤范围小、再生能力强的组织。

（2）不完全再生:指损伤的组织不能由原组织的再生完全恢复其结构和功能,而由肉芽组织代替,最后形成瘢痕组织,常发生于损伤严重、再生能力弱或缺乏再生能力的组织。

（二）各种细胞的再生能力

机体各种细胞再生能力不同。分化程度低、平时易受损的组织以及生理状态下经常更新的组织,再生能力较强;反之,则较弱。按再生能力的强弱可将人体细胞分为三类。

1. 不稳定细胞　即再生能力强的细胞。这类细胞在生理情况下不断地进行着更新,以代替衰亡的细胞。如表皮细胞、造血细胞,呼吸道、消化道及泌尿生殖道黏膜的被覆细胞等。

2. 稳定细胞　即有潜在较强再生能力的细胞。这类细胞在生理状态下不显示再生能力,一旦受到损伤刺激后,表现出较强的再生能力。如肝、胰、内分泌腺、汗腺、皮脂腺的实质细胞和肾小管上皮细胞,还有原始间叶细胞及其衍生细胞,如成纤维细胞、血管内皮细胞、软骨及骨细胞等。

3. 永久性细胞　这类细胞几乎无再生能力或再生能力非常微弱。如神经细胞完全无再生能力,骨骼肌及心肌细胞再生能力非常微弱。

（三）各种组织的再生过程

1. 被覆上皮的再生　鳞状上皮缺损后,由创缘或底部基底层细胞分裂增生,先形成单层的上皮细胞覆盖缺损表面,然后分化成复层扁平上皮并出现角化,形成典型的鳞状上皮。胃肠黏膜被覆的柱状上皮缺损后由邻近的基底部细胞分裂增生形成立方上皮,然后分化为柱状上皮。

2. 腺上皮的再生　腺上皮的再生能力一般较被覆上皮弱,其再生依损伤轻重而不同,如腺上皮损伤而基底膜未破坏,可由残存的细胞完全再生修复;如腺体结构被完全破坏,则难以再生,仅能由结缔组织代替。

3. 血管的再生　毛细血管的再生以生芽的方式进行。先有内皮细胞分裂增生形成实心的幼芽,在血流冲击下出现管腔,形成新生毛细血管,继而相互吻合构成毛细血管网。为适应功能需要,新生的毛细血管可进一步分化,形成小动脉或小静脉。较大血管损伤后,必须经手术缝合才能再生愈合。

4. 纤维组织的再生　纤维组织损伤后,由成纤维细胞分裂增生修复。在损伤的刺激下,静止状态的纤维细胞转变为成纤维细胞或原始间叶细胞分化为成纤维细胞,成纤维细胞分裂增生并形成胶原纤维,以后成纤维细胞逐渐成熟成为长梭形的纤维细胞。

5. 神经组织的再生　神经细胞坏死后,由神经胶质细胞及其纤维修复,形成胶质瘢痕。外周神经受损时,如与之相连的神经细胞仍然存活,则可完全再生。但如果断离的两断端相距太远,或者两断端之间有瘢痕或其他组织阻隔,或者因截肢失去远端,再生的轴突不能到达远端,而与增生的结缔组织混杂卷曲成团,形成创伤性神经瘤,可引起顽固性疼痛。

知 识 拓 展

干细胞在组织再生中的新作用

组织器官损伤后的完美修复或替代,一直是人们追求的目标,也是一项难以攻克的难题。近来研究表明,利用干细胞来源的生物医学技术,可解决这一难题。干细胞是指具有无限或较长时间自我更新和多向分化潜能的一类细胞,分胚胎干细胞和成体干细胞两个类型。胚胎干细胞源于着床前胚胎内细胞群的全能干细胞,可以分化为人体所有类型的成熟细胞;成体干细胞是存在于各器官组织中的具有自我更新和一定分化潜能的未成熟细胞。干细胞的转分化,使传统认为的不可修复、不可再生的组织的完全修复成为可能,也为人工干预下的组织再生提供了广阔的思路和空间。研究较多的人工干预下的分化干细胞有造血干细胞、神经干细胞、骨髓间充质干细胞。已经发现的成体干细胞有肌肉干细胞、肝脏干细胞、胰腺干细胞等。

二、肉芽组织

因各种疾病或创伤引起的组织破坏,除了损伤很小和组织再生能力很强,可以完全再生外,大都属不完全再生,即由肉芽组织填补修复,最终纤维化并转变为瘢痕组织,这种过程称纤维性修复。

肉芽组织是由新生的毛细血管、增生的成纤维细胞及炎细胞构成的幼稚的结缔组织。

1. 肉芽组织的形态结构　生长良好的肉芽组织呈鲜红色,湿润、柔软、分泌物少,表面呈颗粒状,触之易出血,形似鲜嫩的肉芽,但无神经纤维,故无疼痛。组织学观察:新生的毛细血管与创面垂直,近伤口表面相互吻合,形成弓状突起,在新生的毛细血管之间有大量的成纤维细胞及少量的炎细胞(以中性粒细胞和巨噬细胞为主)(图3-20)。

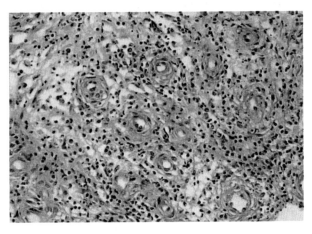

图3-20　肉芽组织镜下观察

2. 肉芽组织的功能　肉芽组织在创伤愈合过程中作用非常重要,其功能主要表现为以下三个方面:①抗感染及保护创面;②机化坏死组织、血栓、血凝块及其他异物(如虫卵、缝线等);③填补伤口及其他组织缺损。

知　识　拓　展

如何识别不良的肉芽组织?

生长不良的肉芽组织,颜色苍白、水肿,松弛无弹性,表面有脓性分泌物,触之不易出血。不健康的肉芽组织生长缓慢,影响愈合,必须清除后才能长出新鲜的肉芽组织,才有利于组织的修复。

3. 肉芽组织的结局　肉芽组织填充伤口后,一般由底部向表面逐渐成熟。此时,成纤维细胞逐渐转变为纤维细胞,网状纤维和胶原纤维增多;中性粒细胞、巨噬细胞等炎细胞先后崩解消失;毛细血管闭合、退化、消失,只有少数转化为小动脉和小静脉。这样,肉芽组织就转变为由胶原纤维组成的灰白色、质地坚韧、半透明、缺乏弹性的瘢痕组织。瘢痕组织的张力强度虽只及正常强度的70%~80%,但也足以使创缘牢固地结合起来,伤口愈合时如果胶原纤维形成不良,瘢痕较弱,抗张力强度低,再加上内压增大,可使愈合处向外膨出。如心肌梗死瘢痕向外膨出形成室壁瘤;腹壁瘢痕处连同内脏向外膨出引起腹壁疝。肉芽组织生长过多致瘢痕过多,成为大而不规则的隆起硬块,称为瘢痕疙瘩,见于烧伤、受异物长期刺激以及具有瘢痕体质的人。瘢痕组织还可继发挛缩导致组织和器官狭窄变形。

三、创伤愈合

创伤愈合是指创伤引起的组织离断或缺损,通过周围组织再生进行修复的过程。

(一)创伤愈合的基本过程

1. 急性炎症反应 创伤后第一天,创口中的血液和渗出物内的纤维蛋白原很快凝固,形成的血凝块填充在创口内,创口表面形成的痂皮对创口有保护作用。同时创口及其周围出现不同程度炎症反应,如充血、浆液渗出、中性粒细胞等炎细胞浸润。炎症有抗感染、去除坏死组织和血凝块等作用。

2. 创口收缩 2~3 天后,创缘的皮肤及皮下组织向中心移动,创口迅速缩小,以利于创口愈合。创口收缩与创口边缘的肌成纤维细胞的牵拉作用有关。

3. 肉芽组织增生和瘢痕形成 伤后数小时,周围上皮的基底层细胞即开始分裂增生,由周围向创缘中心移动,逐渐覆盖创面。第 3 天开始,从创口底部及边缘长出的肉芽组织填平伤口,直至新覆盖的上皮下。经过上皮增生及肉芽组织的形成,伤口已达初步愈合。随着胶原纤维大量增多,毛细血管及纤维细胞减少,逐渐形成瘢痕组织。

4. 表皮的再生 伤后 24 小时内,创口周围上皮的基底层细胞就开始增生,向创面中心或痂皮下迁移,逐渐形成单层上皮,覆盖在肉芽组织表面。当这些细胞彼此相遇时,则停止迁移,开始增生并分化成鳞状上皮。

(二)皮肤和软组织的创伤愈合

皮肤和软组织的创伤愈合主要是由肉芽组织及上皮组织的再生来完成。根据损伤程度及有无感染,将皮肤和软组织的创伤愈合分为以下三种类型:

1. 一期愈合 见于组织缺损小、创缘整齐、对合严密、无感染的伤口。如皮肤的无菌手术切口的愈合,就是典型的一期愈合。创伤后,伤口内仅有少量血凝块将伤口粘合,故炎症反应轻。在 24~48 小时再生的表皮即可将伤口覆盖,第 3 天即有肉芽组织从创口边缘长出,并逐渐将伤口填满,第 5~6 天胶原纤维形成,1 周左右伤口达临床愈合,可拆除缝线,留下一条线状瘢痕。一期愈合时间短,形成的瘢痕小,对机体一般无大的影响(图 3 - 21)。

2. 二期愈合 见于组织缺损大、创缘不整齐、无法对合或伴有感染的伤口。这种伤口愈合与一期愈合比较有以下不同:①由于坏死组织多或伴有感染,故炎症反应明显。只有在坏死组织被清除,感染被控制后,再生才能开始;②从伤口底部及边缘长出大量的肉芽组织将伤口填平,表皮在肉芽组织填平后,才自边缘开始增生,将伤口覆盖。因此,这种伤口愈合时间长,形成的瘢痕大(图 3 - 22)。

3. 痂下愈合 指伤口内的渗出物、血液和坏死组织在表面凝固、干燥后形成硬痂,在痂下进行上述的愈合过程。上皮再生完成后,硬痂即脱落。其愈合时间较无痂者长。如果痂下渗出物较多,痂皮妨碍引流则不利于愈合。

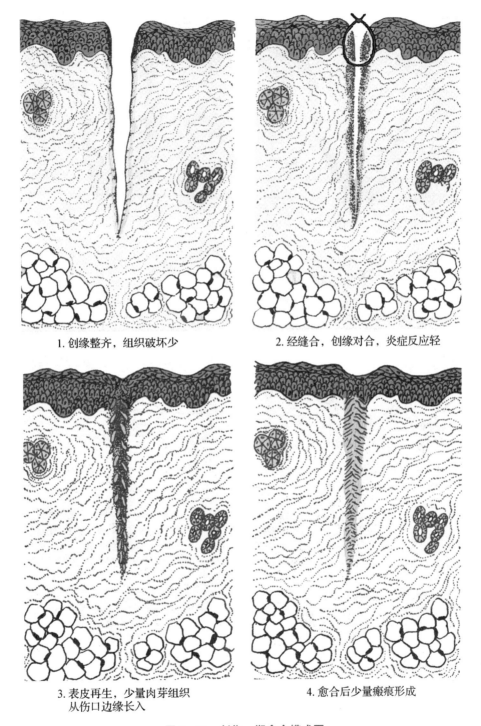

1. 创缘整齐，组织破坏少

2. 经缝合，创缘对合，炎症反应轻

3. 表皮再生，少量肉芽组织
从伤口边缘长入

4. 愈合后少量瘢痕形成

图 3 - 21　创伤一期愈合模式图

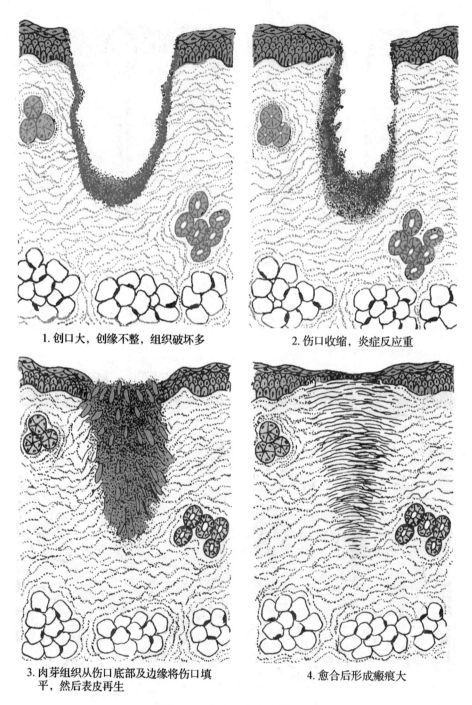

1. 创口大，创缘不整，组织破坏多

2. 伤口收缩，炎症反应重

3. 肉芽组织从伤口底部及边缘将伤口填平，然后表皮再生

4. 愈合后形成瘢痕大

图 3-22 创伤二期愈合模式图

（三）骨折愈合

骨组织再生能力强。骨折发生后，经过良好的复位和固定，由两断端的骨组织再生修复可完全愈合，恢复正常的结构和功能。骨折愈合过程可分为以下几个阶段（图 3-23、图

3 - 24)。

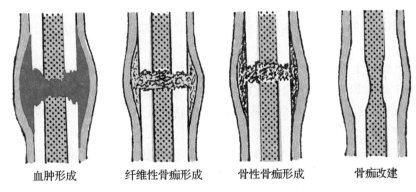

血肿形成　　　纤维性骨痂形成　　　骨性骨痂形成　　　骨痂改建

图 3 - 23　骨折愈合过程模式图

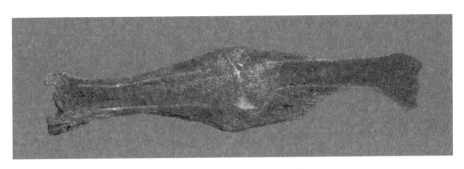

图 3 - 24　骨折愈合肉眼观察

1. 血肿形成　骨折时因周围组织及骨组织损伤,造成血管破裂出血形成血肿,数小时后凝固,将两断端连接起来,局部常有炎症反应,为肉芽组织的长入与机化创造条件。

2. 纤维性骨痂形成　骨折后 2～3 天,骨外膜及骨内膜处的骨膜细胞增生成为成纤维细胞及毛细血管构成的肉芽组织,向血凝块中长入,逐渐将其取代,形成质软、局部呈梭形肿胀的纤维性骨痂或称临时骨痂,将两断端连接起来,但此时的连接并不牢固。此过程需2～3 周。

3. 骨性骨痂形成　纤维性骨痂内的成纤维细胞逐渐分化为骨母细胞,分泌大量骨基质后形成骨样组织。骨样组织的结构似骨,但无钙盐沉着,以后钙盐沉积变为骨性组织。纤维性骨痂中的软骨组织也经软骨化骨过程变为骨性组织,形成骨性骨痂。此时,骨折的两断端牢固地结合在一起,但结构疏松,仍达不到正常骨组织的功能需要。此过程需 4～8 周。

4. 骨痂改建　骨性骨痂为适应功能的需要,仍需进一步改建成板层骨,是通过破骨细胞与成骨细胞的协同作用完成的。最终恢复骨小梁正常的排列结构及皮质骨和骨髓腔的正常关系。

四、影响创伤愈合的因素

(一)全身因素

1. 年龄　儿童和青少年的组织再生能力强,愈合快;老年人组织再生能力差,愈合慢,这与老年人血管硬化,血液供应不足有关。

2. 营养　严重的蛋白质缺乏,尤其是含硫氨基酸缺乏时,肉芽组织形成减少及胶原纤维形成不良,伤口愈合延缓。维生素 C 缺乏时胶原纤维难以形成,微量元素锌缺乏也会影响伤口愈合。

3. 药物　促肾上腺皮质激素及肾上腺皮质激素能抑制炎症渗出、肉芽组织形成,并加速胶原纤维的分解,影响伤口愈合。抗癌药中的细胞毒作用,也可延缓伤口愈合。

4. 某些疾病　糖尿病、尿毒症及某些免疫缺陷病等,均对创伤愈合不利。

(二)局部因素

1. 感染与异物　细菌感染产生的毒素和酶等能引起组织坏死,使基质和胶原纤维溶解,加重组织损伤;感染时局部渗出物增多可增加伤口的张力;异物(如死骨片、丝线、纱布等)既是一种刺激物,同时也加重炎症反应,不利于愈合。

2. 局部血液循环　良好的局部血液循环有利于坏死物质的吸收及抗感染,并提供组织再生所需的氧和营养,促进伤口愈合。反之,则影响愈合。

3. 神经支配　局部神经受到损伤可造成所支配的组织发生神经性营养不良,影响伤口愈合。自主神经损伤,可使局部血液供应障碍,也不利于再生修复。

复习与思考

一、选择题

1. 一种成熟组织由另一种成熟组织取代的现象称　　　　　　　　　　　　　　(　　)
   A. 机化　　　　　　　　B. 化生　　　　　　　　C. 再生
   D. 分化　　　　　　　　E. 增生

2. 易发生干性坏疽的器官是　　　　　　　　　　　　　　　　　　　　　　(　　)
   A. 肺　　　　　　　　　B. 阑尾　　　　　　　　C. 膀胱
   D. 四肢　　　　　　　　E. 脑

3. 细胞水肿和脂肪变性常发生在　　　　　　　　　　　　　　　　　　　　(　　)
   A. 肺、脾、肾　　　　　B. 心、脾、肺　　　　　C. 心、肝、肠
   D. 心、肝、肾　　　　　E. 心、肝、脾

4. 下列哪种组织再生能力最强　　　　　　　　　　　　　　　　　　　　　(　　)
   A. 腺体　　　　　　　　B. 骨骼肌　　　　　　　C. 神经细胞
   D. 软骨　　　　　　　　E. 心肌

5. 血管壁玻璃样变性常见于　　　　　　　　　　　　　　　　　　　　　　(　　)
   A. 大动脉　　　　　　　B. 小动脉　　　　　　　C. 细动脉
   D. 细静脉　　　　　　　E. 毛细血管

6. 四肢骨折石膏固定后引起的骨骼肌萎缩主要属于　　　　　　　　　　　(　　)
   A. 神经性萎缩　　　　　B. 废用性萎缩　　　　　C. 压迫性萎缩
   D. 营养不良性萎缩　　　E. 内分泌性萎缩

7. 液化性坏死主要发生于　　　　　　　　　　　　　　　　　　　　　　　(　　)
   A. 肺　　　　　　　　　B. 肾　　　　　　　　　C. 脑

D. 心　　　　　　　　　　　E. 肝

二、思考题

1. 什么是萎缩、肥大、增生、化生？

2. 试述肉芽组织的形态结构特点及作用。

3. 组织损伤后会出现哪些形态学变化？

三、病例分析

患者男性,12 岁,因车祸左小腿疼痛伴活动受限 2 小时入院。入院检查:体温 37 ℃,脉搏 100 次/分,血压 90/60 mmHg。左小腿肿胀,短缩,局部有压痛,左小腿不能活动。X 线检查:左胫骨中下段斜形完全性骨折,左腓骨上 1/3 骨折。

术后 X 线检查显示对位、对线尚可,术后一周再次复查,结果同前。一个月后复查,对位、对线良好,见少量骨痂形成。牵引一个月后改为石膏固定,术后三个月复查显示骨性骨痂形成。

请思考:

1. 该骨折愈合属于哪种类型的修复?

2. 骨折愈合的基本过程是怎么样的?

3. 哪些因素可影响骨折的愈合?

（刘　文）

第 ④ 章　局部血液循环障碍

学习目标

1. 淤血的概念、原因、病理变化、后果及重要器官的淤血。
2. 出血的概念、原因、病理变化、后果及结局。
3. 血栓形成的概念、条件和机制、过程及形态,血栓的转归和对机体的影响。
4. 栓塞的概念,栓子的运行途径,栓塞的类型及对机体的影响。
5. 梗死的概念、原因、条件、类型、病理变化、影响和结局。

正常的血液循环向组织、器官输送氧和各种营养物质,同时又不断从组织中运走二氧化碳和各种代谢产物,以保证机体内环境稳定和各器官代谢、机能活动正常进行。一旦血液循环发生障碍,并超过神经体液调节范围时,就会影响相应组织和器官的功能代谢、形态结构,出现变性、坏死等改变,严重者甚至导致机体死亡。血液循环障碍分为全身性血液循环障碍和局部性血液循环障碍两大类。本章主要叙述局部血液循环障碍。

第一节　充血和淤血

充血和淤血都是指局部组织或器官血管内血液含量增多的现象(图 4-1)。

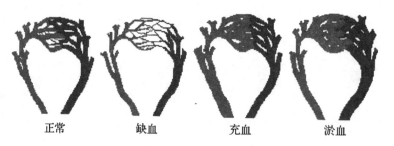

| 正常 | 缺血 | 充血 | 淤血 |

图 4-1　充血和淤血示意图

一、充血

充血指局部组织或器官动脉血输入量过多,也称动脉性充血。

(一)常见充血的原因及类型

充血是各种原因使机体局部组织细动脉扩张,血流加快,从而导致局部组织输入血液增多而引起。通常分为生理性和病理性两种类型:

1. 生理性充血　为适应器官和组织生理需要和代谢增强需要而发生的充血。如运动时的骨骼肌充血,进食后胃肠黏膜充血,情绪激动时的面颈部充血等。

2. 病理性充血　常见的类型有:

(1) 炎症性充血:见于局部炎症早期,致炎因子刺激引起轴突反射及炎症介质的释放,使局部细动脉扩张充血。

(2) 减压后充血:局部组织或器官长期受压,使血管收缩神经兴奋性降低,当压力突然解除时,受压处细动脉发生反射性扩张引起局部充血。如一次性大量抽取腹水或摘除腹腔内的巨大肿瘤后,受压组织内的细动脉发生反射性扩张,致使过多的血液流入腹腔脏器血管,引起脑缺血而致病人一过性晕厥。

(3) 侧支性充血:是由于局部组织缺血、缺氧,氧化不全的代谢产物堆积,刺激血管运动神经,导致缺血组织周围的动脉吻合支扩张充血。

知识拓展

　　如一次性快速大量放腹水或摘除腹腔内的巨大肿瘤后,腹腔内压力骤减,细、小动脉发生反射性扩张充血,严重时可造成脑缺血而引起患者晕厥等严重后果。

　　患者膀胱高度膨胀又极度虚弱的时候,护士为其导尿时,第一次放尿不应超过1 000 ml,避免腹腔内压突然下降,血液大量滞留在腹腔血管内,导致患者血压下降而虚脱。

(二) 病理变化及结局

动脉性充血的器官和组织内的细动脉和毛细血管扩张充血,致使局部轻度肿胀,颜色鲜红,温度升高,功能增强。

动脉性充血是短暂的血管反应,原因消除后,局部血量恢复正常,通常对机体是有利的。因为局部血液循环加快,氧及营养物质供应增多,促进物质代谢,增强功能。但在有高血压或动脉粥样硬化等疾病的基础上,发生脑血管充血,易导致血管破裂出血,后果严重。

二、淤血

局部组织或器官的静脉血液回流受阻,血液淤积在小静脉和毛细血管内,称淤血,也称静脉性充血,又称被动性充血。

(一) 原因

1. 静脉腔阻塞　静脉内血栓形成、栓塞以及静脉炎引起的静脉管壁增厚进而导致管腔狭窄等,可阻碍静脉血液回流,局部出现淤血。

2. 静脉受压　由于静脉管壁较薄及静脉压力较低,轻微的压迫就足以阻碍静脉血液回流,引起淤血。如肿瘤、炎症包块或者绷带包扎过紧等。

3. 心力衰竭　二尖瓣狭窄或关闭不全、原发性高血压等引起的左心衰竭,可导致肺淤血;肺源性心脏病等引起的右心衰竭,可导致体循环淤血。

知 识 拓 展

生理状态下也可发生淤血,如妊娠子宫压迫髂静脉引起下肢及盆腔淤血,长久站立引起的下肢淤血等。生理状态下的淤血随着生理状态的改变而消失。

（二）病理变化

1. 肉眼观察　淤血的组织、器官体积增大,包膜紧张,边缘变钝,切面湿润多血。由于淤积的血液中氧合血红蛋白减少,脱氧血红蛋白增多,局部呈紫红色,如发生在皮肤、黏膜则呈紫蓝色,称发绀。发生于体表部位的淤血,因血流缓慢,代谢降低,该处的体表温度下降。

2. 镜下观察　淤血的组织内小静脉、细静脉及毛细血管扩张,管腔内充满血液,有时还伴有组织水肿及淤血性出血,组织细胞变性、坏死。

（三）后果

淤血的后果取决于淤血发生的速度、程度、部位、持续时间以及侧支循环建立的状况等,长期淤血可以引起以下病变。

1. 组织水肿或浆膜腔积液　由于淤血导致毛细血管壁通透性增强,使血管内的液体漏出。液体潴留于组织间隙形成水肿或潴留于浆膜腔形成积液,这种液体为漏出液,含蛋白质及细胞数量少。

2. 出血　淤血导致组织严重缺氧,使血管壁的通透性明显增强,红细胞经血管壁漏出,引起淤血性出血。

3. 实质细胞萎缩、变性及坏死　由于长期淤血、缺氧,可使实质细胞发生萎缩、变性,甚至坏死。

4. 间质纤维组织增生　长期淤血,实质细胞萎缩消失,间质纤维组织增生,网状纤维胶原化,使淤血的组织、器官质地变硬,称淤血性硬化。

（四）重要器官的淤血

1. 肺淤血　常见于左心衰竭,左心室压力升高,阻碍静脉回流,造成肺淤血。肺淤血时体积增大,暗红色,切面流出泡沫状血性液体(图 4-2)。镜下观察:肺细小静脉及肺泡壁毛细血管高度扩张充血,肺泡腔内有水肿液,严重时可见红细胞,形成肺水肿及漏出性出血。当肺泡腔内的红细胞被巨噬细胞吞噬后,红细胞内的血红蛋白转变为棕黄色、颗粒状的含铁血黄素,这种含有铁血黄素的巨噬细胞称为心力衰竭细胞(图 4-3)。心力衰竭细胞可见于肺泡腔内、肺间质内,也可见于患者的痰内。

由于长期慢性肺淤血,肺组织缺氧,引起肺泡壁上的纤维组织增生及网状纤维胶原化,使肺组织变硬,加上含铁血黄素的沉积,肺的颜色呈深褐色,故称之为肺褐色硬化。

2. 肝淤血　常见于右心衰竭,右心室压力升高,肝静脉回流受阻,造成肝淤血。肝淤血时体积增大,暗红色,被膜紧张。切面肝小叶中央严重淤血呈暗红色,肝小叶周边部肝细胞则因脂肪变性呈黄色,出现红黄相间的花纹状结构,似槟榔的切面,故称之为槟榔肝(图 4-4)。镜下观察:肝小叶中央静脉及其周围的肝窦高度扩张淤血,肝细胞萎缩甚至消失。肝小叶周边的肝细胞脂肪变性(图4-5)。

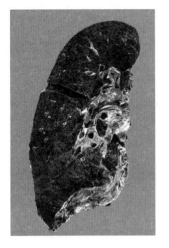

图4-2　肺淤血肉眼观察

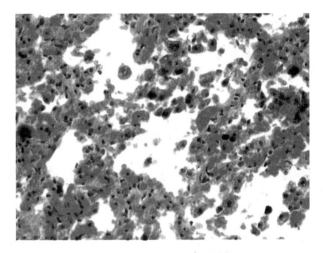

图4-3　慢性肺淤血镜下观察

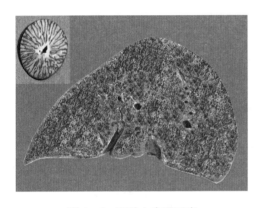

图4-4　肝淤血肉眼观察
(左上图为槟榔的切面)

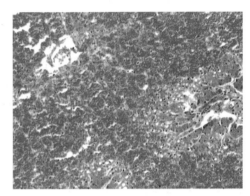

图4-5　肝淤血镜下观察

　　由于长期慢性肝淤血,肝组织缺氧,引起肝内纤维组织增生及网状纤维胶原化,使肝质地变硬,称淤血性肝硬化。

　　充血和淤血的区别见表4-1。

表4-1　充血和淤血的区别

	充血	淤血
概念	器官或组织因动脉输入血量的增多所致	器官或组织因静脉回流受阻所致
原因	引起细动脉扩张的因素	静脉受压、静脉阻塞、心力衰竭
病变	器官或组织体积增大、鲜红、温度增高	血液淤滞、发绀、皮肤温度降低
分类	生理性充血、炎症性充血、减压后充血、侧支性充血	肺淤血多见于左心衰竭,肝淤血多见于右心衰竭

第二节 出 血

血液从血管或心腔内逸出到血管外的过程称为出血(hemorrhage)。血液流入组织间隙或体腔内称内出血;血液流出体外称外出血。

一、类型

按血液逸出的机制可将出血分为以下两种:

(一)破裂性出血

破裂性出血是由心脏或血管壁破裂所致,可以发生在心脏、动脉、静脉和毛细血管的任何部位。一般情况下,破裂性出血的出血量较大。

(二)漏出性出血

漏出性出血是由于毛细血管的通透性增强,血液通过扩大的内皮细胞间隙和受损的基底膜漏出血管外所引起的出血。一般情况下,漏出性出血的出血量较小。

二、原因

(一)心、血管破裂

1. 外伤　由于各种机械损伤、创伤以及子弹伤等引起的心、血管壁破裂。
2. 心脏或血管壁病变　见于动脉粥样硬化、动脉瘤、心室壁瘤破裂等。
3. 血管壁周围病变侵蚀　见于恶性肿瘤、炎症、胃及十二指肠溃疡等对血管的侵蚀。

(二)血管壁通透性增强

1. 淤血和缺氧　淤血和缺氧使毛细血管壁通透性增强,红细胞外漏引起出血。
2. 感染和中毒　败血症、流行性出血热、某些病原体毒素、钩端螺旋体、蛇毒、有机磷农药等,均可损伤毛细血管,使其通透性增加。
3. 过敏　机体对某些药物或食物等产生过敏反应可损伤毛细血管壁,使其通透性增强。
4. 维生素C缺乏　维生素C缺乏使血管基底膜粘合质形成不足,影响毛细血管壁结构的完整性,引起出血,如坏血病时牙龈和黏膜出血。
5. 血液性质的改变　如血小板减少性紫癜时,血小板破坏过多;再生障碍性贫血时,血小板生成障碍;血液中某些凝血因子缺乏或消耗过多,均可发生漏出性出血。

三、病理变化

新鲜的出血呈红色。皮肤、黏膜出血灶的颜色随着红细胞的崩解,血红蛋白降解的过程而改变,呈现典型的程序性变化:紫红色→蓝绿色→棕黄色。

知 识 拓 展

你知道出血有哪些表现吗？

鼻衄：鼻腔出血流至体外

咯血：呼吸道出血

呕血：上消化道出血

血尿：泌尿道出血

血便（黑便）：下消化道出血

淤点：皮肤、黏膜、浆膜较少出血

紫癜：皮肤、黏膜稍大出血

淤斑：直径超过 2 cm 的皮下出血

积血：血液积聚于体腔内

血肿：在组织内局限性的大量出血

四、后果与结局

出血对机体的影响取决于出血的类型、出血量、出血速度和出血部位。漏出性出血比较缓慢，出血量较少，一般不会引起严重后果。破裂性出血如果发生在较大的动脉或静脉，在短时间内丧失循环血量的 20%～25% 时，可发生失血性休克。心脏破裂出血引起心包压塞，造成心排出量急剧减少而导致死亡。出血发生在重要器官如脑或脑干时，即使出血量不多，也可引起严重后果。

除心和大血管破裂出血外，一般的出血，受损处血管发生反射性痉挛以及局部血管内血栓形成使血管闭塞，阻止血液外流，多可自行停止。流入体腔或组织的血液可逐渐被分解吸收，也可被肉芽组织机化或包裹。一次性大量出血或长期慢性出血，均可引起贫血。

第三节 血栓形成

在活体的心脏、血管内，血液发生凝固或血液中的某些有形成分析出、凝集形成固体质块的过程称为血栓形成。所形成的固体质块称为血栓。

正常情况下，血液在循环系统内不发生凝固和凝集，是因为血液的凝血功能和抗凝血功能处于动态平衡的结果。如果在某些促凝血因素的作用下，打破了这种动态平衡，使血液在血管内凝固或凝集，从而引发血栓形成。

一、血栓形成的条件和机制

1. 心、血管内膜损伤　心、血管内膜损伤是血栓形成最重要和最常见的原因。一方面损伤的内皮改变了细胞表面的膜电荷，易于吸引血小板，使血小板黏附。同时，受损的内皮细胞释出 ADP 与血小板膜上的受体结合,促进血小板黏附。黏附的血小板释放内源性 ADP,促使更多的血小板黏附与凝集,释放出多种促凝物质,促进血液凝固。另一方面,内皮下胶原纤维暴露,激活血小板和凝血因子XII,启动内源性凝血系统;与此同时,损伤的内皮又释放组织因子,启动外源性凝血系统,从而在损伤的局部形成血栓。在风湿性心内膜炎、细菌性心内膜炎、动脉或静脉内膜炎、动脉粥样硬化和心肌梗死等疾病时,由于内膜损伤常可引起局部血栓形成(图 4-6)。

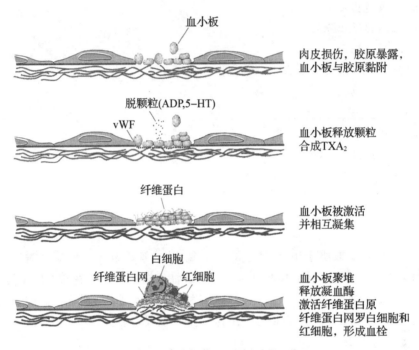

图 4-6 内皮损伤、血小板黏集示意图

2. **血流缓慢及涡流形成** 正常情况下,血液中的红细胞、白细胞位于血流的中轴,称为轴流。轴流外层是血小板,最外层是血浆带,称为边流。边流将血液的有形成分与血管壁分开,阻止了血小板和内膜的接触。当血流缓慢或有涡流形成时,轴流增宽甚至消失,血小板进入边流,增加了与血管内膜接触的机会,血小板易于黏附于内膜。同时血流缓慢引起内膜缺氧,导致内膜损伤,暴露出内皮下的胶原纤维,亦可触发机体的凝血过程。

据统计,静脉血栓比动脉血栓多 4 倍,下肢静脉血栓比上肢静脉血栓多 3 倍。常见于长期卧床、大手术后、动脉瘤、二尖瓣狭窄或关闭不全等病人(图 4-7、图 4-8)。

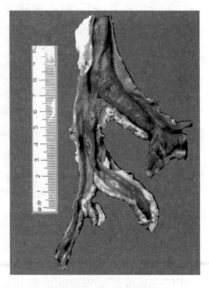

图 4-7 静脉内血栓

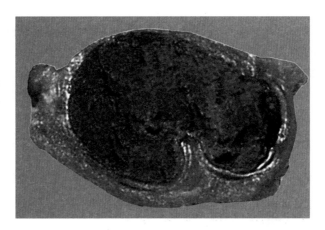

图 4‑8　静脉内血栓(横断)

　　3. 血液凝固性增高　　主要见于幼稚的血小板和凝血因子增多及血液的黏稠度增高。在严重创伤、产后或大手术后,由于严重失血,血液中补充了大量幼稚的血小板,凝血因子增多,易形成血栓;另外,某些肿瘤(如肺、肾及前列腺癌等)以及胎盘早期剥离的患者,可造成大量组织因子入血,激活机体的凝血过程,导致血栓形成。

　　应该指出,在血栓形成过程中,往往是多种因素综合作用的结果。上述三个条件可以同时存在,相互影响,也可以其中某一条件起主要作用。

二、血栓形成过程及血栓的类型

(一)血栓形成的过程

　　无论是心腔、动脉或静脉内的血栓,其形成过程都从血小板黏附于内膜开始,分成两个阶段：

1. 血小板的黏附和凝集　血小板黏附于内膜损伤后裸露的胶原纤维表面，血小板被激活，血流中血小板不断在局部黏集形成血小板堆，最后形成血小板梁，边缘附着白细胞。

2. 血液凝固　血小板梁间血流逐渐变慢，凝血因子的作用逐渐增加，形成更多的纤维蛋白网，其间网络大量的红细胞和少量白细胞，血栓逐渐增大，导致管腔阻塞，一旦局部血流停止，血液迅速凝固。（图4-9）

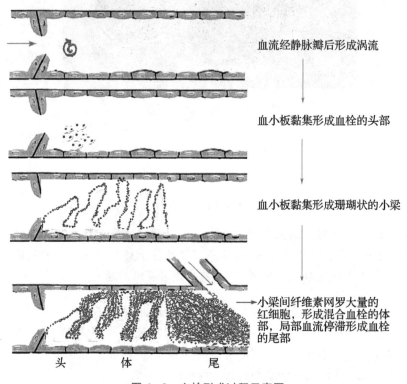

图4-9　血栓形成过程示意图

（二）血栓的类型及形态

1. 白色血栓　主要是由于心、血管内皮细胞损伤，血小板黏附于受损的血管内膜处，并不断聚集、逐渐增大而形成。肉眼观察：呈灰白色小结节状或赘生物状，表面粗糙有波纹，质硬，与管壁粘着紧密，不易脱落。镜下观察：白色血栓主要由血小板和少量的纤维蛋白构成，其表面有许多中性粒细胞黏附。

白色血栓多见于心和动脉内膜，静脉内的白色血栓往往并不独立存在，而是静脉血栓的起始部，构成静脉延续性血栓的头部。

2. 混合血栓　随着白色血栓体积的进一步增大，血栓局部被激活的凝血因子的浓度逐渐增高，不断增大的白色血栓导致血管腔狭窄，其下游发生涡流，新的血小板堆连续不断地形成，并向血管中央和下游延伸，呈分支状，称为血小板梁，酷似珊瑚。其间充满纤维蛋白网，网眼中有大量的红细胞，进而形成血凝块。这种由血小板梁（白色）及血凝块（红色）层层交错构成的血栓称为混合血栓或层状血栓，成为静脉延续性血栓的体部。

肉眼观察：混合血栓呈灰白色和红褐色相间的层状结构，干燥，表面粗糙，与血管壁粘连比较紧密。镜下观察：混合血栓主要由粉红色分支状的血小板梁及充填于血小板梁之间的红细胞和血凝块组成，血小板梁周围有中性粒细胞附着。

3. 红色血栓　混合血栓逐渐增大阻塞血管管腔，造成血流极度缓慢甚至停滞，血液则发生凝固，形成暗红色凝血块，称为红色血栓。构成静脉内延续性血栓的尾部。红色血栓呈暗红色，新鲜时湿润，有一定的弹性，和死后的凝血块相似；陈旧的红色血栓由于水分被吸收，变得干燥，易碎，失去弹性，易于脱落进入血流成为血栓栓子，造成血栓栓塞。

4. 透明血栓　是一种发生于微血管（主要在毛细血管）内的血栓，透明血栓主要由纤维蛋白构成，由于体积小，只能通过显微镜才能观察到，故又称微血栓，见于弥散性血管内凝血（DIC）。

各种血栓类型的比较见表4-2。

表4-2　各种血栓类型的比较

	主要成分	肉眼观察	常见部位
白色血栓	血小板、纤维蛋白	灰白、质硬、粗糙与管壁粘着紧密不易脱落	心瓣膜和动脉内或静脉血栓的起始部
混合血栓	血小板小梁、红细胞、纤维蛋白	灰白色和红褐色相间的层状结构	静脉血栓体部
红色血栓	红细胞、纤维蛋白	变得干燥、易碎、失去弹性、易于脱落	心房球形血栓
透明血栓	纤维蛋白	不易观察到	静脉内延续性血栓的尾部，微循环

三、血栓的结局

1. 溶解、吸收　血栓形成后，可被血栓内激活的纤维蛋白溶解酶和白细胞崩解后释放的蛋白溶解酶逐渐溶解，变成细小颗粒，被血流冲走或被巨噬细胞吞噬。小的血栓可完全溶解吸收不留痕迹。

2. 软化、脱落　较大的血栓，只能被部分软化、溶解，在血流冲击下，整个血栓或血栓的一部分脱落，形成血栓栓子，随血流运行至它处，引起该部位血管的阻塞，即血栓栓塞。

3. 机化与再通　血栓形成后，在血栓附着处，由新生的肉芽组织形成并逐渐替代血栓，此过程称为血栓机化。机化的血栓和血管壁紧密相连，不易脱落。经过一段时间后，机化的血栓发生收缩，使血栓内或血栓与血管壁之间出现裂隙，此后，血管内皮细胞通过再生覆盖裂隙表面形成新的管腔，这些管腔相互吻合沟通，形成狭窄迂曲的血管腔，使血流能够重新通过，这一过程称之为再通（图4-10）。

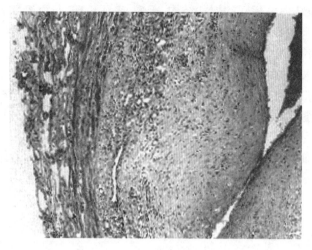

图 4-10　血栓机化与再通

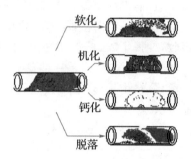

图 4-11　血栓结局示意图

4. 钙化　如血栓未能被溶解吸收或完全机化时,钙盐则在血栓内沉积,使血栓部分或全部钙化成坚硬的质块。静脉内血栓的钙化称为静脉石,动脉内血栓的钙化称为动脉石。

血栓的结局见图 4-11。

知　识　拓　展

血栓与死后血凝块有区别吗?

死后血液凝固的过程和在试管中血液凝固相同,不像血栓那样在流动中缓慢地、有规律地黏集。死后血液成分均匀地分布,血凝块呈暗红色,均匀一致,湿润而有弹性。血栓干燥易碎,与血管壁黏连,色泽混杂、灰红相间,有横行的灰白色波浪形条纹(血栓尾部为暗红色),血管被胀大,饱满。在尸检工作中,红色血栓和死后血凝块有时很难甚至不能区别,如果显微镜下见该血凝块表面有一层膜状的血小板黏集层,则为生前的红色血栓。

四、血栓对机体的影响

1. 有利方面　在一定条件下,血栓形成对机体具有积极的一面。

(1)止血作用:当血管受到损伤而破裂时,在血管损伤处血栓形成,有利于止血。

(2)防止炎症扩散:炎症病灶周围的小血管内血栓形成,可以防止病原体蔓延扩散。

2. 不利的方面　血栓形成对机体的主要危害是引起局部甚至全身性血液循环障碍。危害的严重程度视其阻塞管腔的程度、阻塞血管的大小、阻塞部位、阻塞发生的速度以及侧支循环建立等情况的不同而异。

(1)阻塞血管腔:发生在动脉的血栓,当管腔未被完全阻塞时,血流减少,局部器官和组织缺血,引起组织细胞变性和萎缩;若管腔完全被阻塞,且未建立有效的侧支循环时,则可引起组织、器官缺血性坏死(梗死)。如脑动脉血栓形成引起的脑梗死。静脉血栓形成后，若不能建立有效的侧支循环，则引起局部淤血，进而发生水肿、出血等。

(2)栓塞:血栓可因下床活动或者软化破裂、断裂而脱落，形成血栓栓子，随血液流动引起血栓栓塞。如果栓子内含有细菌，细菌可随栓子运行而蔓延扩散，引起败血性梗死或栓塞性脓肿。

(3)心瓣膜病:发生在心瓣膜上的血栓，机化后可以引起瓣膜增厚、皱缩、粘连、变硬、形成慢性心瓣膜病。

(4)出血:DIC时微循环内广泛微血栓形成，使血小板和凝血因子耗竭，造成血液的低凝状态，引起全身广泛性出血。

第四节　栓　塞

循环血液中出现的不溶于血液的异常物质，随血流运行阻塞血管腔的现象称为栓塞。阻塞血管的异常物质称为栓子。栓子可以是固体、液体或气体。其中最常见的是血栓栓子，其他类型的栓子如脂肪栓子、空气栓子、瘤细胞栓子、细菌栓子、寄生虫及其虫卵栓子和羊水栓子等。

一、栓子运行途径

栓子运行途径一般与血流方向一致，最终阻塞在与其口径相当的血管内。来自不同血管系统的栓子，其运行途径不同(图4-12)。

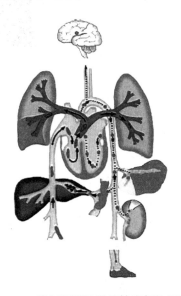

图4-12　栓子运行途径及栓塞部位示意图

1. 来自左心和体循环动脉系统的栓子　栓子沿体循环运行，由较大动脉至小动脉，最终栓塞于口径与其相当的动脉分支。常见于脑、脾、肾、下肢等处。

2. 来自右心和体循环静脉系统的栓子　栓子沿血流方向常在肺动脉主干或其分支形

成栓塞,但某些体积小、具有一定弹性的栓子(如空气栓子、肿瘤细胞栓子)可以通过肺泡壁毛细血管进入左心及体循环动脉系统,进而引起细小动脉分支的栓塞。

3. 门静脉系统的栓子　由肠系膜静脉及脾静脉等来源的栓子,经门静脉入肝,引起肝内门静脉分支的栓塞。

二、栓塞的类型及其对机体的影响

由于栓子的种类不同,可以引起不同类型的栓塞。栓塞对机体的影响,也因栓子的种类、栓子的大小、栓塞的部位以及侧支循环建立的情况而异。栓塞有以下几种类型:

(一)血栓栓塞

由血栓部分或全部脱落所引起的栓塞称为血栓栓塞,是各种栓塞中最常见的类型。由于血栓栓子的来源、大小、数目和栓塞的部位不同,对机体的影响亦不相同。

1. 肺动脉栓塞　引起肺动脉栓塞的血栓栓子95%来自下肢深静脉。首先来自小腿深部静脉和股静脉,其次来自盆腔静脉、卵巢、前列腺周围和子宫静脉。如果栓子较小,且栓塞肺动脉少数的小分支,一般不产生严重后果。因为肺具有双重血液循环,此时,相应的肺组织可以通过支气管动脉得到血液供应;但是,如果栓塞前已有严重肺淤血时,肺循环内的压力增高,与支气管动脉之间的侧支循环难以建立,则可引起肺梗死。来自下肢静脉或右心的血栓栓子,往往栓子体积较大,常栓塞于肺动脉主干或大的分支(图4-13),或者虽然血栓栓子体积较小,但是数目较多,栓塞多数肺动脉小分支时,均可引起猝死,称为肺动脉栓塞症或肺动脉卒中。

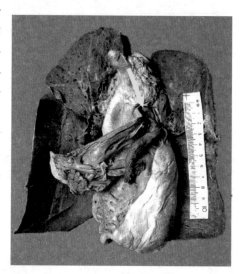

图 4-13　肺动脉血栓栓塞

肺动脉栓塞引起猝死的机制目前仍不完全清楚。一般认为与下列因素有关:①较大栓子栓塞肺动脉主干时,造成肺循环机械性阻塞,肺动脉压急剧升高,引起急性右心衰竭。②有时栓子不大虽然仅引起肺动脉较小分支的栓塞,但血栓栓子中的血小板释放出大量5-羟色胺,使肺动脉、支气管动脉及冠状动脉发生广泛性痉挛。因为肺动脉痉挛使肺动脉压急剧升高,致右心室负荷增加,冠状动脉痉挛引起心肌缺血、缺氧,心肌收缩力降低,最终加重急性右心衰竭,也可引起死亡。③肺动脉栓塞时,栓子刺激肺动脉管壁,引起迷走神经兴奋性增高而致冠状动脉、肺动脉、支气管动脉和支气管痉挛,从而加重心肌缺血、缺氧,进一步加重右心衰竭及窒息,导致猝死。

2. 体循环的动脉栓塞　造成动脉系统栓塞的血栓栓子,多来自左心及动脉系统的血栓。如心内膜炎造成的心瓣膜上的血栓、二尖瓣狭窄时,左心房附壁血栓以及动脉粥样硬化溃疡面的血栓,这些血栓脱落后形成的血栓栓子随动脉血流至小动脉分支,引起栓塞。动脉系统栓塞以脾、肾、脑、心和四肢的栓塞较常见。动脉栓塞后果依栓子的大小、栓塞部位以及局部侧支循环建立的情况而异。仅栓塞动脉的小分支,又有足够、有效的侧支循环,不会造成严重后果。如果栓塞动脉的大分支,且不能建立有效的侧支循环,局部可发生缺血性坏死。若栓塞发生在冠状动脉或脑动脉分支,常可发生严重后果,甚至危及生命。

知 识 拓 展

易于发生血栓栓塞的三种情况

①长期卧床患者,在肢体按摩或初次下床活动时,易使已经形成的血栓折断脱落或直接脱落,造成血栓栓塞。此种栓塞在临床上较常见。②静脉内的血栓,由一个静脉分支延长而进入下一静脉主干时,血栓易在分叉处折断并容易被血流带走,导致栓塞。③新形成的红色血栓还未机化时,较易脱落形成栓塞。

（二）脂肪栓塞

血流中出现脂肪滴并阻塞血管称脂肪栓塞。在长骨粉碎性骨折或严重脂肪组织挫伤时,骨髓或脂肪组织的脂肪细胞破裂,脂肪游离成无数脂滴,脂滴通过破裂的静脉血管进入血流,引起肺动脉脂肪栓塞。有时脂滴通过肺泡壁毛细血管或肺内动、静脉短路进入动脉系统,引起体循环动脉系统栓塞,如脑、肾、皮肤和眼结膜等处的栓塞。

脂肪栓塞的后果,常因脂滴的多少而异。少量脂滴,可由巨噬细胞吞噬或被血液中的脂酶分解清除,对机体无不良影响。但大量的脂滴进入肺循环,致肺部血管广泛受阻并引起反射性痉挛,引起急性右心衰竭。

▶ 病例讨论

患者,男,35岁,意外被轿车撞伤,左股骨剧痛变形,由急救车送医院急诊室,X - ray摄影检查见左股骨干中段粉碎性骨折,入院后2小时,突然出现呼吸困难,口唇发绀,经多方抢救无效死亡。此患者猝死的原因是什么？其发生机制怎样？

猝死的原因:右心衰竭。

发生机制:长骨骨折→脂滴入血→经体静脉→入右心→使大部分肺循环受阻→因右心衰竭死亡。

（三）气体栓塞

大量气体迅速进入血流,或原已溶解于血液中的气体迅速游离出来,形成气泡并阻塞心、血管腔称为气体栓塞。

1. 空气栓塞 多因静脉破裂,空气通过破裂口进入血流所致。常见于手术或创伤致锁骨下静脉、颈静脉和胸腔内大静脉的破裂,当吸气时胸腔负压增高,这些大静脉也呈负压,大量空气通过破裂口进入静脉管腔,随血流到达右心;此外,在分娩、人工流产及胎盘早期剥离时,由于子宫收缩,子宫腔内压力升高可将空气压入开放的子宫静脉内并随血流到达右心。

少量空气进入血液,可溶解于血液,不引起严重后果。大量空气(超过 100 ml)快速进入血液,随血流进入右心室,由于心室搏动,气体与血液在右心室内被撞击成可压缩的泡沫血,使右心室内的血液呈泡沫状。由于气泡具有表面张力,随心脏的收缩与舒张而被压缩或膨胀,当心室舒张时气泡膨胀充填于右心室,影响静脉血液回流和右心室充盈,心脏收缩时泡沫状血液被压缩而不能排出,造成严重的循环障碍。此时,患者出现呼吸困难,重度发绀,甚至猝死。部分气泡可进入肺动脉,引起肺动脉分支栓塞。体积较小的气泡还可以通过肺泡壁毛细血管进入左心和体循环内的动脉系统,引起其他器官的栓塞。

2. 氮气栓塞(减压病)　当人从高气压环境急速进入正常气压或者低气压环境时,原已溶解于血液中的气体(主要是氮气)迅速游离出来并形成气泡,所引起的气体栓塞称为氮气栓塞,又称为减压病。主要见于潜水员从深海迅速浮出水面或飞行员在机舱未密封的情况下从地面快速升空时。本病是由于在体外压力骤然降低的情况下,原来已经溶解于血液、组织液中的气体迅速被释放出来,形成气泡,其中氧气和二氧化碳很快被溶解吸收,而氮气溶解缓慢,可在血液或组织中形成小气泡,并相互融合成大气泡,造成氮气栓塞,引起局部缺血和梗死;组织间隙内的气泡所致张力改变,常引起局部症状,如关节、肌肉疼痛等。若短期内大量气泡阻塞血管,尤其是阻塞动脉时可引起猝死。

(四)羊水栓塞

羊水栓塞是分娩过程中一种罕见但十分严重的并发症。在胎盘早期剥离时,同时有羊膜破裂,尤其是有胎头阻塞产道口时,子宫强烈收缩,宫腔内压增高,羊水被挤入子宫壁裂开的静脉窦,然后,羊水随血流进入母体的体循环的静脉系统,经下腔静脉、右心到达肺动脉,在肺动脉分支及肺泡壁毛细血管引起栓塞。少量羊水成分可以通过肺泡壁毛细血管到达左心,并通过体循环动脉系统到达相应器官,引起心、脑、肾、肝、脾等器官的栓塞。

羊水栓塞镜下可见肺动脉小分支及肺泡壁毛细血管中有角化的鳞状上皮、胎毛、胎脂及胎粪等羊水成分。在母体的血液及其他脏器内也可偶见羊水成分。羊水栓塞可导致产妇突然出现呼吸困难、发绀、休克,甚至猝死。

(五)其他栓塞

其他类型的栓塞包括含有大量细菌的血栓或细菌菌团,侵入血管引起的栓塞,不仅引起管腔阻塞,而且能引起炎症的扩散;寄生虫及其虫卵常栓塞于肝内门静脉分支;恶性肿瘤细胞如侵入血管,可形成肿瘤细胞栓子,而且造成恶性肿瘤转移。

第五节　梗　死

机体组织或器官由于动脉血流供应中断而引起的局部缺血性坏死称为梗死。

一、梗死形成的原因

凡能造成动脉血流供应中断(原因)且不能建立有效侧支循环(条件)者均可引起梗死。

1. 血栓形成　是引起梗死最常见的原因,如冠状动脉和脑动脉粥样硬化继发血栓形成引起心肌梗死和脑梗死等。弥散性血管内凝血时微循环内广泛纤维素性血栓形成引起多个器官的多发性微小梗死。

2. 动脉栓塞　是梗死的常见原因之一，多为血栓栓塞。在肾、脾、脑和肺梗死中，血栓栓塞比血栓形成造成的梗死多见。

3. 动脉受压闭塞　当动脉受到肿块或其他机械性压迫时，导致动脉管腔阻塞，局部组织缺血、缺氧，最后引起坏死。如肠扭转、肠套叠时肠系膜动脉、静脉均受压而引起肠梗死。

4. 动脉痉挛　单纯动脉痉挛引起的梗死十分罕见，但在动脉血管已有部分闭塞狭窄的基础上（如冠状动脉、脑动脉粥样硬化等），在情绪激动、过度劳累、强烈刺激等诱因的影响下，引起病变血管持续性痉挛，可导致血流中断而引起梗死。

知 识 拓 展

梗死形成的条件

动脉血流供应中断是否会引起梗死，还取决于以下因素：

①侧支循环情况：大多数器官的动脉都有或多或少的吻合支以相互连接，当某一支血管阻塞后，可以尽快建立有效的侧支循环，不至于引起梗死。尤其是肺、肠具有双重血液供应，吻合支丰富，通常不易发生梗死。有些器官动脉吻合支较少，如脾、肾及脑，常易发生梗死。②组织器官对缺血缺氧的敏感程度：大脑的神经细胞对缺氧的耐受性最差，3～4分钟的缺血即可引起梗死。心肌细胞对缺血也很敏感，缺血20～30分钟就会死亡。骨骼肌、纤维结缔组织对缺血耐受性最强。严重的贫血或心功能不全，血氧含量低，可促进梗死的发生。

二、梗死的类型及病理变化

根据梗死灶内含血量的多少，可将梗死分为贫血性梗死和出血性梗死两类。

（一）贫血性梗死

贫血性梗死多发生于组织致密，侧支循环不丰富的实质器官，如心、肾、脾和脑组织。当这些器官动脉分支的血流阻断后，局部组织缺血缺氧，引起组织细胞变性、坏死。梗死灶周围血管扩张充血、血管壁通透性增高，血液漏出，形成围绕梗死灶的充血出血带。因为组织致密及血管压力降低，故梗死区出血量较少，使梗死区呈灰白色贫血状态，故又称"白色梗死"。

肉眼观察：贫血性梗死的梗死灶呈灰白色或灰黄色，与正常组织分界清楚，分界处常有暗红色的充血出血带。由于血管分布不同，不同器官的梗死灶形状各异：①由于脾、肾等器官的动脉分支特点，其梗死灶呈圆锥形，切面呈扇形或楔形，尖端朝向血管阻塞部位，底部靠近该器官的表面（图4-14）；②冠状动脉的分布不规则，心肌梗死灶的形状呈地图状或不规则形。

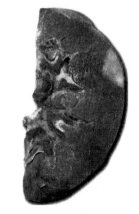

图4-14　肾贫血性梗死
肉眼观察

贫血性梗死为凝固性坏死，镜下可见早期梗死区的组织轮廓尚存，梗死灶周围有明显的炎症反应,可见炎细胞浸润及充血出血带。陈旧的梗死灶组织轮廓消失,呈均匀、红染、颗粒状,充血出血带消失,周围有肉芽组织生长,并逐渐机化坏死组织,最后形成瘢痕(图4-15)。

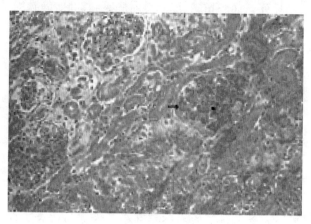

图4-15 肾贫血性梗死镜下观察

另外,脑梗死虽然是液化性坏死,但也属于贫血性梗死。由于脑组织含水分及脂类较多,蛋白质少,故坏死的脑组织不易凝固,迅速液化形成囊腔。晚期,梗死灶周围有较多的星形细胞及胶质纤维增生,小的梗死灶可逐渐机化形成胶质瘢痕,而较大的梗死灶则由增生的星形细胞与胶质纤维构成囊壁,囊腔可长期存留。

(二)出血性梗死

出血性梗死的特点是在梗死区内有明显的出血现象。出血性梗死的形成,除血流供应中断这一基本原因外,还与严重的淤血、侧支循环丰富及组织疏松等条件有关,常见于肺、肠。

肺有肺动脉和支气管动脉双重血液供应,一般不引起梗死。但在肺严重淤血的情况下,由于整个器官的静脉和毛细血管内压增高,不能建立有效的侧支循环,可引起局部组织坏死。同时,由于严重淤血、组织结构疏松以及梗死后血管壁通透性增强,而导致梗死区发生弥漫性出血现象。

肉眼观察:肺梗死的梗死灶为锥体形,切面为楔形,其尖端朝向肺门或血管堵塞处,底部靠近胸膜面,梗死灶因弥漫性出血呈暗红色(图4-16)。镜下观察:梗死区肺泡壁结构不清,梗死区充满红细胞。

肠出血性梗死发生于肠扭转、肠套叠、绞窄性肠疝,在这些情况下肠系膜静脉首先受压而发生高度淤血,继而肠系膜动脉也受压导致局部缺血而发生出血性梗死。肠梗死多发生于小肠,因为肠系膜动脉呈扇形、阶梯形分布,故肠梗死只累及某一段肠管。肉眼观察:梗死的肠管因弥漫性出血而呈紫红色,淤血水肿及出血,肠壁增厚,质脆易破裂;肠腔内充满浑浊的暗红色液体,浆膜面可有纤维素性渗出物。镜下观察:肠壁各层组织坏死及弥漫性出血。肠梗死容易发生肠穿孔,引起弥漫性腹膜炎,进而危及生命。

此外,带菌栓子可形成败血性梗死,炎症反应较其他类型梗死更明显,如为化脓菌,常有多发性脓肿形成。由此可引起炎症的扩散。

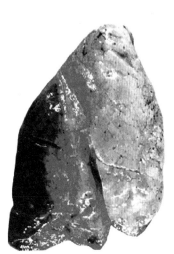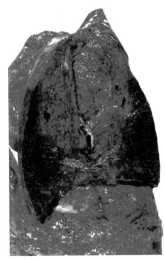

图 4-16 肺出血性梗死

三、梗死的影响和结局

（一）梗死对机体的影响

取决于梗死发生的器官、部位和梗死灶的大小，以及有无细菌感染等因素。肾梗死可出现肾区疼痛和血尿等。脾梗死可引起左季肋区疼痛。心肌梗死可影响心脏功能，严重者可导致心功能不全甚至猝死。脑梗死可出现失语、偏瘫等，严重者可致死亡。肺梗死可引起胸痛和咯血；肠梗死可引起剧烈腹痛、血便和肠穿孔后弥漫性腹膜炎。四肢、肺和肠的梗死，若继发腐败菌感染，造成坏疽，后果严重。

（二）梗死的结局

梗死灶形成时，引起病灶周围的炎症反应，血管扩张充血，有中性粒细胞渗出，继而形成肉芽组织。在梗死发生 24~48 小时后，肉芽组织已开始从梗死灶周围长入病灶内，小的梗死灶可以被肉芽组织取代机化，最后形成瘢痕组织；大的梗死灶不能完全机化时，形成纤维包裹，并钙化。脑的梗死灶则液化成囊腔，周围有增生的胶质瘢痕包裹。

复习与思考

一、选择题

1. 肝淤血常见原因是　　　　　　　　　　　　　　　　　　　　　　　　（　　）

A. 左心衰竭　　　　　　　　B. 右心衰竭　　　　　　　　C. 肝硬化

D. 肺动脉高压　　　　　　　E. 肺动脉栓塞

2. 栓塞最常见的类型是　　　　　　　　　　　　　　　　　　　　　　　（　　）

A. 血栓栓塞　　　　　　　　B. 气体栓塞　　　　　　　　C. 脂肪栓塞

D. 羊水栓塞　　　　　　　　E. 细菌栓塞

3. 贫血性梗死常见于　　　　　　　　　　　　　　　　　　　　　　　　（　　）

A. 脾、肾、肠   B. 肺、肾、脑   C. 心、脑、肠

D. 脾、肝、肺   E. 脾、肾、心

4. 血液循环中血凝块随血流运行发生阻塞的过程称为 （ ）

A. 血栓   B. 血栓形成   C. 血栓栓塞

D. 血栓转移   E. 梗死

5. 潜水员从深水中快速升到水面易发生 （ ）

A. 血栓栓塞   B. 脂肪栓塞   C. 氮气栓塞

D. 羊水栓塞   E. 瘤细胞栓塞

6. 出血性梗死常发生在 （ ）

A. 心、肺   B. 脾、肾   C. 肠、肾

D. 肺、肠   E. 肺、脑

7. 下列血栓的结局中，哪一项是错误的 （ ）

A. 溶解吸收   B. 软化、脱落   C. 机化、再通

D. 分离、排出   E. 钙化

8. 槟榔肝是指肝脏发生了哪项变化 （ ）

A. 淤血   B. 栓塞   C. 梗死

D. 变性   E. 钙化

9. 下肢静脉血栓脱落可引起 （ ）

A. 门静脉栓塞   B. 肺动脉或其他分支栓塞   C. 肺动脉栓塞

D. 冠状动脉栓塞   E. 肠系膜动脉栓塞

10. 长骨粉碎性骨折容易发生 （ ）

A. 血栓栓塞   B. 脂肪栓塞   C. 氮气栓塞

D. 羊水栓塞   E. 细菌栓塞

二、思考题

1. 简述血栓形成的条件及结局。

2. 比较各种栓塞的不同点。

3. 比较贫血性梗死和出血性梗死。

三、案例分析

患者，男性，46 岁。因大面积皮肤烧伤而急诊入院。给予抗炎和反复经股静脉输血输液等治疗，历时近 3 个月，终因抢救无效死亡。尸体解剖：大面积皮肤烧伤伴化脓感染，股静脉、脾静脉、肠系膜上下静脉均有血栓形成，左肺中叶有一暗红色楔形出血性梗死。

请思考：

1. 患者股静脉血栓形成的因素有哪些？

2. 血栓有哪些类型？该患者静脉内形成的血栓最可能是哪种类型？

3. 血栓的结局有哪些？

（杨 琴）

第 ⑤ 章　水、电解质代谢紊乱

学习目标

1. 各种类型脱水的特点、原因、病理临床联系。
2. 水中毒的定义、原因、发生机制、病理临床联系。
3. 水肿的定义、发生机制、病理临床联系、对机体的影响。
4. 低钾血症和高钾血症的定义、原因、发生机制及对机体的影响。

水和电解质广泛分布于细胞内外,水、电解质的相对恒定对维持正常生命活动起着十分重要的作用。许多疾病或病理过程、外环境的剧烈变化以及某些医源性的因素等都会导致水、电解质代谢紊乱,而水、电解质代谢紊乱又可引起各器官、系统的代谢和功能障碍,如不能及时得到纠正,往往会导致严重后果,甚至危及生命。因此,熟悉水和电解质代谢紊乱的发生机制及其演变规律,掌握纠正水、电解质代谢紊乱的方法非常重要。

第一节　水、钠代谢紊乱

一、正常水、钠代谢

（一）体液的含量与分布

正常成人体液总量约占体重的 60%,其中细胞内液约占体重的 40%,细胞外液占体重的 20%。细胞外液又可分为血浆和组织间液,血浆约占体重的 5%,组织间液约占体重的 15%。

体液的含量和分布可因年龄、性别、胖瘦的不同而不同。从婴儿到成年人,体液量占体重的比例逐渐减少。新生儿体液量约占体重的 80%,婴儿占 70%,学龄前儿童占 65%,成人占 60%。此外,体液的含量随脂肪的增加而减少,脂肪组织含水量为 10%～30%,而肌肉组织的含水量为 75%～80%,因此肥胖的人体液总量占体重的比例比瘦的人少,瘦人对缺水有更大的耐受性。

（二）体液的电解质组成

细胞外液和细胞内液的电解质成分有很大差异。细胞外液最主要的阳离子是 Na^+,其次是 K^+、Ca^{2+}、Mg^{2+} 等,主要的阴离子是 Cl^-,其次是 HCO_3^-、HPO_4^{2-}、SO_4^{2-} 及有机酸根和蛋白质。血浆和组织间液的电解质在组成和数量上大致相等。两者的主要区别在于血浆中蛋白质的含量较高,这与蛋白质不易透过毛细血管壁进入组织间液有关。细胞内液最主要的阳离子是 K^+,其次是 Na^+、Ca^{2+}、Mg^{2+},主要的阴离子是 HPO_4^{2-} 和蛋白质,其次是 HCO_3^-、Cl^-、SO_4^{2-} 等。

细胞内、外液的渗透压基本相等,通常血浆渗透压为 280~310 mmol/L。

（三）水的生理功能和动态平衡

1. 水的生理功能　水是机体中含量最多的组成成分,是维持人体正常生理活动的重要营养物质之一。水的生理功能主要表现为以下几个方面:①促进物质代谢;②调节体温;③润滑作用;④与蛋白质分子结合形成结合水,保证肌肉的机械功能等。

2. 水的动态平衡　正常人每日水的来源和排泄处于动态平衡(表 5-1)。

表 5-1　正常人每日水的摄入和排出量

水的摄入量(ml)		水的排泄量(ml)	
食物水	700~900	皮肤蒸发	500
饮水	1 000~1 300	呼吸蒸发	350
代谢水	300	尿量	1 000~1 500
		粪便水	150
合计	2 000~2 500	合计	2 000~2 500

（四）钠的生理功能和钠的平衡

机体的电解质分为有机电解质(如蛋白质)和无机电解质(即无机盐)两部分。无机电解质的主要功能是维持体液的渗透压平衡和酸碱平衡;维持神经、肌肉和心肌细胞的静息电位,并参与其动作电位的形成;参与新陈代谢和生理功能的活动等。

正常成人体内含钠总量为 40~50 mmol/kg 体重,其中 60%~70% 是可以交换的,约 40% 是不可交换的,主要结合于骨骼的基质。总钠的 50% 左右存在于细胞外液,10% 左右存在于细胞内液。血清 Na^+ 浓度的正常范围是 130~150 mmol/L。

成人每天饮食摄入钠 100~200 mmol,主要来自食盐。摄入的钠几乎全部由小肠吸收,Na^+ 主要经肾随尿排出。此外,随着汗液的分泌也可排出少量的钠,钠的排出通常也伴有氯的排出。

（五）水、钠平衡的调节

机体水、电解质的动态平衡主要通过肾的功能来实现,而肾的调节功能又受神经内分泌系统调节。下丘脑垂体后叶抗利尿激素系统调控体液的渗透压,肾素血管紧张素醛固酮系统调节血容量。

1. 抗利尿激素　抗利尿激素(ADH)主要是下丘脑视上核神经细胞所分泌的一种激素。ADH 的主要作用是提高肾远曲小管和集合管对水的通透性,从而使水的重吸收增加,排出减少。

当血浆晶体渗透压增高、循环血量减少、血压下降、血管紧张素Ⅱ增多时,均可导致 ADH 释放增加。反之则减少。

2. 醛固酮　醛固酮是肾上腺皮质球状带分泌的盐皮质激素。醛固酮的主要作用是促进肾远曲小管和集合管对 Na^+ 的主动重吸收,同时促进水、Cl^- 和 HCO_3^- 的重吸收,并通过 Na^+-K^+ 和 Na^+-H^+ 交换而促进 K^+ 和 H^+ 的排出。

醛固酮的分泌主要受肾素血管紧张素系统和血浆 Na^+、K^+ 浓度的调节。当血容量减少、动脉血压降低时,肾入球小动脉管壁的牵张感受器受到刺激,近球细胞的肾素分泌增多,刺激肾上腺皮质球状带使醛固酮的合成和分泌增多。此外,血浆 K^+ 浓度升高或 Na^+ 浓度降低,可直接刺激肾上腺皮质球状带使醛固酮分泌增多。反之,醛固酮的分泌减少。

3. 利钠激素　又称心房钠尿肽,是由心房肌细胞合成和释放的。当循环血量增多、摄入钠过多时,均可刺激其释放。它可抑制近曲小管对钠的重吸收,使尿钠和水的排出量增加。

二、水、钠代谢紊乱

水、钠代谢紊乱是临床常见的病理过程,往往同时或相继发生,引起体液容量和渗透压的变化而发生脱水、水中毒及水肿。

(一)脱水

脱水是指体液容量明显减少(大于2%),并出现一系列功能、代谢变化的病理过程。根据脱水时细胞外液渗透压的变化,可将脱水分为以下三种类型。

1. 高渗性脱水　高渗性脱水的主要特征是失水多于失钠,以失水为主,血清钠浓度>150 mmol/L,血浆渗透压>310 mmol/L,以细胞内液减少为主。

(1)原因和发生机制

1)水摄入不足:①水源断绝:沙漠迷路、航海遇难时出现;②不能饮水:口腔、咽部和食管等疾病时;③口渴中枢障碍:脑外伤、脑血管意外、昏迷病人等致使;④长期禁食或不给婴幼儿喂水等。上述原因均可导致机体水分摄入不足,而肺和皮肤又不断丢失低渗水,引起体液量减少,细胞外液电解质浓度升高,体液渗透压升高,形成高渗性脱水。

2)水丢失过多:①经肾丢失:尿崩症病人排出大量低渗尿,大量使用脱水剂如甘露醇、高渗葡萄糖等引起渗透性利尿而丢失大量水;②经皮肤丢失:高温环境作业、剧烈活动后大量出汗、高热、甲状腺功能亢进时通过皮肤丢失大量低渗液,体温每升高 1.5 ℃,经皮肤蒸发的水每天约增加 500 ml;③经胃肠道丢失:婴幼儿腹泻,排出大量低渗性水样便,严重呕吐时也可丢失低渗液;④经肺丢失:哮喘状态、过度通气、代谢性酸中毒等丢失低渗性液体。以上途径均可造成失水大于失钠,引起高渗性脱水。

(2)对机体的影响:

1)口渴感:因失水大于失钠,细胞外液渗透压增高,通过渗透压感受器可反射性刺激口渴中枢,引起口渴,促进患者主动饮水,这是重要的保护机制。但对于衰弱的病人和老年人,口渴反应可能不明显。

2)尿量减少而尿比重增高:细胞外液渗透压升高刺激下丘脑渗透压感受器,使 ADH 分泌增多,肾小管对水的重吸收增多,出现尿量减少、尿比重增高。

3)细胞内液向细胞外液转移:由于失水大于失钠,使细胞外液渗透压升高,使相对低渗的细胞内液的水向细胞外液转移,使细胞外液量得到一定的补充,而细胞内液容量则减少,造成细胞脱水。

4)脱水热:严重脱水病人,汗腺分泌减少,皮肤蒸发的水分减少,散热减少,引起体温升高,临床上称为脱水热。

5)中枢神经系统功能障碍:细胞外液渗透压升高使脑细胞脱水时,可引起头晕、烦躁、谵妄、肌肉抽搐、晕厥甚至昏迷等一系列中枢神经系统功能障碍的表现。

（3）防治原则

1）防治原发病，去除病因。

2）补充足量水分：不能经口进食者可由静脉滴注 5%～10% 葡萄糖溶液。

3）补充适当钠盐：尽管失水多于失钠，体内总 Na^+ 量也减少，故在治疗过程中，待缺水情况得到一定程度纠正后，应适当补生理盐水。

2. 低渗性脱水　低渗性脱水的主要特征是失钠多于失水，血清钠浓度＜130 mmol/L，血浆渗透压＜280 mmol/L，细胞外液明显减少。

（1）原因和发生机制：常见的原因是肾内或肾外丢失大量的液体后处理措施不当，如只补水而未注意电解质的补充所致。

1）肾外性失钠：①消化液丢失：这是临床上引起低渗性脱水最常见的原因。多由于剧烈呕吐、腹泻、胃肠道引流等丢失大量消化液，若只补充水分而忽略钠的补充，则可导致失钠大于失水，引起低渗性脱水。②其他体液丧失：大面积烧伤、大量出汗、大量胸腔积液和腹水形成等情况下，仅补水而未补钠。

2）肾性失钠：见于长期大量使用噻嗪类、利尿酸等排钠性利尿剂；失盐性肾病、急性肾衰竭多尿期、肾小管性酸中毒和糖尿病酮症酸中毒等，肾小管重吸收 Na^+ 减少；肾上腺皮质功能减退，醛固酮分泌减少等，均使肾小管对钠的重吸收减少，导致低渗性脱水。

（2）对机体的影响

1）细胞外液明显减少，易发生休克：由于失钠大于失水，细胞外液渗透压降低，水由细胞外液向渗透压相对较高的细胞内转移，从而使细胞外液明显减少，结果导致血容量减少，严重时可发生低血容量性休克；外周循环衰竭症状出现较早，表现为直立性眩晕、血压下降、四肢厥冷、脉搏细速等。

2）脱水征：组织液明显减少，可引起一系列组织脱水体征，表现为皮肤弹性降低、眼窝凹陷和婴儿囟门内陷等。

3）尿的变化：早期因细胞外液低渗，ADH 分泌减少，肾小管对水的重吸收相应减少，排出低渗尿，尿比重降低；严重时，由于血容量明显减少，可刺激容量感受器，使 ADH 分泌增多，肾小管重吸收水分增多，而使尿量减少，尿比重升高。

4）尿钠含量：由于细胞外液低渗，引起醛固酮分泌增多，使肾小管对钠的重吸收增多，尿钠减少甚至无钠。

5）脑细胞水肿：因细胞外液低渗，水向细胞内转移，导致细胞内液渗透压降低而容量增加。严重者可导致脑细胞水肿、颅内压增高，引起头痛、头晕、惊厥、昏迷等中枢神经系统功能紊乱的表现。

（3）防治原则

1）防治原发病，去除病因。

2）补充盐水以恢复细胞外液容量，如出现休克，则按休克的处理原则积极抢救。

3. 等渗性脱水　等渗性脱水的主要特征是体液容量减少，钠与水等比例丢失，血清钠浓度仍在 130～150 mmol/L 之间，血浆渗透压在 280～310 mmol/L 之间，细胞外液减少为主。

（1）原因和发生机制

1）大量消化液丢失：严重呕吐、腹泻、肠梗阻、各种瘘管引流等。

2）大面积烧伤：烧伤时，大量血浆在烧伤部位渗出而导致水钠丢失。

3）体液丢失：反复大量抽吸胸水、腹水等。上述原因短时间内可引起等渗性脱水。

（2）对机体的影响

1）细胞外液减少：血浆容量和组织液均减少，血液浓缩，循环血量减少。严重者可出现皮肤弹性下降、眼窝凹陷、血压下降、休克等低渗性脱水的表现。

2）细胞内液：渗透压在正常范围内，细胞内液变化不大。

3）尿的变化：等渗性脱水，血容量减少，ADH 和醛固酮分泌增多，肾小管对钠、水的重吸收增多，患者尿量减少、尿钠减少。

4）其他：不做处理可转变为高渗性脱水（因皮肤、肺等不断丢失水分），表现为口渴、体温升高等；只补水而未补盐时，又可转为低渗性脱水。

（3）防治原则

1）防治原发病，去除病因。

2）适当补充偏低渗的溶液。

三种类型脱水的原因、临床特点、对机体的影响等比较见表5-2。

表5-2　三种类型脱水的比较

	高渗性脱水	低渗性脱水	等渗性脱水
原因	水摄入不足或丢失过多	体液丧失而单纯补充水分	水、钠按比例丢失而未予补充
特点	失水＞失钠	失水＜失钠	水、钠等比例丧失
血清钠	＞150 mmol/L	＜130 mmol/L	130～150 mmol/L
血浆渗透压	＞310 mmol/L	＜280 mmol/L	280～310 mmol/L
细胞内、外液变化	细胞外液高渗，细胞内液丧失为主	细胞外液低渗，细胞外液丧失为主，细胞内液增多	细胞外液等渗，细胞外液减少
临床表现和影响	口渴明显，尿少，脱水热，中枢神经系统功能障碍等	脱水体征，低血容量性休克，脑细胞水肿等	口渴、尿少、脱水体征，休克等
治疗	补充水分为主，同时适当补钠	补充生理盐水，重者补充高渗盐水	补充偏低渗的氯化钠溶液

（二）水肿

过多的体液在组织间隙或体腔内积聚称为水肿。过多的体液在体腔内积聚称为积水或积液，如腹腔积液、胸腔积液、心包积水等。

水肿不是独立的疾病，而是许多疾病常见的一种病理过程。按水肿发生的原因可分为心性水肿、肾性水肿、肝性水肿、炎性水肿、淋巴性水肿、营养不良性水肿等；按水肿发生的部位分为皮下水肿、肺水肿、脑水肿、喉头水肿等；按水肿发生的范围分为局部性水肿和全身性水肿。

1. 水肿的发生机制 生理情况下,人体的体液和组织间液处于不断的交换与更新之中,而体液容量和组织液容量是相对恒定的,这种恒定有赖于机体调节下的血管内外液体交换平衡和体内外液体交换平衡。如果这两种平衡一旦被打破,即可导致组织间液增多而发生水肿。

(1) 血管内外液体交换失平衡——组织液生成大于回流:正常情况下,血管内外液体不断地进行交换。当血液流经毛细血管时,血管内液体通过毛细血管壁向血管外滤出的力量有毛细血管血压和组织液胶体渗透压,促进液体回流至毛细血管内的力量有血浆胶体渗透压和组织液静水压。有效滤过压为滤出力量与回流力量之差。正常时血浆从毛细血管的动脉端滤出,大部分由毛细血管静脉端回流入血管,剩余的部分通过淋巴系统回流到血液循环,使组织液的生成和回流保持动态平衡(图 5-1)。在病理情况下,如果上述一个或几个因素同时或相继失调,使组织液生成大于回流,则可导致水肿。

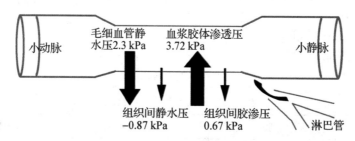

图 5-1　血管内外液体交换示意图

组织液生成有效滤过压=有效流体静压−有效胶体渗透压=3.2 kPa−3.05 kPa=0.15 kPa

1) 毛细血管流体静压增高:毛细血管流体静压增高的主要原因是静脉压增高,引起静脉压增高的因素有:①心功能不全:右心功能不全使上、下腔静脉回流受阻,体循环静脉压增高,是心性水肿的重要原因;左心功能不全使肺静脉回流受阻而压力增高是引起肺水肿的重要原因;②血栓形成或栓塞、肿瘤压迫可使局部静脉压增高,形成局部水肿;③血容量增加也可引起毛细血管流体静压增高。毛细血管流体静压增高将导致有效流体静压增高,平均实际滤过压增大,使组织间液生成增多。

2) 血浆胶体渗透压降低:血浆胶体渗透压降低是由于血浆蛋白减少所致。当血浆中清蛋白减少时,血浆胶体渗透压下降,使有效滤过压增大,组织液生成增多。引起清蛋白减少的原因:①合成减少:见于营养不良致合成原料缺乏或严重肝功能障碍致合成清蛋白的能力低下;②丢失过多:见于肾病综合征,由于肾小球基底膜严重破坏,使大量清蛋白从尿中丢失;③分解增加:恶性肿瘤、慢性感染等使清蛋白分解代谢增强;④血液稀释:见于体内钠、水潴留或输入过多的非胶体溶液使血浆蛋白浓度降低。

3) 微血管壁通透性增高:常见于炎症、缺氧、酸中毒等。由于血浆蛋白浓度远远高于组织间液蛋白浓度,因而微血管壁通透性增高使血浆蛋白渗入组织间隙,造成血浆胶体渗透压降低和组织间液胶体渗透压增高,有效胶体渗透压降低,平均实际滤过压增大。此类水肿液中蛋白含量较高,可达 30～60 g/L,称为渗出液。

4) 淋巴回流受阻:见于丝虫病、肿瘤等。丝虫病时,大量成虫阻塞淋巴管;某些恶性肿瘤可侵入并堵塞淋巴管,肿瘤也可压迫淋巴管;乳腺癌根治术时,大量淋巴管被摘除,这些病理情况都可导致淋巴回流受阻。淋巴回流是对抗水肿的重要因素,因为淋巴回流的潜力大,当组织间液生成增多达临界值,出现明显的凹陷性水肿以前,淋巴回流可增加10～50倍。另外,淋巴回流也是组织间隙蛋白回流入血的唯一途径,该途径可降低组织间液胶体渗透压。当组织间液增多致压力增高时,部分液体可经毛细血管回流,而蛋白质仍存留在组织间隙,所以,水肿液中蛋白含量较高,可达40～50 g/L。

(2) 体内外液体交换失平衡——钠、水潴留:正常人肾小球的滤过率和肾小管的重吸收功能保持动态平衡,称为球—管平衡。如果这种平衡失调,必然导致体内钠水潴留而引起水肿。

1) 肾小球的滤过率(GFR)降低:①肾脏本身的疾患:某些肾脏疾患使肾脏排钠、水能力低下,如急性肾小球肾炎,由于毛细血管内皮细胞肿胀,炎性渗出物及增生的细胞(包括系膜细胞和内皮细胞)压迫毛细血管,使毛细血管狭窄甚至闭塞,肾血流量减少。慢性肾小球肾炎时,大量肾单位被破坏,有滤过功能的肾单位显著减少使滤过面积减少,导致GFR降低。②有效循环血量明显减少:见于充血性心力衰竭、肾病综合征、肝硬化腹水和营养不良症等。有效循环血量减少使肾血流量减少,同时由于动脉血压相应降低通过颈动脉窦和主动脉弓的压力感受器,反射性地引起交感肾上腺髓质系统兴奋,致使肾血管收缩,进一步减少肾血流量。肾血流量减少对入球小动脉压力感受器的刺激减弱,引起肾素血管紧张素系统激活,使肾血管进一步收缩,导致GFR降低。

2) 肾小管对钠、水的重吸收增多:生理情况下,经肾小球滤出的钠、水中,有99%～99.5%被肾小管重吸收。因此,肾小管重吸收增多在钠、水潴留中起着更为重要的作用。引起钠、水重吸收增多的因素有:①肾小球滤过分数(FF)增高:滤过分数是指GFR与肾血浆流量的比值。有效循环血量减少时,肾血浆流量和GFR均减少,一般肾血浆流量减少50%左右,而GFR的减少却不如前者显著。这是因为此时出球小动脉比入球小动脉收缩更甚。FF增高即经肾小球滤出的非胶体体液增多。这样,近曲小管周围毛细血管的流体静压降低而血浆胶体渗透压增高,因而促使近曲小管重吸收钠、水增加。②心房利钠肽减少:心房利钠肽是能抑制近曲小管重吸收钠,抑制醛固酮和ADH的释放,因而具有促进钠、水排出的作用。当有效循环血量减少时,ANP分泌减少,近曲小管重吸收钠、水增加,同时,对醛固酮和ADH释放的抑制减弱,加重钠、水潴留。③肾血流重分布:生理情况下,90%的肾血流进入皮质肾单位。有效循环血量减少引起交感肾上腺髓质系统兴奋和肾素血管紧张素系统激活,导致肾血管收缩。由于皮质肾单位的入球小动脉对儿茶酚胺比较敏感,因而皮质肾单位血流量显著减少,血液流经近髓肾单位增加,这种变化称为肾血流重分布。由于近髓肾单位的髓袢细而长,深入髓质高渗区,并且有直小血管伴行,故其肾小管对钠、水重吸收的能力较强。④醛固酮和ADH增多:当有效循环血量减少和肾素血管紧张素醛固酮系统激活时,使醛固酮和ADH分泌增加,严重肝脏疾患还可使二者灭活减少(图5-2)。

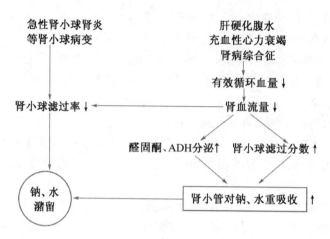

图5-2 钠、水潴留发生机制示意图

2. 常见水肿举例

(1) 心性水肿:心性水肿主要是指由右心衰竭引起的全身性水肿。早期一般出现于身体的下垂部位,如下肢尤其是踝部明显,以后逐步向上蔓延。严重时波及全身,甚至出现胸水、腹水及心包积液等。

1) 发生机制:引起心性水肿的主要因素是:①毛细血管流体静压增高:右心衰竭导致静脉回流受阻、静脉淤血,使静脉压和毛细血管血压增高,从而导致组织间液增多,另外,体静脉压增高可导致淋巴回流障碍;②钠、水潴留:右心衰竭时心排出量减少,肾血流量减少,使肾小球滤过率降低,肾小管重吸收钠、水增强,导致钠、水潴留;③血浆胶体渗透压下降:肝淤血时,血浆蛋白合成减少,醛固酮、ADH 灭活减少,从而使血浆胶体渗透压下降(图5-3)。

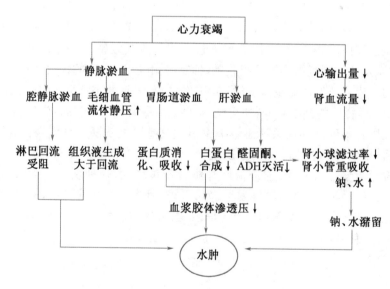

图5-3 心性水肿发生机制示意图

2)临床特点:心性水肿的典型表现是皮下水肿。皮下水肿时,由于皮下组织间隙液体过多积聚,出现皮肤肿胀发亮,压之有凹陷或压痕,称为凹陷性水肿或显性水肿。如组织间液有一定程度的积聚,但不出现凹陷或压痕,则称为隐性水肿。

(2)肾性水肿:肾性水肿是指肾脏疾病引起的水肿,常见于急性肾小球肾炎、肾病综合征。

1)发生机制:①急性肾小球肾炎:主要机制是肾小球滤过率下降,而肾小管重吸收未相应减少,导致钠、水潴留;血浆蛋白减少、血浆胶体渗透压下降也参与水肿的形成;②肾病综合征:大量蛋白尿导致血浆蛋白减少、血浆胶体渗透压下降,导致组织液的生成增多;有效循环血量减少使肾小球的滤过率下降也参与水肿的形成(图5-4)。

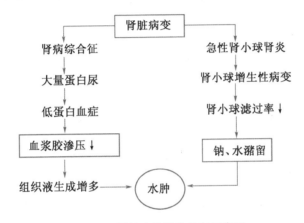

图 5-4 肾性水肿发生机制示意图

2)临床特点:轻者仅见于面部、眼睑等组织疏松部位,严重者可发生全身性水肿。

(3)肝性水肿:肝性水肿是由肝脏疾病引起,最常见的原因是肝硬化。

1)发生机制:①肝静脉回流受阻:肝硬化引起肝静脉回流受阻,使肝窦内压增高,大量液体从血管滤出到肝组织间隙,肝淋巴液生成增多,当超过淋巴回流的代偿能力时,液体便经肝脏表面或肝门部流入腹腔形成腹水。②门静脉高压:肝硬化引起门静脉高压,使肠系膜区的毛细血管流体静压随之增高,液体由毛细血管滤出增多,肠淋巴液生成增多,导致肠壁水肿并滤入腹腔,参与腹水的形成。③肝硬化时清蛋白合成减少,使血浆胶体渗透压降低,促使腹水的形成。④肝功能障碍使醛固酮和 ADH 灭活减少,导致钠、水潴留,加重水肿的形成(图5-5)。

2)临床特点:主要表现为腹水,严重时可扩展到身体其他部位。

3. 水肿对机体的影响 水肿对机体的影响主要取决于水肿发生的部位、程度、发生速度和水肿持续的时间等。虽然炎性水肿具有稀释毒素、运输抗体等功能,但重要器官的水肿可引起严重后果,如脑水肿可产生颅内压升高甚至导致脑疝而死亡;肺水肿可引起呼吸困难、缺氧甚至呼吸衰竭;喉头水肿可引起气道阻塞,严重者窒息死亡。而四肢和非重要部位的水肿对机体影响较小,主要引起局部受压、血液循环障碍,使之抵抗力下降、伤口不易愈合、易感染等。

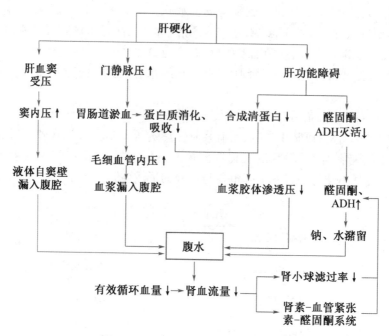

图5-5 肝性水肿发生机制示意图

（三）水中毒

水中毒是指水摄入量超出人体排泄的能力,以致水在体内潴留,引起血浆渗透压下降和循环血量增多的病理现象。其特点是:血清钠浓度小于130 mmol/L,血浆渗透压小于280 mmol/L,体内总钠量正常或增多,细胞内外液量均增多。故又称水过多、水潴留性低钠血症或稀释性低钠血症。

1. 原因和发生机制

（1）水的排出减少:ADH分泌过多,如恐惧、疼痛、失血、休克、外伤等,由于交感神经兴奋解除了副交感神经对ADH分泌的抑制。

（2）水的摄入过多:如用无盐水灌肠,肠道吸收水分过多、精神性饮水过量和持续性大量饮水等。另外,静脉输入含盐少或不含盐的液体过多过快,超过肾脏的排水能力。因婴幼儿对水、电解质调节能力差,更易发生水中毒。

在肾功能良好的情况下,一般不易发生水中毒,故水中毒最常发生于急性肾功能不全的病人而输液不恰当时。

2. 对机体的影响

（1）细胞内外液量均增加,血液稀释,细胞内水肿:血Na^+浓度降低,细胞外液低渗,水自细胞外向细胞内转移,造成细胞内水肿。因此,早期潴留在细胞间液中的水分尚不足以产生凹陷性水肿,在晚期或重度病人则可出现。

（2）中枢神经系统症状:脑细胞的肿胀和脑组织水肿使颅内压增高,可引起各种中枢神经系统受压症状,如头痛、恶心、呕吐、记忆力减退、淡漠、神志混乱、失语、嗜睡、视神经乳头水肿等。严重病例可发生枕骨大孔疝或小脑幕裂孔疝而导致呼吸心跳停止。

3. 防治原则

（1）防治原发病：急性肾衰竭、术后及心力衰竭的病人，应严格限制水的摄入，预防高血容量性低钠血症的发生。

（2）轻症患者，只要暂停或限制水分摄入即可自行恢复。

（3）重症或急症患者，除严格控制摄水外，尚应给予高渗盐水，以迅速纠正脑水肿，或静脉给予甘露醇等渗透性利尿剂，或呋塞米等强利尿剂以促进体内水分的排出。

第二节　钾代谢紊乱

一、正常钾代谢

钾是体内最重要的无机阳离子之一。正常成人体内的含钾量为 $50\sim55$ mmol/kg 体重，其中 98% 存在于细胞内，2% 在细胞外，血清钾浓度为 $3.5\sim5.5$ mmol/L。

钾具有维持细胞新陈代谢、保持细胞静息膜电位、调节细胞内外的渗透压及酸碱平衡等多种生理功能。

如果机体不能维持钾的动态平衡，则出现钾代谢紊乱。通常以血钾浓度的高低将钾代谢紊乱分为高钾血症和低钾血症两种类型。

二、低钾血症

低钾血症是指血清钾浓度低于 3.5 mmol/L。

（一）原因

1. 钾摄入不足　在正常饮食条件下，一般不会发生低钾血症。在消化道梗阻、昏迷、神经性厌食及手术后较长时间禁食的患者，若在静脉补液中未同时补钾或补钾不足，可发生低钾血症。

2. 钾丢失过多

（1）经消化道失钾：是小儿低钾血症最主要的原因，常见于严重呕吐、腹泻、胃肠减压及肠瘘等。

（2）经肾失钾：是成年人低钾血症最重要的原因，主要见于长期大量使用排钾利尿剂、盐皮质激素过多、急性肾衰竭多尿期、肾小管性酸中毒、失钾性肾病等，使肾排钾增多。

（3）经皮肤失钾：在高温环境中进行体力劳动时，可因大量出汗丢失较多的钾，若没有及时补充可引起低钾血症。

3. 细胞外钾转入细胞内　细胞外液的钾较多地转入细胞内时，可引起低钾血症，但机体的总钾量并不减少。主要见于：

（1）碱中毒：无论是代谢性还是呼吸性碱中毒，均可促使 K^+ 进入细胞内。

（2）大量使用胰岛素：一方面可直接激活细胞膜上 Na^+-K^+-ATP 酶的活性，使细胞外钾转入细胞内；另一方面可促进细胞糖原合成，使细胞外钾随同葡萄糖转入细胞内。

（3）某些毒物中毒：如钡中毒、粗制棉籽油中毒（主要毒素为棉酚）。

（4）低钾性周期性麻痹：是一种遗传性少见病，发作时细胞外液钾进入细胞内，血浆钾急剧减少,出现骨骼肌瘫痪。

（二）对机体的影响

低钾血症对机体的影响主要取决于血清钾降低的程度、速度和持续时间。血钾浓度越低,低钾血症发生的速度越快,对机体的影响就越大。一般而言,血清钾浓度低于 2.5～3.0 mmol/L 时,才会出现严重的临床表现。

1. 对神经肌肉的影响　急性低钾血症时,由于细胞外液 K^+ 浓度急剧下降,神经肌肉兴奋性降低。中枢神经反应性降低表现为少言寡语、反应迟钝、精神萎靡、表情淡漠、全身倦怠,严重时可出现嗜睡和昏迷。外周神经反应性降低表现为腱反射减弱或消失。肌肉系统反应性降低表现为肌无力乃至麻痹,以四肢明显,严重者可出现弛缓性麻痹,甚至呼吸肌麻痹,这是低钾血症的主要死亡原因。

2. 对心脏的影响　低钾血症常可引起各种心律失常。一般认为,低钾血症引起心律失常的发病机制主要与低钾血症影响心肌电生理特性有关,表现为心肌兴奋性增高、自律性增高、收缩性增强、传导性降低。

低钾血症时心电图的变化:代表复极化 2 期的 ST 段下降;相当于复极化 3 期的 T 波低平和 U 波增高;相当于心室动作电位的 QT 间期延长(图 5 - 6)。

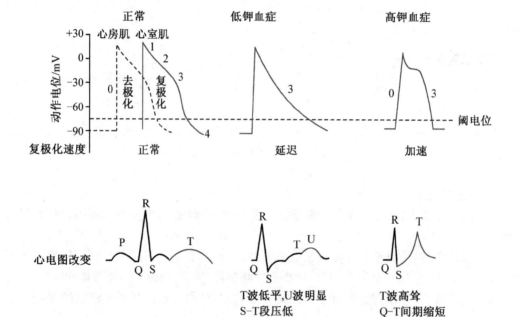

图 5 - 6　血钾浓度对心肌细胞膜电位及心电图的影响

3. 对肾脏的影响　长期或严重低钾血症可导致肾小管上皮细胞变性坏死,影响肾功能。表现为肾脏对尿的浓缩功能减弱,病人可出现持久性的多尿、低渗尿甚至发生肾性尿崩症。

4. 对酸碱平衡的影响　低钾血症时常伴有代谢性碱中毒。细胞外液 K^+ 浓度降低,细胞内液 K^+ 外流,细胞外液 H^+ 内移,结果导致细胞外液的 pH 升高;同时肾远曲小管内 K^+-

Na^+ 交换减少而 H^+-Na^+ 交换增多，HCO_3^- 重吸收增多，尿排 K^+ 减少，排 H^+ 增加。此时血液呈碱性，而尿液呈酸性，称反常性酸性尿。

（三）防治原则

1. 去除病因，积极治疗原发病。

2. 补钾　轻度低钾血症，首选口服补钾；不能口服者或病情严重时，才考虑静脉滴注补钾。静脉补钾时须注意：①见尿补钾：每天尿量在 500 ml 以上时才能静脉补钾；②稀释补钾：输入液钾浓度不得超过 40 mmol/L；③缓慢补钾：每小时输入量为 10～20 mmol 为宜；④少量补钾：每天滴入量不宜超过 120 mmol。

3. 纠正水和其他电解质代谢紊乱　引起低钾血症的原因常常同时引起水和其他电解质代谢紊乱，应及时检查并加以纠正。同时低钾血症易伴发低镁血症，由于缺镁可引起低钾，故补钾同时必须补镁，方才有效。

三、高钾血症

高钾血症是指血清钾浓度高于 5.5 mmol/L。高钾血症时极少伴有细胞内钾含量的增高，且也未必总是伴有体内钾过多。

（一）原因

1. 钾摄入过多　当肾功能正常时，经胃肠道摄入钾过多一般不会引起高钾血症。在临床处理不当时，如经静脉输入钾盐过多过快或输入大量库存过久的血液，尤其是在尿量减少的情况下，则可引起高钾血症。

2. 钾排出减少　主要是肾脏排钾减少，这是高钾血症最主要的原因。常见于急性肾衰竭、盐皮质激素缺乏、长期应用保钾利尿剂。

3. 细胞内钾转运到细胞外　细胞内钾迅速转运到细胞外，当超过了肾的排钾能力时，血钾浓度升高。主要见于：

（1）酸中毒：酸中毒时细胞外液 H^+ 浓度升高，H^+ 进入细胞内被缓冲，而细胞内 K^+ 转运到细胞外以维持电荷平衡。

（2）高血糖合并胰岛素不足：胰岛素缺乏妨碍了钾进入细胞内；高血糖形成的血浆渗透压增高引起细胞内脱水，同时细胞内钾浓度相对增高，为钾通过细胞膜钾通道的被动外移提供了浓度梯度。

（3）组织分解：如溶血、挤压综合征时，细胞内钾大量释出而引起高钾血症。

（4）高钾性周期性麻痹：是一种常染色体显性遗传性疾病，发作时细胞内钾外移而引起血钾升高。

（二）对机体的影响

1. 对神经肌肉的影响　轻度高钾血症时，神经肌肉兴奋性增高，患者出现手足感觉异常、疼痛、肌肉轻度震颤等症状。但比较严重的高钾血症神经肌肉的兴奋性则降低，出现肌肉无力、弛缓性麻痹。

2. 对心脏的影响　高钾血症对机体最大的危害是对心脏的毒性作用，表现为心肌兴奋性在轻度时增高、重度时降低，自律性降低，传导性下降，收缩性减弱，可出现各种心律失常，最为严重的是心室颤动和心跳停搏。

　　心电图的变化：由于传导性降低，心房去极化的 P 波压低、增宽或消失；代表房室传导的 PR 间期延长；相当于心室去极化的 R 波降低；相当于心室内传导的 QRS 综合波增宽。由于复极化 3 期钾外流加速（心肌细胞膜的钾电导增加所致）。因而 3 期复极时间和有效不应期缩短，反映复极化 3 期的 T 波狭窄高耸，相当于心室动作电位时间的 QT 间期轻度缩短。

　　3. 对酸碱平衡的影响　　高钾血症时，细胞外 K^+ 内移而细胞内 H^+ 外流，血液呈酸性；同时肾小管上皮细胞内 $K^+ - Na^+$ 交换增强而 $H^+ - Na^+$ 交换减弱，尿排 K^+ 增加，排 H^+ 减少，使血液呈酸性，而尿呈碱性，称反常性碱性尿（图 5 - 7）。

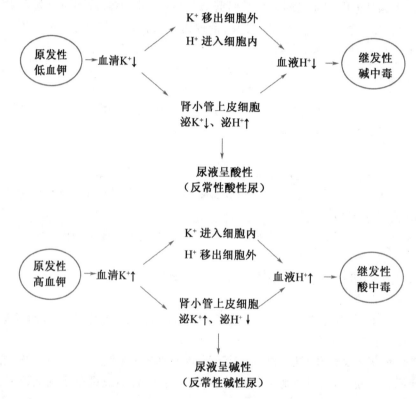

图 5 - 7　钾代谢紊乱与酸碱平衡紊乱之间的关系

（三）防治原则

1. 去除引起高钾血症的原因。

2. 降低体内总钾量　　减少钾的摄入，用透析疗法和其他方法（口服或灌肠阳离子交换树脂），增加肾脏和肠道的排钾量。

3. 使细胞外钾转入细胞内　　应用葡萄糖和胰岛素静脉输入促进糖原合成，或输入碳酸氢钠提高血液 pH，促使钾向细胞内转移。

4. 应用钙剂和钠盐拮抗高钾血症对心肌毒性作用　　钙剂可恢复心肌的兴奋性，使其收缩性增强；钠盐对抗高钾血症引起的心肌传导性降低。

5. 纠正其他电解质代谢紊乱　　高钾血症时很可能伴有高镁血症，应及时检查处理。

低钾血症和高钾血症的主要区别见表5-3。

表5-3　低钾血症和高钾血症的比较

	低钾血症	高钾血症
原因	钾摄入不足;钾丢失过多;钾从细胞外移入细胞内	肾排钾减少;钾摄入过多;钾从细胞内释放到细胞外
血钾浓度	<3.5 mmol/L	>5.5 mmol/L
对机体的影响	神经肌肉兴奋性↓→肌肉松弛无力、弛缓性麻痹; 心肌兴奋性↑、自律性↑、收缩性↑、传导性↓→心律失常甚至心室颤动	轻度时神经肌肉兴奋性↑→手足感觉异常、肌肉轻度震颤;重度时引起肌肉无力、弛缓性麻痹; 心肌兴奋性先↑后↓、自律性↓、收缩性↓、传导性↓→心室颤动、心脏停搏
对酸碱平衡的影响	碱中毒 反常性酸性尿	酸中毒 反常性碱性尿

❓ 复习与思考

一、选择题

1. 高温环境作业后大量出汗只饮水可发生　　　　　　　　（　）
   A. 等渗性脱水　　　　　B. 低渗性脱水　　　　　C. 高渗性脱水
   D. 水中毒　　　　　　　E. 水肿

2. 下列哪类水、电解质失衡最容易发生休克　　　　　　　（　）
   A. 高渗性脱水　　　　　B. 低渗性脱水　　　　　C. 等渗性脱水
   D. 水中毒　　　　　　　E. 低钾血症

3. 低钾血症最主要的死亡原因是　　　　　　　　　　　　（　）
   A. 四肢无力　　　　　　B. 肠麻痹　　　　　　　C. 呼吸肌麻痹
   D. 反射消失　　　　　　E. 心跳骤停

4. 缺氧、酸中毒、感染引起的水肿主要是由于　　　　　　（　）
   A. 毛细血管血压升高　　B. 毛细血管壁通透性升高　C. 淋巴回流障碍
   D. 毛细血管血压下降　　E. 毛细血管壁通透性下降

5. 右心衰竭时造成钠水潴留的重要因素是　　　　　　　　（　）
   A. 肾小球滤过率下降　　B. 肾小管重吸收钠水增多　C. 体循环静脉压增高
   D. 摄钠过多　　　　　　E. 摄水过多

6. 最易发生肺水肿的病因是　　　　　　　　　　　　　　（　）
   A. 肺梗死　　　　　　　B. 肺气肿　　　　　　　C. 肺源性心脏病
   D. 房间隔缺损　　　　　E. 二尖瓣狭窄

7. 高钾血症对机体最主要的危害是　　　　　　　　　　　（　）
   A. 四肢无力　　　　　　B. 肠麻痹　　　　　　　C. 呼吸肌麻痹

D. 反射消失   E. 心跳骤停

8. 最常见的脑水肿是   (   )

A. 血管原性脑水肿   B. 细胞中毒性脑水肿   C. 间质性脑水肿

D. 脑积水   E. 脑扩大

9. 病理情况下,下述哪种激素分泌增多可导致钠在体内潴留   (   )

A. 肾上腺素   B. 醛固酮   C. 甲状腺素

D. 甲状旁腺素   E. 抗利尿激素

10. 高热病人容易发生   (   )

A. 低渗性脱水   B. 高渗性脱水   C. 等渗性脱水

D. 水中毒   E. 低钠血症

二、思考题

1. 简述水肿的发生机制。

2. 简述低钾血症时的补钾原则。

3. 简述引起高钾血症的主要原因。

三、病例分析

病例一   患者刘某,女,2 周岁。腹泻 4 天,每天 6～7 次,水样便,呕吐四次,呕吐物为进食的牛奶。体格检查:精神萎靡,体温 37.5 ℃,呼吸、脉搏正常,血压 88/60 mmHg,有烦躁不安,口唇干裂,皮肤弹性减退,两眼凹陷。尿量约 500 ml/d。实验室检查:血清钠 140 mmol/L,血清钾 3.2 mmol/L。

讨论题:

1. 该病人发生了何种水、电解质紊乱?

2. 诊断依据是什么?

病例二   患者张某,男,39 岁。"发热三天,眩晕、恶心、呕吐加重"入院。体格检查:脉搏 88 次/分,呼吸 16 次/分,血压 112/77 mmHg,四肢软弱无力,两膝腱反射消失。实验室检查:血钾浓度 1.6 mmol/L,尿酸性。心电图示窦性心率,T 波低平,U 波明显,ST 段压低。

入院后给予复方氯化钠注射液 500 ml 加 10％氯化钾 20 ml 静脉滴注并口服氯化钾 13 g,次日使用 20％枸橼酸钾 90 ml,分 3 次口服,第三天清晨,病人能自行下床活动,血钾升至 4.02 mmol/L,以后四肢肌力逐渐恢复正常。

讨论题:

1. 病人发生了何种类型的水电解质代谢紊乱? 病因是什么?

2. 导致"恶心,呕吐,腹胀,神志淡漠,全身乏力,四肢软弱无力,两膝腱反射消失"的机制是什么?

3. 导致心电图改变的机制是什么?

（杨 琴）

第六章 酸碱平衡紊乱

机体各组织、器官的代谢活动必须在适当的酸碱度的体液环境中进行,正常情况下,机体体液的酸碱度保持相对恒定,以动脉血 pH 表示,其正常值是 $7.35 \sim 7.45$,平均值是 7.40,是一个变动范围狭窄的弱碱性环境。这种维持机体体液的酸碱度相对平衡状态的过程,称为酸碱平衡。当体液中的酸性或碱性物质数量变化,超过机体的调节能力,使血浆 pH 超过正常范围,这种变化称之为酸碱平衡紊乱。

第一节 酸碱平衡

一、体内酸性和碱性物质的来源

凡是能释放出 H^+ 的化学物质为酸性物质,例如 H_2SO_4、H_2CO_3、NH_4^+、CH_3COOH 等;凡是能接受 H^+ 的化学物质为碱性物质,如 SO_4^{2-}、HCO_3^-、NH_3、CH_3COO^- 等。体内酸性和碱性物质主要是物质代谢过程中产生的,在普通膳食条件下,酸性物质产生量远远超过碱性物质。

1. 酸性物质的来源　机体在代谢过程中产生的酸,可分为挥发酸和固定酸。

(1) 挥发酸:体内糖、脂肪和蛋白质等在分解代谢过程中可产生大量 CO_2,CO_2 与水结合生成碳酸(H_2CO_3)。碳酸可释出 H^+,也可以形成气体 CO_2,从肺排出体外,所以称为挥发酸。

(2) 固定酸:这类酸性物质不能变成气体由肺呼出,而只能通过肾由尿排出的酸性物质,又称非挥发酸,指 H_2CO_3 以外的酸。如含硫氨基酸分解产生硫酸;核蛋白和磷脂水解后生成磷酸;嘌呤类化合物氧化分解产生尿酸;糖、脂肪代谢过程中产生有机酸,如乳酸、β 羟丁酸、乙酰乙酸等。

2. 碱性物质的来源　在体内代谢过程中也可产生碱性物质,如氨基酸脱氨基所产生的氨,这种氨经肝脏代谢后生成尿素,肾小管上皮细胞泌氨以中和原尿中的 H^+,食入的蔬菜、瓜果中所含的有机酸盐,如柠檬酸盐、苹果酸盐和草酸盐,均可与 H^+ 起反应,分别转化为柠檬酸、苹果酸和草酸,Na^+ 或 K^+ 则可与 HCO_3^- 结合生成碱性盐。

二、机体对酸碱平衡的调节

机体组织器官在代谢过程中,不断产生酸性或碱性物质,也经常摄入酸性和碱性食物,机体并没有因这些因素的存在而发生酸碱平衡紊乱,主要原因是依靠体液和细胞内的化学缓冲系统及肺和肾的调节作用来维持机体正常的酸碱平衡状态,使血浆 pH 总是相对恒定地维持在正常范围内。

1. 血液缓冲系统在酸碱平衡调节中的作用 血液的缓冲系统主要包括碳酸氢盐缓冲系统、磷酸盐缓冲系统、血红蛋白缓冲系统、血浆蛋白缓冲系统和氧合血红蛋白缓冲系统五种(表 6-1、表 6-2)。

碳酸氢盐缓冲系统由 HCO_3^-/H_2CO_3 组成,正常值为 20∶1。该缓冲对在血液中的浓度高,缓冲能力最强。其中 HCO_3^- 是维持酸碱平衡的重要物质,临床常将血浆中 HCO_3^- 的含量称为"碱储备"。

表 6-1 血液的缓冲系统

缓冲碱	缓冲酸
HCO_3^-	H_2CO_3
HPO_4^{2-}	$H_2PO_4^-$
Pr^-	HPr
Hb^-	HHb
HbO_2^-	$HHbO_2$

表 6-2 各缓冲系统的含量与分布

缓冲体系	占全血缓冲系(%)
血浆 HCO_3^-	35
红细胞 HCO_3^-	18
HbO_2 及 Hb	35
磷酸盐	5
血浆蛋白	7

2. 肺在酸碱平衡调节中的作用 肺通过改变呼吸运动频率和幅度来调节 CO_2 排出量,控制血液 H_2CO_3 水平,维持血浆 HCO_3^-/H_2CO_3 的比值,以保持 pH 相对恒定。呼吸运动受中枢和外周化学感受器的调节,动脉血二氧化碳分压($PaCO_2$)和 H^+ 升高均可使二者受到刺激,反射性的兴奋呼吸中枢使呼吸加深加快,从而使 CO_2 由肺排出增多,血中 H_2CO_3 含量减少;反之亦然。肺的调节作用效能大,但仅对 CO_2 有调节作用,不能缓冲固定酸。

3. 肾在酸碱平衡调节中的作用 肾主要调节固定酸。通过肾小管的排酸或保碱的作用,调节体液 HCO_3^- 的浓度,维持 pH 的相对恒定。肾脏排酸保碱的重要环节是肾小管上

皮细胞生成和排泌 H^+ 或 NH_3，甚至排出 K^+，与原尿中的 Na^+ 进行交换（$H^+ - Na^+$ 交换、$NH_4^+ - Na^+$ 交换、$K^+ - Na^+$ 交换），结果每排泌一个 H^+，通过 Na^+ 的重吸收，也必然同时在血浆中增加一个 HCO_3^-（图 6-1）。可见肾脏在酸碱平衡中的调节作用，一方面是回吸收经肾小球滤出的 HCO_3^-；另一方面是肾小管上皮细胞排泌 H^+，与其排泌的 NH_3 或肾小管滤液中的 HPO_4^{2-} 结合形成 NH_4^+ 或 $H_2PO_4^-$ 随尿液排出体外。

原尿的 pH 与血浆相同，而正常人终尿的 pH 在 4.4～8.2 范围内变动（平均为 6.0）。终尿 pH 降至 4.8 时，$HPO_4^{2-}/H_2PO_4^-$ 的比值则由原尿的 4：1 下降至 1：99，可见肾脏可排出过多的酸以维持体液 pH 在正常范围。

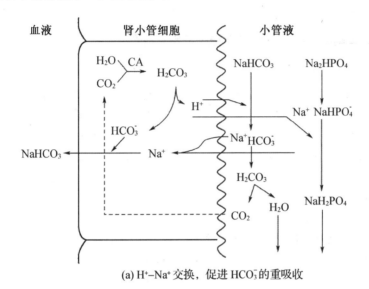

(a) $H^+ - Na^+$ 交换，促进 HCO_3^- 的重吸收

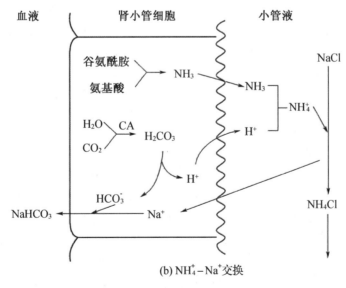

(b) $NH_4^+ - Na^+$ 交换

图 6-1　肾对酸碱平衡的调节

4. 细胞内外离子交换在酸碱平衡调节中的作用　细胞内外可进行 H^+ 和 K^+、Na^+ 的交换，HCO_3^- 和 Cl^- 也可通过细胞膜进行交换，从而缓冲细胞外液 H^+ 的变动。红细胞、肌细胞和骨组织均能发挥这种作用。如酸中毒时，细胞外液 H^+ 可弥散入细胞内，细胞内 K^+ 和 Na^+ 则移出细胞外，从而使细胞外液 H^+ 得以降低，但常导致血 K^+ 升高；碱中毒时则相反，会导致血 K^+ 降低。由此可见，酸碱平衡紊乱与钾代谢之间有着密切的联系。

上述四方面的调节因素共同维持体内的酸碱平衡，但作用时间、强度有差别。血液缓冲系统反应迅速，但缓冲作用不能持久；肺的调节效能快而大，30 分钟作用即达最高峰，但仅对 CO_2 有调节作用；细胞的缓冲能力较强，3～4 小时发挥作用，但常致血钾异常；肾脏调节作用强而持久，但作用发挥比较慢。

三、反映机体酸碱平衡状况的常用指标及意义

1. pH　血液的 pH 是反映溶液中 H^+ 浓度的简明指标。医学上常采用动脉血检测血液 pH，其正常值是 7.35～7.45。pH 小于 7.35，属于酸中毒，pH 大于 7.45，属于碱中毒。判断酸碱平衡紊乱的具体类型不能单独依靠 pH，需要做进一步检测才能判断。

2. 动脉血 CO_2 分压　动脉血 CO_2 分压（$PaCO_2$）是指血浆中呈溶解状态的 CO_2 所产生的张力，反映血浆中 H_2CO_3 的浓度。$PaCO_2$ 正常值为 4.39～6.25 kPa（33～46 mmHg），平均为 5.32 kPa（40 mmHg）。$PaCO_2$ 是反映呼吸性酸、碱中毒的重要指标。$PaCO_2$ 高于正常值，表示肺通气不足，有 CO_2 潴留，为呼吸性酸中毒；$PaCO_2$ 低于正常值，表示肺通气过度，CO_2 排出过多，为呼吸性碱中毒。

3. 标准碳酸氢盐和实际碳酸氢盐　标准碳酸氢盐（SB）指全血在标准条件下（38℃、血红蛋白的氧饱和度为 100%、$PaCO_2$ 为 40 mmHg），所测得的血浆 HCO_3^- 的含量。SB 已经排除了呼吸因素的影响，故可作为判断代谢因素的指标。正常值为 22～27 mmol/L，平均为 24 mmol/L。SB 升高表示代谢性碱中毒，SB 降低表示代谢性酸中毒。实际碳酸氢盐（AB）是全血标本在隔绝空气的情况下，在实际 $PaCO_2$ 和血氧饱和度条件下，测得的血浆 HCO_3^- 的含量。AB 反映了血浆中 HCO_3^- 的实际浓度，包含呼吸性因素和代谢性因素双重影响。由于 SB 仅反映代谢性因素的影响，所以 AB 与 SB 数值之差反映呼吸性因素对机体酸碱平衡情况的影响。如 AB＝SB 为正常；AB＜SB，表示标本血中 $PaCO_2$ 小于正常值，为呼吸性碱中毒或代偿后的代谢性酸中毒；AB＞SB，表示标本血中 $PaCO_2$ 大于正常值，为呼吸性酸中毒或代偿后的代谢性碱中毒。

4. 缓冲碱　缓冲碱（BB）是指血液中具有缓冲作用的所有负离子碱的总和，包括血浆和红细胞中的 Hb^-、HCO_3^-、HbO_2^-、Pr^-、HPO_4^{2-}。其中具有主要缓冲作用的是 Hb^-、HCO_3^-。正常值为 45～52 mmol/L，平均值为 48 mmol/L。BB 也是反映代谢性因素的指标。BB 减少表示代谢性酸中毒，BB 增加表示代谢性碱中毒。

5. 碱剩余　碱剩余（BE）是指在标准条件下（$PaCO_2$ 为 5.32 kPa，体温在 37～38 ℃，Hb 的氧饱和度为 100%），用酸或碱滴定全血标本，使之 pH 到 7.40 时所需酸或碱的量。全血 BE 正常值范围是 0±3 mmol/L，BE 值是反映代谢性因素的指标。代谢性酸中毒时，血液中酸性物质过多，需用碱滴定，其负值增加；代谢性碱中毒时，血液中碱性物质过多，需用酸滴定，其正值加大。

6. 阴离子间隙　阴离子间隙(AG)是指血浆中未测定的阴离子(UA)与未测定的阳离子(UC)的差值。AG 是反映血浆中固定酸的指标,用以区别不用类型的代谢性酸中毒。血浆中阳离子与阴离子的总量相等,均为 151 mmol/L。$AG = Na^+ - Cl^- - HCO_3^-$,正常值 $10 \sim 12$ mmol/L。

第二节　酸碱平衡紊乱的类型

酸碱平衡紊乱分为代谢性酸中毒、呼吸性酸中毒、代谢性碱中毒和呼吸性碱中毒四种基本类型。

一、代谢性酸中毒

由于血浆中 HCO_3^- 原发性减少而引起 pH 降低为特征的酸碱平衡紊乱病理过程,称为代谢性酸中毒,是临床常见的一种类型。

1. 原因和机制　根据 AG 值变化可分为 AG 增高型代谢性酸中毒和 AG 正常型代谢性酸中毒(图 6-2)。

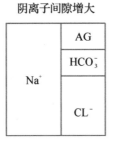

图 6-2　正常和代谢性酸中毒时阴离子间隙

(1) AG 增高型代谢性酸中毒:特点是 AG 增高,血氯正常。

1）乳酸酸中毒：任何原因引起缺氧，都可以使细胞内糖无氧酵解增强，引起乳酸生成增多，常见于休克、低氧血症、严重贫血、心力衰竭等。

2）酮症酸中毒：见于体内脂肪被大量的动员时，因脂肪加速分解，大量脂肪酸进入肝脏，形成过多酮体，引起酮症酸中毒。常见于糖尿病、乙醇中毒和严重饥饿等。

3）肾排酸减少：见于急、慢性肾衰竭，肾小球滤过率严重降低，使硫酸、磷酸等固定酸经肾排出减少在体内蓄积。

4）摄入大量酸性药物：如大量摄入阿司匹林，增加有机酸根含量，引起 AG 增高型酸中毒。

（2）AG 正常型代谢性酸中毒：特点是 AG 正常，血氯增高。

1）消化道直接丢失 HCO_3^-：常见于严重的腹泻、胆瘘、小肠瘘或长期肠道引流时，含 HCO_3^- 的碱性消化液大量丢失。

2）肾丢失 HCO_3^-：轻度肾功能衰竭、肾小管酸中毒及碳酸酐酶抑制剂的使用，使肾小管上皮细胞对 HCO_3^- 的重吸收减少，丢失增多。

3）摄入含氯盐类过多：使用过多的含氯酸性盐类药物，如氯化铵、盐酸精氨酸等，分解生成 H^+ 和 Cl^-，消耗血浆中 HCO_3^-，血氯增高。

知 识 拓 展

糖尿病酮症酸中毒

糖尿病酮症酸中毒（diabetic ketoacidosis，DKA）是糖尿病最常见的急性并发症之一，是体内胰岛素严重缺乏引起的高血糖、高血酮、酸中毒的一组临床综合征。最常发生于 1 型糖尿病患者，2 型糖尿病患者在某些情况下亦可发生。本症主要是由于糖代谢紊乱，体内酮体产生过多，导致血中 HCO_3^- 浓度减少，失代偿时，则血液 pH 下降，引起酸中毒症。临床表现以发病急、病情重、变化快为其特点。诱发 DKA 的主要原因主要为感染、饮食或治疗不当及各种应激因素。DKA 是可以预防的，在治疗糖尿病时，应加强有关糖尿病知识的宣传教育，强调预防。预防 DKA 较抢救已发病者更为有效而重要。随着糖尿病知识的普及和胰岛素的广泛应用，DKA 的发病率已明显下降。

2. 机体的代偿调节作用

（1）血浆缓冲系统的调节：发生代谢性酸中毒时，血液中 H^+ 浓度升高，血液中的 HCO_3^- 与 H^+ 结合，形成 H_2CO_3，H_2CO_3 进一步分解成 H_2O 和 CO_2，完成对酸的调节。此时，血液中的 HCO_3^- 大量消耗而浓度降低。

（2）肺的代偿调节：血液中 H^+ 浓度升高，pH 降低，$PaCO_2$ 增高，反射性地引起呼吸中枢兴奋，使呼吸运动加强而呼吸加深加快，排出大量 CO_2，从而使血浆中 H_2CO_3 的含量减少，使 HCO_3^-/H_2CO_3 比值趋于正常。

（3）肾的代偿调节：代谢性酸中毒时，肾小管上皮细胞中的碳酸酐酶活性增强，排泌

H^+ 和 NH_4^+ 作用及对 Na^+ 和 HCO_3^- 的重吸收作用加强,使血浆中 HCO_3^- 的含量增加。

代谢性酸中毒时,酸碱平衡指标变化为:血液 pH 降低,血浆中 H_2CO_3 的含量减少,AB、SB 均降低,BE 负值加大,AB<SB。

3. 对机体的影响

(1) 心血管系统

1) 室性心律失常:酸中毒时多伴有血清 K^+ 浓度升高,可导致房室传导阻滞及心肌兴奋性消失,发生室性心律失常或心跳停止。

2) 心肌收缩力减弱:由于 H^+ 浓度的升高,竞争性地抑制心肌的兴奋收缩偶联,同时影响 Ca^{2+} 内流,使心肌收缩力降低,心输出量下降。

3) 血管系统对儿茶酚胺的反应性降低:以毛细血管前括约肌对儿茶酚胺的反应性降低最为明显,使血管容量增大,回心血量减少,血压下降甚至休克。

(2) 中枢神经系统:代谢性酸中毒时,因生物氧化酶活性降低,脑组织能量供应减少;谷氨酸脱羧酶活性增强,抑制性神经递质 γ 氨基丁酸生成增多。患者常出现意识障碍、嗜睡、昏迷等症状。

(3) 骨骼系统:慢性代谢性酸中毒,尤其是慢性肾衰竭引起的代谢性酸中毒,因骨骼中的磷酸钙和碳酸钙释出,可发生骨软化症和骨骼畸形,易发生骨折。小儿则延迟生长,影响骨骼发育,严重者可发生肾性佝偻病和纤维性骨炎。

二、呼吸性酸中毒

由于 CO_2 排出障碍或吸入过多,引起血浆中 H_2CO_3 原发性增高,使 pH 降低为特征的酸碱平衡紊乱病理过程,称为呼吸性酸中毒。

1. 原因和机制

(1) CO_2 排出减少:是呼吸性酸中毒发生的主要原因,包括脑炎、颅脑损伤、呼吸中枢抑制剂等引起的呼吸中枢抑制;重症肌无力、多发性神经根炎、急性脊髓灰质炎等导致的呼吸肌麻痹以及呼吸道、胸廓和肺部疾病导致的通气障碍等,均可引起 CO_2 排出减少,血浆 H_2CO_3 原发性增高,发生呼吸性酸中毒。

(2) CO_2 吸入过多:见于通气不良的矿井、坑道或防空洞内等。

2. 机体的代偿调节作用 由于呼吸性酸中毒多有呼吸功能障碍,所以肺的代偿作用减弱或丧失。缓冲系统的代偿也不能发挥作用,而肾的代偿作用发挥缓慢,常于酸中毒后数小时才开始,数日后方达到最大效能。因此急性呼吸性酸中毒常表现为失代偿状态。

(1) 细胞内外离子交换和细胞内缓冲:急性呼吸性酸中毒时,血浆中的 H_2CO_3 浓度增高,并解离为 H^+ 和 HCO_3^-,H^+ 与细胞内的 K^+ 交换,进入细胞内的 H^+ 可被细胞内的蛋白质缓冲,血浆中的 HCO_3^- 浓度有所上升,使 HCO_3^-/H_2CO_3 的比值接近 20:1;同时,血液中的 CO_2 可弥散进入红细胞,在碳酸酐酶的作用下生成 H_2CO_3,H_2CO_3 分解为 H^+ 和 HCO_3^-,H^+ 被血红蛋白和氧合血红蛋白缓冲,而 HCO_3^- 进入血浆与 Cl^- 交换,从而增加血浆中的 HCO_3^-。

(2) 肾的代偿调节:慢性呼吸性酸中毒时,肾小管上皮细胞对 H^+ 和 NH_4^+ 的分泌增加,对 HCO_3^- 的重吸收增多,使血浆中 HCO_3^- 浓度增高。

呼吸性酸中毒时,酸碱平衡指标变化为:血液 pH 降低,血浆中 HCO_3^- 和 H_2CO_3 的浓度升高,AB、SB、BB 均升高,BE 正值加大,AB>SB。

3. 对机体的影响 呼吸性酸中毒对机体的影响类似于代谢性酸中毒,但因代偿作用的不足,临床表现往往较其严重。

(1)心血管系统:细胞内的钾离子转移至细胞外,发生高钾血症,导致心肌收缩力减弱及心律失常。

(2)中枢神经系统:由于 CO_2 的潴留可引起脑血管扩张、脑血流量增加,使颅内压升高,甚至视神经乳头水肿,可导致神经系统功能异常,主要表现有头痛、焦虑、震颤、精神错乱、嗜睡,甚至昏迷等,通常称为肺性脑病。

三、代谢性碱中毒

由于血浆中 HCO_3^- 原发性增多,而引起 pH 升高为特征的酸碱平衡紊乱病理过程,称为代谢性碱中毒。

1. 原因和机制

(1)酸性物质丢失过多:包括严重的呕吐、胃减压引流等导致的胃液大量丢失、肾上腺皮质激素分泌过多或使用利尿剂,导致肾小管对 H^+ 的排泌作用加强,均可引起代谢性碱中毒。

(2)碱性物质摄入过多:服用碱性药物过多,超过肾脏排泄能力,或肾功能受损,可引起代谢性碱中毒。

(3)低钾血症:因细胞外液 K^+ 浓度降低,细胞内 K^+ 向细胞外转移时,与细胞外 H^+ 交换,引起碱中毒。

2. 机体的代偿调节作用

(1)血液缓冲作用及细胞内外离子交换的代偿:代谢性碱中毒时,血浆中的 H^+ 浓度降低,HCO_3^- 浓度升高,缓冲系统中的 H_2CO_3 等弱酸中和 HCO_3^-,使血浆中的 HCO_3^- 浓度下降;因细胞外液 H^+ 浓度降低,细胞内 H^+ 逸出,使细胞外 H^+ 升高。

(2)肺代偿调节:由于 H^+ 浓度降低,使呼吸中枢受到抑制,呼吸变慢变浅,肺通气量减少,CO_2 排出量随之下降,血液中 H_2CO_3 的含量增加,使 HCO_3^-/H_2CO_3 的比值接近 20:1。

(3)肾的代偿调节:由于血浆中 H^+ 减少和 pH 升高,肾小管上皮细胞的碳酸酐酶活性受到抑制,对 H^+ 和 NH_4^+ 的分泌减少,对 HCO_3^- 的重吸收也减少,使血浆中 HCO_3^- 浓度下降。

代谢性碱中毒时,酸碱平衡指标变化为:血液 pH 升高,AB、SB、BB 均升高,BE 正值加大,AB>SB。

3. 对机体的影响

(1)中枢神经系统:严重的代谢性碱中毒患者常有烦躁不安、意识障碍、精神错乱、谵妄,甚至昏迷。

(2)低钾血症:碱中毒时,由于细胞外钾离子向细胞内转移;同时肾小管上皮细胞泌钾增多,产生低钾血症。患者可出现肌无力、肠麻痹及心律失常等症状。

（3）血浆游离钙减少：由于血液 pH 增高，游离钙易转为结合钙，使血浆中的游离钙减少，引起神经肌肉的应激性增高，发生手足搐搦、惊厥等。

四、呼吸性碱中毒

由于血浆中 H_2CO_3 原发性降低而引起 pH 升高为特征的酸碱平衡紊乱病理过程，称为呼吸性碱中毒。

1. 原因和机制　凡能引起肺通气过度的因素均可导致呼吸性碱中毒。中枢神经系统疾病，如脑膜炎、脑肿瘤、颅脑损伤等，可刺激呼吸中枢，使呼吸加深加快，引起呼吸过度；低氧血症时，可反射性引起呼吸加深加快，造成呼吸过度；某些药物可直接兴奋呼吸中枢，引起通气增强。以上诸因素可导致 CO_2 排出过多，血浆中 H_2CO_3 的含量和 $PaCO_2$ 迅速降低，发生呼吸性碱中毒。

2. 机体的代偿调节作用

（1）细胞内外离子交换：急性呼吸性碱中毒时，细胞内的 H^+ 与细胞外液中的 Na^+、K^+ 交换，移出细胞外的 H^+ 与 HCO_3^- 结合，产生 H_2CO_3，使血浆中 H_2CO_3 浓度升高。

（2）肾的代偿调节：慢性呼吸性碱中毒时，肾小管上皮细胞对 H^+ 和 NH_4^+ 的分泌减少，对 HCO_3^- 的排出增加，使血浆中 HCO_3^- 浓度降低。

3. 对机体的影响　急性呼吸性碱中毒时，由于 $PaCO_2$ 降低，可引起脑血管收缩，脑血流量减少，导致脑缺血缺氧，出现头晕、头痛、烦躁不安、嗜睡等症状。血浆游离钙的减少，使神经肌肉兴奋性增高，可出现手足抽搐。K^+ 进入细胞，而 H^+ 逸出细胞外，这种细胞内外的离子交换结果可导致低钾血症的发生。

几种常见的酸碱平衡紊乱的比较见表 6－3。

表 6－3　几种常见的酸碱平衡紊乱比较

	代谢性酸中毒	呼吸性酸中毒	代谢性碱中毒	呼吸性碱中毒
原因	酸性物质产生过多；酸性物质排出障碍；碱性消化液丢失过多；高钾血症	CO_2 排出减少，CO_2 吸入过多	胃液丢失过多；肾排酸过多；碱性物质摄入过多；低钾血症	通气过度使 CO_2 排出过多
机体代谢调节	HCO_3^- 的缓冲作用，呼吸加深加快使 CO_2 排出↑，肾泌 H^+ 和 NH_4^+ ↑、重吸收 HCO_3^- ↑、细胞内外离子交换	细胞内外离子交换和细胞内缓冲；肾泌 H^+ 和 NH_4^+ ↑、重吸收 HCO_3^- ↑	呼吸抑制；细胞内外离子交换肾泌 H^+ 和 NH_4^+ ↓、重吸收 HCO_3^- ↓	细胞内外离子交换和细胞内缓冲；肾泌 H^+ 和 NH_4^+ ↓、重吸收 HCO_3^- ↓

续表 6-3

	代谢性酸中毒	呼吸性酸中毒	代谢性碱中毒	呼吸性碱中毒
酸碱平衡紊乱指标变化	pH↓,SB、AB、BB 均↓,BE 负值增大,$PaCO_2$↓	pH↓,$PaCO_2$↑,SB、AB、BB 均↑,AB＞SB,BE 正值增大	pH↑,SB、AB、BB 均↑,BE 正值增大,$PaCO_2$↑	pH↑,$PaCO_2$↓,SB、AB、BB 均↓,AB＜SB,BE 负值增大
对机体的影响	心肌收缩性减弱,心律失常;中枢神经系统功能障碍	心肌收缩性减弱,心律失常;肺性脑病	血浆 pH↑,血中游离钙↓引起神经肌肉兴奋性↑,出现腱反射亢进、肢体麻木、手足抽搐,中枢神经系统功能障碍	与代谢性碱中毒相似,但呼吸性碱中毒症状更易出现,表现更为严重

复习与思考

一、选择题

1. 血浆[HCO_3^-]原发性增高可见于 （ ）
   A. 代谢性酸中毒　　　　　B. 代谢性碱中毒　　　　　C. 呼吸性酸中毒
   D. 呼吸性碱中毒　　　　　E. 呼吸性酸中毒合并代谢性酸中毒

2. 血浆[H_2CO_3]原发性升高可见于 （ ）
   A. 代谢性酸中毒　　　　　B. 代谢性碱中毒　　　　　C. 呼吸性酸中毒
   D. 呼吸性碱中毒　　　　　E. 呼吸性碱中毒合并代谢性碱中毒

3. 单纯型代谢性酸中毒时不可能出现哪种变化 （ ）
   A. pH 降低　　　　　　　 B. $PaCO_2$ 降低　　　　　 C. SB 降低
   D. BB 降低　　　　　　　 E. BE 负值减小

4. 血液 pH 的高低取决于血浆中 （ ）
   A. $NaHCO_3$ 浓度　　　　 B. $PaCO_2$　　　　　　　 C. CO_2CP
   D. [HCO_3^-]/[H_2CO_3]的比值　　E. BE

5. 下述哪项原因不易引起代谢性酸中毒 （ ）
   A. 糖尿病　　　　　　　　B. 休克　　　　　　　　　C. 呼吸心跳骤停
   D. 呕吐　　　　　　　　　E. 腹泻

6. 代谢性酸中毒时细胞外液[H^+]升高,其最常与细胞内哪种离子进行交换 （ ）
   A. Na^+　　　　　　　　　B. K^+　　　　　　　　　 C. Cl^-
   D. HCO_3^-　　　　　　　　E. Ca^{2+}

7. 单纯型代谢性酸中毒时不可能出现哪种变化 （ ）
   A. pH 降低　　　　　　　 B. $PaCO_2$ 降低　　　　　 C. SB 降低
   D. BB 降低　　　　　　　 E. BE 负值减小

8. 代谢性酸中毒时肾的主要代偿方式是 （ ）
A. 泌 H^+、泌 NH_3 及重吸收 HCO_3^- 减少
B. 泌 H^+、泌 NH_3 及重吸收 HCO_3^- 增加
C. 泌 H^+、泌 NH_3 增加,重吸收 HCO_3^- 减少
D. 泌 H^+、泌 NH_3 减少,重吸收 HCO_3^- 增加
E. 泌 H^+、泌 NH_3 不变,重吸收 HCO_3^- 增加

9. 可以区分高血氯性或正常血氯代谢性酸中毒的指标是 （ ）
A. pH   B. $PaCO_2$ C. SB
D. BB   E. AG

二、思考题
1. 试述血液、肺、肾对机体酸碱平衡的调节作用。
2. 试比较四种单纯性酸碱平衡紊乱的主要血气变化。
3. 代谢性酸中毒对机体有哪些影响?
4. 呼吸性酸中毒对机体有哪些影响?

三、病例分析
患者,男,58 岁,患有肺心病合并呼吸衰竭,检测血气指标如下:pH 7.28,$PaCO_2$ 68 mmHg,HCO_3^- 41 mmol/L。

请思考:
该患者是否存在酸碱平衡紊乱? 如果存在,是哪种酸碱平衡紊乱? 为什么?

（谢琳琳）

第七章　炎　症

学习要点

1. 炎症、炎细胞浸润、假膜性炎、脓肿、蜂窝织炎和肉芽肿性炎概念;炎症基本病理变化;炎症局部临床表现;炎症的类型;各型炎症的病理变化。
2. 炎症的全身反应、炎症结局、各类炎细胞渗出的意义。
3. 炎症的原因、炎症介质的作用。

炎症是具有血管系统的活体组织对致炎因子引起的局部损伤而发生的以防御为主的全身性病理过程。主要病理表现为局部组织发生变质、渗出和增生。临床上炎症除局部可出现红、肿、热、痛及功能障碍外,还可有不同程度的全身反应,如发热、白细胞增多、单核巨噬细胞系统增生等。

炎症是一种极为常见又十分重要的病理过程,许多疾病都属于炎症性疾病,如疖、痈、支气管炎、肺炎、胃炎、肾炎、外伤感染及各种传染病等。

第一节　炎症的原因

凡是能引起组织和细胞损伤而导致炎症反应的因素称为致炎因子。致炎因子的种类繁多,可归纳为以下几类:

1. 生物性因子　细菌、病毒、支原体、衣原体、真菌、立克次体、螺旋体、寄生虫等,是引起炎症最常见的原因。通常将生物性因子引起的炎症称为感染。
2. 物理性因子　高温、低温、放射性物质、紫外线、机械性创伤和电击伤等。
3. 化学性因子　包括外源性化学物质和内源性化学物质。外源性化学物质有强酸、强碱、各种毒气和强氧化剂等;内源性化学物质有坏死组织的分解产物和堆积于体内的代谢产物(如尿酸、尿素)等。
4. 免疫反应　异常的免疫反应可造成组织和细胞损伤而导致炎症,如过敏性鼻炎、荨麻疹、肾小球肾炎、类风湿关节炎等。

第二节　炎症局部基本病理变化

炎症局部基本病理变化包括变质、渗出和增生。一般来讲,急性炎症或炎症早期以变质和渗出为主,慢性炎症或炎症后期以增生为主。变质属于损伤过程,而渗出和增生是以抗损伤和修复为主的过程,所以炎症是损伤、抗损伤和修复三位一体的综合过程。

一、变质

变质是指炎症局部组织、细胞发生变性和坏死。

(一)形态变化

1.实质细胞 可有细胞水肿、脂肪变性、凝固性坏死和液化性坏死等。

2.间质 间质可发生黏液样变性、玻璃样变性、纤维素样坏死等。

(二)代谢变化

1.局部酸中毒 炎症时,糖、脂肪和蛋白质的分解代谢增强,耗氧量增加,但由于细胞酶系统受损和局部血液循环障碍,使各种氧化不全的代谢产物如乳酸、脂肪酸、酮类等在局部堆积,出现局部酸中毒。

2.组织内渗透压升高 炎症病灶内分解代谢增强及细胞坏死释放出溶酶体酶,使蛋白质等大分子物质降解为小分子物质,分子浓度增高;又由于 H^+ 浓度升高,使盐类解离过程增多,钾离子、磷酸根离子及其他离子浓度增高。因此,炎区的胶体和晶体渗透压均升高,促使渗出过程的发生。

3.炎症介质 变质过程中可伴随炎症介质的形成和释放。炎症介质是指在致炎因子作用下由细胞或血浆产生和释放的、参与或引起炎症反应的化学活性物质。在炎症过程中,炎症介质可引起血管扩张、血管通透性增加及对炎细胞产生趋化作用,导致炎性充血和渗出等变化。有的炎症介质还可引起发热、疼痛及组织损伤等。炎症介质生物活性作用强,种类多,可分为外源性(如细菌及其代谢产物)和内源性(来源于细胞及血浆)两大类,以内源性介质为主。由细胞产生的炎症介质有血管活性胺(组胺和 5-羟色胺)、花生四烯酸代谢产物(前列腺素和白细胞三烯)、细胞因子、白细胞产物等。由血浆产生的炎症介质是以前体的形式或非活性状态存在,需经蛋白水解酶才能激活,包括激肽系统、补体系统、凝血系统及纤溶系统。

主要炎症介质的作用见表 7-1。

表 7-1 常见炎症介质及作用

炎症反应	主要炎症介质
血管扩张	组胺、5-羟色胺(5-HT)、前列腺素(PG)、缓激肽
血管通透性升高	组胺、5-羟色胺(5-HT)、白细胞三烯、溶酶体成分、FDP、PAF、P 物质、C3a、C5a
趋化作用	C5a、LTB_1、LT、细胞因子、细菌产物、纤维蛋白多肽
发热	IL-1、IL-6、TNF、PG
疼痛	PG、缓激肽
组织损伤	氧自由基、溶酶体酶、NO

二、渗出

渗出是指炎症局部组织血管内的液体和细胞成分,通过血管壁进入组织间隙、体腔、体表、黏膜表面的过程。渗出的液体和细胞成分,称为渗出物。渗出是炎症时最重要、最具特征性的变化,具有重要的防御作用。渗出过程以血管反应为主,包括血流动力学改变和血液成分的渗出。

(一)血流动力学改变

炎症局部血液动力学改变是血液成分渗出的基础,一般按下列顺序发展(图7-1)。

1. 细动脉短暂收缩　当组织受到致炎因子刺激时,通过神经反射迅速发生短暂细动脉收缩,持续数秒至数分钟。

2. 动脉性充血　短暂细动脉收缩后,细动脉和毛细血管转为扩张,局部血流加快,血流量增多,形成动脉性充血(炎性充血),是炎症局部发红和发热的原因。血管扩张的发生机制与轴突反射和炎症介质的作用有关,前者引起的血管扩张只是暂时的,后者的作用较持久。

3. 静脉性充血　毛细血管扩张之后,在炎症介质和局部酸中毒的作用下,微血管壁通透性增高,血管内富含蛋白质的液体外渗,导致血液浓缩、黏稠度增加,血流变慢,导致静脉性充血(淤血)。

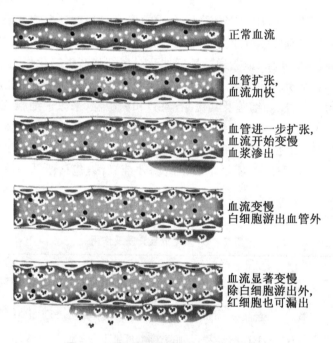

正常血流

血管扩张,
血流加快

血管进一步扩张,
血流开始变慢
血浆渗出

血流变慢
白细胞游出血管外

血流显著变慢
除白细胞游出外,
红细胞也可漏出

图7-1　炎症时血流动力学变化模式图

(二)血液成分的渗出

1. 液体渗出　血管内液体成分通过血管壁到达血管外的过程称为液体渗出。渗出的液体称为渗出液。渗出液积存于组织间隙,引起组织间隙含水量增多,称为炎性水肿;积存于体腔称为炎性积液。渗出液的成分可因致炎因子、炎症部位和血管壁受损程度的不同而有所差异。血管壁损伤轻微时,渗出液中主要为水、盐类和分子较小的清蛋白,血管壁损伤较重时,分子较大的球蛋白、纤维蛋白原也可以渗出。

（1）液体渗出的原因：引起液体渗出的原因主要有：①微血管壁通透性升高。毛细血管和微静脉的内皮细胞是一种半透膜，正常情况下，水和小分子的物质可自由通过血管壁，而血浆蛋白等大分子物质则不易通过。炎症时由于致炎因子和炎症介质的作用，加上炎症局部组织淤血缺氧和酸中毒，使微静脉和毛细血管扩张，血管内皮细胞间隙增宽，内皮细胞受损，导致血管壁通透性升高，造成液体和较大分子物质渗出；另外，炎症时内皮细胞吞饮能力增强，吞饮小泡增多，血浆中分子较小物质可通过内皮细胞吞饮作用渗出到血管外。②微血管内流体静压升高。由于炎区微血管扩张，血流变慢，静脉回流受阻而淤血，使微血管内流体静压升高，造成液体和小分子蛋白渗出。③组织内渗透压升高。炎区组织变性坏死，分解代谢增强及局部酸中毒，使局部分子浓度和离子浓度升高，炎区渗透压升高，促进了液体的渗出。

（2）渗出液的意义：渗出液具有重要的防御作用：①稀释炎症灶中的有害物质和毒素，减轻对组织的损伤；②为局部带来营养物质，带走代谢产物；③渗出液中含有抗体、补体及溶菌物质，有利于杀灭病原体；④渗出物中的纤维蛋白交织成网，可限制病原微生物的扩散，使病灶局限并有利于吞噬细胞发挥吞噬作用；⑤纤维蛋白网还可成为修复支架、有利于组织修复；⑥渗出物中的病原微生物和毒素随淋巴液被带到局部淋巴结，可刺激机体产生细胞免疫和体液免疫。

如果渗出液过多则会给机体带来不利的影响：①可压迫周围组织，加剧局部血液循环障碍，影响器官功能，如心包腔积液、胸膜腔积液等；②渗出液中如含纤维蛋白过多，不能完全吸收时，可发生机化、粘连，如心包粘连等。

（3）渗出液与漏出液的区别：炎症性渗出液与其他疾病引起漏出液不同，漏出液是因微血管内流体静压增高（如心力衰竭等引起的静脉淤血）或某些疾病（如肝硬化、肾炎、营养不良等）引起的血浆胶体渗透压下降，使组织间液回流障碍所致，属于非炎性水肿。正确鉴别渗出液和漏出液，对某些疾病的诊断与鉴别有一定的帮助，具有重要的临床意义，其区别见表7-2。

表7-2 渗出液与漏出液的区别

	渗出液	漏出液
原因	炎症	非炎症
发生机制	血管壁通透性增高	静脉回流受阻
蛋白质含量	>30 g/L	<25 g/L
比重	>1.018	<1.018
有核细胞数	>0.5×10^9/L	<0.1×10^9/L
外观	混浊	澄清
凝固性	能自凝	不能自凝

2. 细胞渗出　白细胞的渗出是炎症反应最重要的形态学特征，是炎症防御反应的中心环节。白细胞通过血管壁游出到血管外的过程称为白细胞渗出。渗出的白细胞称为炎细

胞。炎细胞在炎症病灶内聚集的现象称为炎细胞浸润。白细胞渗出是一种主动而又复杂的过程,包括白细胞边集、附壁、游出等连续阶段,并在趋化因子的作用下到达炎症病灶,发挥吞噬作用(图7-2、图7-3)。

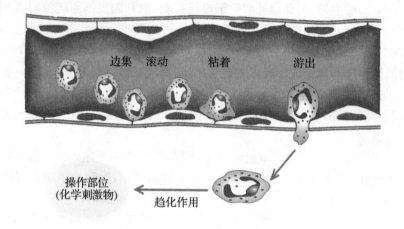

边集　滚动　　粘着　　　游出

操作部位
(化学刺激物)　　←　　趋化作用

图7-2　白细胞渗出过程模式图

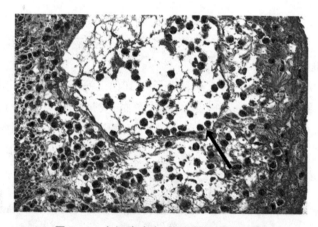

图7-3　白细胞渗出(箭头所指)镜下观察

(1)白细胞边集和附壁:炎症时由于炎区的血管扩张,血流变慢,使轴流变宽,白细胞由轴流进入边流,靠近血管壁缓慢滚动,称为白细胞边集;随后靠边的白细胞黏附于血管内皮细胞上,称为白细胞附壁。

(2)白细胞游出:白细胞附壁后,其胞质突起形成伪足,插入内皮细胞之间的缝隙,以阿米巴样运动方式进入内皮细胞和基底膜之间,最后穿过基底膜使整个细胞移出到血管外,这一过程称为白细胞游出。

各种白细胞都能游出,但其游走能力不同,中性粒细胞和单核细胞游走能力最强,淋巴细胞游走能力最弱,因此,在炎的不同阶段,游出的白细胞类型不同,如在急性炎症或炎症早期,中性粒细胞最早出现于炎区,48小时后单核细胞游出。但中性粒细胞寿命短,多在24~48小时后崩解消失,而单核细胞寿命可长达几周至几个月。此外,致炎因子不同游出的白细胞种类也不同。化脓菌感染以中性粒细胞为主,病毒感染以淋巴细胞为主,过敏反应以嗜酸性粒细胞为主。

白细胞游出是以阿米巴样运动方式进行的主动移动过程。白细胞游出后,血管内皮细胞的连接结构恢复正常。血管壁受损严重时也有红细胞的被动漏出,这是流体静压的作用把红细胞沿白细胞游出的途径或内皮细胞坏死崩解的裂口推出血管外的结果,红细胞本身并无运动能力。

(3) 趋化作用:白细胞游出血管后,就不能游回血管内。游出的白细胞最初围绕在血管周围,而后以阿米巴样运动方式沿组织间隙定向游走,向炎症病灶集中。由于炎区存在某些化学物质,对白细胞具有化学吸引作用,这种现象称为趋化作用。能吸引白细胞定向游走的物质称为趋化物质(趋化因子)。趋化因子可来源于血浆,也可来源于细菌及其代谢产物,不同的趋化因子吸引不同的白细胞,所以不同的炎症,其炎症病灶内炎细胞的种类也不同。

(4) 吞噬作用:白细胞游走到炎灶内对病原体和组织崩解碎片等进行吞噬与消化的过程,称为吞噬作用。吞噬作用是炎症防御反应最重要的环节。人体的吞噬细胞主要有中性粒细胞和单核巨噬细胞。其吞噬过程包括识别和附着、包围吞入及杀灭降解三个阶段。吞噬细胞借助其表面的 Fc 和 C3b 受体,能识别被抗体或补体包裹的病原体,经抗体或补体与相应受体结合,病原体就被黏附在细胞表面,此时吞噬细胞膜内褶和外翻形成伪足将其包围,然后吞入胞质内形成吞噬体。吞噬体与胞质内的溶酶体融合形成吞噬溶酶体,病原体等在吞噬溶酶体内被杀灭降解(图 7-4)。

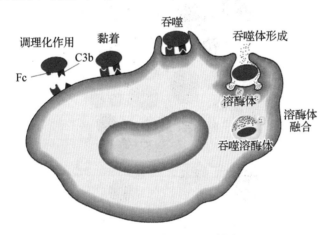

图 7-4　白细胞吞噬过程模式图

通过吞噬细胞的吞噬作用,大多数病原体可被杀灭,但有些病毒或细菌(如结核杆菌)毒力较强,不易被杀灭,在白细胞内处于静止状态,一旦机体抵抗力降低,这些病原体又能继续繁殖,并可随吞噬细胞的游走而在机体内播散。

炎细胞的种类、功能及临床意义见表 7-3、图 7-5。

表7-3 炎细胞的种类、功能及临床意义

种类	来源	功能	临床意义
中性粒细胞	血液	能吞噬细菌、组织碎片、抗原抗体复合物,崩解后释放蛋白溶解酶	见于急性炎症、化脓性炎症及炎症早期
单核细胞及巨噬细胞	血液及组织	能吞噬较大的病原体、异物、坏死组织碎片等,释放内源性致热原	见于急性炎症后期、慢性炎症、非化脓性炎症以及病毒、寄生虫感染
嗜酸性粒细胞	血液	能吞噬抗原抗体复合物	见于寄生虫感染、变态反应性炎症
淋巴细胞	血液及淋巴组织	T细胞参与细胞免疫、释放多种淋巴因子	见于慢性炎症或病毒感染
浆细胞	B淋巴细胞转变而来	产生抗体,参与体液免疫	见于慢性炎症
嗜碱性粒细胞	血液	释放肝素、组胺、5-羟色胺	变态反应性炎症

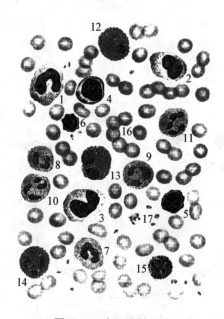

图7-5 炎细胞的种类

1、2、3为巨噬细胞;4、5、6为淋巴细胞;7、8、9、10、11为中性粒细胞;
12、13、14为嗜酸性粒细胞;15为嗜碱性粒细胞

三、增生

增生是指在致炎因子和组织崩解产物的作用下,炎症局部细胞增殖,细胞数目增多,包括实质细胞和间质细胞的增生。增生的细胞主要是巨噬细胞、血管内皮细胞和成纤维细

胞。在某些情况下,炎灶周围的上皮细胞或实质细胞等也可增生。一般来说,在炎症早期增生改变常较轻微,而在炎症后期或慢性炎症增生改变则较明显。少数炎症亦可在早期即有明显的增生,如伤寒时大量巨噬细胞增生等。

炎症增生是一种防御反应。可限制炎症扩散,增强对病原体吞噬和异物清除的功能,促进组织结构和功能的修复。但增生过度,也可影响组织器官的结构和功能,如肝炎后肝硬化等。

综上所述,变质、渗出和增生是炎症的三种基本病理变化。不同类型的炎症尽管临床表现不同,但其病理改变的基本特征都是变质、渗出和增生,只不过在不同类型的炎症或同一炎症的不同时期,以一种或者两种基本病理改变为主。

第三节　炎症的类型

一、炎症的临床分类

根据炎症病程长短和起病缓急,可将炎症分为以下四种类型:

1. 超急性炎症　起病急,呈暴发性经过,病程为数小时至数天,炎症反应急剧,多属变态反应性炎症。短期内引起严重的组织器官损伤,甚至导致患者死亡。如器官移植的超急性排斥反应,可在移植器官的血管接通后数分钟,引起移植组织和器官的严重破坏、功能丧失。

2. 急性炎症　起病急,症状明显,病程从数天到一个月。局部病变常以变质、渗出为主,炎症灶内常有大量中性粒细胞浸润。如急性肾盂肾炎、急性阑尾炎等。

3. 慢性炎症　起病缓慢,症状较轻,病程长,从 6 个月至数年。可由急性炎症转化而来,也可开始即为慢性经过。局部病变常以增生为主,炎症灶内常有大量淋巴细胞、单核细胞和浆细胞浸润。如慢性胆囊炎、慢性肠炎等。有时因机体抵抗力低下,病原体繁殖,在慢性炎症基础上可转化为急性炎症,如慢性胆囊炎急性发作等。

4. 亚急性炎症　临床上较少见,介于急性炎症与慢性炎症之间,病程为 1～6 个月。常由急性炎症迁延所致。如亚急性重型肝炎,亚急性细菌性心内膜炎等。

二、炎症的病理分类

根据炎症局部组织的病理变化可将炎症分为变质性炎、渗出性炎和增生性炎三大类型。

(一)变质性炎

变质性炎是指炎症局部组织细胞以变性、坏死为主,渗出和增生性变化较轻微的炎症。炎症常见于心、肝、脑等实质性器官,常是某些重症感染、中毒的结果。如白喉杆菌外毒素引起的中毒性心肌炎可表现为心肌细胞的变性、坏死;急性重型病毒性肝炎主要病变为肝细胞变性、坏死;流行性乙型脑炎时,主要病变为神经细胞的变性、坏死等。

(二)渗出性炎

渗出性炎是指炎症局部以渗出为主,并伴有一定程度的变质,而增生性改变较轻微的一类炎症。根据渗出物的成分和病变特点不同,一般将渗出性炎分为浆液性炎、纤维素性炎、化脓性炎、出血性炎。

1. 浆液性炎　是指以浆液渗出为主的炎症。渗出物的主要成分为血浆,含有3%～5%的蛋白质,其中主要为清蛋白,同时混有少量纤维蛋白和中性粒细胞。浆液性炎常发生于皮肤、黏膜、浆膜和疏松结缔组织等处,局部出现明显的炎性水肿或体腔积液。如毒蛇咬伤、皮肤Ⅱ度烧伤形成的水疱、感冒初期的鼻黏膜炎、结核性胸膜炎、风湿性关节炎等(图7-6)。

浆液性炎一般较轻,病因消除后易于消退,痊愈。但有时因浆液渗出过多可导致较严重的后果,如胸腔或心包腔大量积液时,可严重影响呼吸和心脏功能。

2. 纤维素性炎　是以纤维蛋白原渗出为主的炎症,渗出的纤维蛋白原在凝血酶的作用下转变为纤维蛋白(即纤维素)。纤维蛋白大量渗出,说明血管壁损伤严重,通透性明显增加,多由某些细菌毒素或某些毒物引起。病变常发生于黏膜、浆膜和肺组织。

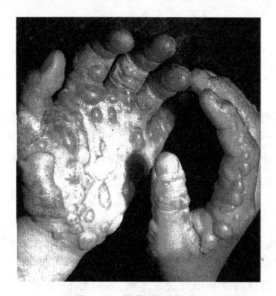 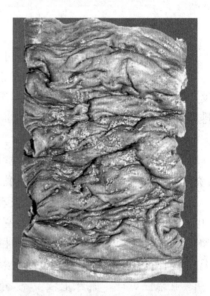

图7-6　烫伤(浆液性炎)　　　　图7-7　假膜性炎(细菌性痢疾)

(1)黏膜的纤维素性炎:发生于黏膜的纤维素性炎,渗出的纤维蛋白、白细胞和坏死的黏膜上皮细胞共同在黏膜表面形成一层灰白色的膜状物,称为假膜,因此,把发生于黏膜的纤维蛋白性炎,又称假膜性炎,如白喉、细菌性痢疾等(图7-7)。咽部白喉的假膜不易脱落,气管白喉的假膜易于脱落,脱落的假膜可阻塞支气管引起窒息。细菌性痢疾时,肠黏膜表面形成的假膜脱落随粪便排出,可导致黏液便和黏液脓血便。

(2)浆膜的纤维素性炎:常见于胸膜、腹膜和心包膜。如风湿性心外膜炎时,由于心脏不停的搏动,致使渗出在心包膜脏层和壁层腔面上的纤维蛋白呈绒毛状,称为"绒毛心"(图7-8、图7-9)。

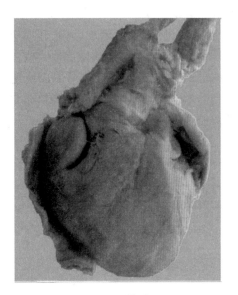
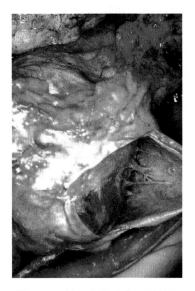

图 7-8 绒毛心　　　　　　图 7-9 绒毛心造成心包腔粘连

（3）肺的纤维素性炎：常见于大叶性肺炎。在大叶性肺炎的红色肝样变期和灰色肝样变期，肺泡腔内有大量纤维蛋白渗出，可导致肺实变。

一般来说，渗出少量的纤维蛋白可被中性粒细胞释放的蛋白溶解酶溶解吸收；如果渗出的纤维蛋白过多或中性粒细胞功能不足，不能被完全溶解吸收，可被肉芽组织机化，发生粘连，影响器官功能。如心包粘连，可影响心脏的收缩和舒张功能。

3. 化脓性炎　是以大量中性粒细胞渗出为主，并伴有不同程度的组织坏死和脓液形成为特征的炎症，多由葡萄球菌、链球菌、脑膜炎双球菌、大肠埃希菌、铜绿假单胞菌等化脓菌感染所致。渗出的中性粒细胞变性、坏死，称为脓细胞。中性粒细胞崩解后释放蛋白溶解酶溶解坏死组织、使之液化的过程，称为化脓。化脓过程中所形成的液体状物称为脓液。脓液是一种浑浊的凝乳状液体，呈灰黄色或黄绿色，其主要成分为大量脓细胞、液化的坏死组织、细菌及少量浆液等。根据原因和发生部位不同，可将化脓性炎分为以下三种类型。

（1）表面化脓和积脓：表面化脓是指发生在浆膜、黏膜、脑膜的化脓性炎症。其特点为黏膜或浆膜表面有脓液覆盖，深部组织没有明显的炎细胞浸润。脓性渗出物覆盖于器官表面，称为表面化脓，如化脓性尿道炎，渗出的脓液可通过尿道排出体外。若渗出的脓液不能排出，蓄积在浆膜腔或管腔，称为积脓，如胸腔积脓、胆囊积脓、输卵管积脓等。

（2）蜂窝织炎：是指疏松结缔组织的弥漫性化脓性炎。常发生于皮下、肌肉和阑尾等处，主要由溶血性链球菌引起。链球菌能分泌透明质酸酶和链激酶，降解结缔组织基质中的透明质酸和渗出的纤维蛋白，因此细菌易于通过组织间隙和淋巴管扩散而不易被局限，表现为疏松结缔组织内大量中性粒细胞弥漫性浸润，与正常组织分界不清。

（3）脓肿：是指组织或器官内的局限性化脓性炎，其主要特征是组织发生坏死、溶解，形成充满脓液的腔。常发生于皮下和内脏，主要由金黄色葡萄球菌引起。这些细菌能产生毒素，使局部组织坏死，继而有大量中性粒细胞浸润，崩解后释放蛋白溶解酶使坏死组织液化，形成含有脓液的腔。金黄色葡萄球菌可产生血浆凝固酶，能使渗出的纤维蛋白原转变为纤维蛋白,限制了细菌的扩散,因此病变较局限(表7-4)。

较小的脓肿可以吸收消散,较大的脓肿则因脓液过多,吸收困难,需切开或穿刺排脓,然后由肉芽组织修复。有时脓液过多,脓腔内压力增大,脓肿可向周围破溃。皮肤、黏膜的脓肿,可向表面破溃形成溃疡;深部组织脓肿向体表或自然管道穿破可形成窦道或瘘管。窦道是指只有一个开口的病理性盲管;瘘管是指一端开口于体表,另一端开口于自然管道,或两个有腔器官之间沟通,形成有两个以上开口的病理性管道。

表7-4 脓肿和蜂窝织炎的区别

	脓肿	蜂窝织炎
部位	皮肤和肺、脑、肝、肾等内脏组织	皮下、肌肉、阑尾等疏松组织
致病菌	金黄色葡萄球菌	溶血性链球菌
释放的酶	血浆凝固酶	透明质酸酶和链激酶
范围	局限	弥散
脓液	浓稠黄色液体	稀薄乳状液体
病变	组织溶解坏死,形成脓腔、溃疡、窦道和瘘管	组织中大量中性粒细胞浸润,原有组织无显著坏死

4. 出血性炎 炎症病灶内血管壁损伤严重,渗出物中含有大量的红细胞。常见于流行性出血热、钩端螺旋体病和鼠疫等。出血性炎也常与其他类型炎症合并存在,如浆液性出血性炎、化脓性出血性炎等。

5. 卡他性炎 发生于黏膜的渗出性炎又称卡他性炎。卡他源于希腊语,是"向下流"的意思。根据渗出物成分不同,卡他性炎可分为浆液性卡他性炎、黏液性卡他性炎和脓性卡他性炎。如感冒初期鼻黏膜的浆液性卡他性炎;细菌性痢疾早期大肠黏膜的黏液性卡他性炎;淋病时尿道黏膜的脓性卡他性炎等。

上述渗出性炎各种类型可单独发生,亦可合并存在,如浆液、纤维素性炎、化脓性炎、出血性炎等。在炎症的发展过程中一种炎症可转变成另一种炎症,如浆液性炎可转变为化脓性炎等。

(三)增生性炎

增生性炎是以实质细胞和间质细胞增生为主的炎症,变质和渗出性变化较轻微,多呈慢性经过,少数亦可呈急性经过。根据病因和病变特点不同,增生性炎可分为一般增生性炎、炎性息肉、炎性肉芽肿和炎性假瘤。

1. 一般增生性炎 以成纤维细胞、血管内皮细胞和组织细胞增生为主,有时可出现局部的被覆上皮、腺上皮和实质细胞的增生。

2. 炎性息肉 是发生于黏膜的慢性炎症,由于黏膜上皮、腺上皮及肉芽组织明显增生,形成突出于黏膜表面、根部有蒂的肿物,称为炎性息肉。常见的息肉有鼻息肉、宫颈息肉、肠息肉等。

3. 炎性肉芽肿 是以巨噬细胞增生为主而形成的境界清楚的结节状病灶,又称肉芽肿性炎。根据致病因素不同,可将其分为两大类。①感染性肉芽肿:是由病原微生物所引起,具有独特的形态特征,对疾病的确诊具有重要意义,如结核性肉芽肿、麻风性肉芽肿、伤寒性肉芽肿、风湿性肉芽肿等;②异物性肉芽肿:是由各种异物所引起,如外科缝线、滑石粉、矽尘、虫卵等。

4. 炎性假瘤 是指在致炎因子作用下局部组织增生形成境界清楚的肿瘤样团块,外形似肿瘤,但并非肿瘤,故称炎性假瘤。常发生于肺和眼眶等处,应注意与真性肿瘤相区别。

第四节 炎症的局部表现和全身反应

一、局部表现

炎症局部的表现以体表的急性炎症最明显,表现为红、肿、热、痛和功能障碍。

1. 红 主要是由于局部充血所致。炎症初期为充血,局部血液中氧合血红蛋白增多,呈鲜红色。随着炎症的发展,血流变慢,甚至停滞,发生淤血,局部血液中还原血红蛋白增多,呈暗红色。

2. 肿 急性炎症时,局部肿胀主要是由于局部充血,炎性渗出物聚积所致。慢性炎症时,局部肿胀主要与局部组织细胞增生有关。

3. 热 体表炎症时,炎区温度比周围组织的高,这是由于局部动脉性充血,代谢增强,产热增多所致。

4. 痛 炎症局部疼痛与多种因素有关:①炎症局部分解代谢增强,H^+、K^+积聚,刺激神经末梢引起疼痛;②炎症介质的产生和释放,如前列腺素、5-羟色胺、缓激肽等刺激神经末梢引起疼痛;③炎症局部肿胀,张力升高,压迫或牵拉神经末梢引起疼痛。

5. 功能障碍 炎症时实质细胞变性、坏死、代谢异常;炎性渗出造成的压迫或阻塞;局部的疼痛和肿胀等,都能引起炎症局部组织和器官的功能障碍。

二、全身反应

炎症病变主要在局部,但可影响到全身,出现发热、白细胞变化,单核巨噬细胞系统增生、实质器官病变等全身反应。

1. 发热 多见于病原微生物所致的炎症。一定程度的体温升高,能使机体代谢增强,促进抗体形成,增强吞噬细胞的吞噬功能,增强肝的解毒功能,从而提高机体的免疫能力。但高热和长期发热,可给机体带来危害。如果炎症病变严重,体温反而不升高,这说明机体反应性差,抵抗力低下,是预后不良的征兆。

2. 白细胞计数的变化 大多数炎症时可出现外周血液中白细胞数量增多。由于炎症性质、病原种类和感染程度不同,增多的白细胞种类也不同。急性炎症和化脓性炎症以中性粒细胞增多为主;慢性炎症或病毒感染以淋巴细胞增多为主;过敏性炎症和寄生虫感染以嗜酸性粒细胞增多为主。严重感染时,末梢血中常出现幼稚的中性粒细胞(若杆状核幼稚的中性粒细胞增多超过5%,称为核左移现象),并且胞质内可出现中毒颗粒,其预后较差。某些致炎因子引起的炎症,末梢血白细胞反而减少,如伤寒、流行性感冒等。此外,老年人、极度衰竭病人及严重感染的病人,外周血液中白细胞也可减少。因此,临床上通过检查白细胞计数和分类,有助于对疾病的诊断。

3. 单核巨噬细胞系统增生　单核巨噬细胞系统的增生是机体防御反应的表现,是病原体和组织崩解产物等对该系统的刺激所致。临床上主要表现为局部淋巴结、肝、脾肿大。

4. 实质器官的改变　炎症严重时,由于病原微生物及其毒素的作用、局部血液循环障碍以及发热等因素的影响,心、肝、肾等器官的实质细胞常发生不同程度的变性、坏死和功能障碍,如白喉导致的中毒性心肌炎,病毒性肝炎发生肝细胞坏死等。

知 识 拓 展

全身炎症反应综合征(SIRS)

全身炎症反应综合征(SIRS)是指由于严重创伤、感染、烧伤、手术、组织坏死和组织缺血-再灌注损伤等多种因素引起的一种全身性炎症反应。炎症介质呈失控性释放,导致组织损伤,最后可能发展为多器官功能障碍综合征。目前,SIRS的防治还处于研究探讨及临床摸索阶段。这个概念的提出有助于人们更深地认识感染、创伤、休克到多器官功能障碍的全过程,对炎症的认识有了扩展,为疾病的防治开拓了新的思路。

第五节　炎症的结局

在炎症过程中,致炎因子引起的损害与机体抗损害反应的斗争贯穿于炎症过程的始终,决定着炎症的发生、发展和结局。如渗出、增生等抗损伤过程占优势,则炎症逐渐向痊愈方向发展;如损伤性变化占优势,则炎症逐渐加重并可向全身扩散;若损伤与抗损伤变化基本平衡时,则炎症迁延不愈。

一、痊愈

1. 完全痊愈　由于机体抵抗力增强或经过适当治疗,病原被及时清除,炎性渗出物和坏死组织及时被溶解吸收,通过周围健康细胞完全再生修复,使病变组织完全恢复正常结构和功能。

2. 不完全痊愈　少数情况下,因机体抵抗力较弱,炎症灶坏死范围较大,渗出的纤维蛋白较多,不易完全溶解吸收,则由肉芽组织长入形成瘢痕,不能完全恢复其正常的结构和功能。

二、迁延不愈

由于治疗不及时、不彻底或机体抵抗力低下,致炎因子持续作用,造成炎症过程迁延不愈,最后转为慢性炎症,如急性病毒性肝炎转为慢性肝炎。

三、蔓延扩散

在病人抵抗力低下、病原体毒力强、数量多的情况下,炎症病变向周围组织蔓延或经淋巴管、血管扩散。

1. 局部蔓延　炎症经组织间隙或器官的自然管道向周围组织、器官扩散。如肾结核可沿输尿管向下扩散,引起输尿管和膀胱结核。

2. 淋巴道扩散　病原体经组织间隙侵入淋巴管,随淋巴液到达局部淋巴结或远处淋巴结,引起淋巴管炎和淋巴结炎。如足部化脓性炎症可引起腹股沟淋巴结炎等。

3. 血道扩散　病原生物从炎症灶侵入血液或其毒素被吸收入血,可引起菌血症、毒血症、败血症和脓毒败血症,甚至危及生命。

(1)菌血症:病灶局部的细菌经血管或淋巴管入血,血液细菌培养阳性,但无全身中毒症状。一些炎症性疾病的早期,可以发生菌血症,如伤寒、流行性脑膜炎等。

(2)毒血症:细菌产生的毒素或毒性代谢产物被吸收入血,临床上出现全身中毒症状,如高热、寒战甚至中毒性休克。常伴有心、肝、肾等器官的实质细胞变性或坏死,但血液细菌培养阴性。

(3)败血症:细菌入血并生长繁殖,产生毒素,引起全身中毒症状,此外,常出现皮肤黏膜的多发性出血点,巨噬细胞系统增生等。此时血培养可找到细菌。

(4)脓毒败血症:是化脓菌引起的败血症,细菌随血流到达全身各处,在肺、肾、肝、脑、皮肤等处发生多发性脓肿。

炎症的结局见表7-5。

表7-5　炎症的结局

结局	特点
痊愈	完全痊愈:完全恢复原来的组织结构和功能
	不完全痊愈:肉芽组织修复,不能完全恢复其正常的结构和功能
迁延不愈	时好时坏、迁延不愈、转为慢性炎症
蔓延扩散	局部蔓延:经组织间隙或器官的自然管道向周围组织、器官扩散;
	淋巴道蔓延:经组织间隙侵入淋巴管→淋巴管炎、淋巴结炎;
	血道蔓延:病原微生物从炎症灶侵入血液或其毒素被吸收入血→菌血症、毒血症、败血症、脓毒败血症

 复习与思考

一、选择题

1. 下列哪项最符合炎症的定义　　　　　　　　　　　　　　　　　　　　　( )

A. 是机体血管系统对致炎因子的反应

B. 是致炎因子诱发的机体的血管反应

C. 是具有血管系统的活体组织发生的防御反应

D. 是具有血管系统的活体组织的损伤反应

E. 是具有血管系统的活体组织对损伤因子的防御反应

2. 炎症发生时的血流动力学改变首先出现在　　　　　　　　　　　　(　　)

A. 细静脉 　　　　　　B. 细动脉 　　　　　　C. 毛细血管

D. 小动脉 　　　　　　E. 小静脉

3. 炎症反应最重要的特征是　　　　　　　　　　　　　　　　　　(　　)

A. 血管扩张 　　　　　B. 血浆渗出 　　　　　C. 纤维蛋白(纤维素)渗出

D. 白细胞游出 　　　　E. 红细胞漏出

4. 假膜性炎指的是　　　　　　　　　　　　　　　　　　　　　　(　　)

A. 黏膜的纤维蛋白炎 　　　　B. 浆膜的纤维蛋白性炎 　　C. 皮肤的纤维蛋白性炎

D. 黏膜的浆液性炎 　　　　　E. 浆膜的浆液性炎

5. 关于化脓性炎的叙述,下列哪项是正确的　　　　　　　　　　　(　　)

A. 表面化脓是指发生在浆膜、黏膜的化脓性炎

B. 黏膜和浆膜的化脓性炎又可称为脓性卡他

C. 痈不是多个疖的融合

D. 蜂窝织炎是指局限性化脓性炎

E. 当脓液在组织间隙或体腔、自然管腔中积聚时称为积脓

6. 关于蜂窝织炎的描述下列哪项是正确的　　　　　　　　　　　(　　)

A. 常由金黄色葡萄球菌感染引起

B. 常见部位是内脏器官、肌肉和阑尾

C. 与细菌分泌的激酶和玻璃酸酶(透明质酸酶)有关

D. 细菌不容易经组织间隙、淋巴管和血道蔓延扩散

E. 常有明显的组织坏死

7. 下列哪项最能反应脓肿的本质　　　　　　　　　　　　　　　(　　)

A. 是局限性化脓性炎,局部有组织坏死液化和脓腔形成

B. 发病部位为皮下和肌肉

C. 致病菌为金黄色葡萄球菌

D. 愈合后局部常有瘢痕形成

E. 弥漫性化脓性炎,有组织坏死液化

8. 在细菌感染的炎症病变中,最常见的炎细胞是　　　　　　　　(　　)

A. 淋巴细胞 　　　　　B. 浆细胞 　　　　　　C. 中性粒细胞

D. 嗜酸粒细胞 　　　　E. 单核-吞噬细胞

9. 在病毒感染的炎性病灶中最常见的炎细胞是　　　　　　　　　(　　)

A. 淋巴细胞 　　　　　B. 浆细胞 　　　　　　C. 中性粒细胞

D. 嗜酸粒细胞 　　　　E. 单核-吞噬细胞

10. 关于败血症的叙述,下列哪项是错误的　　　　　　　　　　　(　　)

A. 败血症的病人有全身中毒症状

B. 败血症的病人可出现皮肤、黏膜出血点

C. 细菌进入血后便称为败血症

D. 败血症的病人可能有肝、脾和淋巴结肿大

E. 血培养常常有细菌生长

二、思考题

1. 简述炎症时液体渗出的机制及意义。

2. 炎症的基本病变有哪些？举例说明它们之间的相互关系。

3. 简述常见炎细胞的种类、功能及临床意义。

4. 列表比较渗出液与漏出液的区别。

5. 用病理知识解释炎症的局部表现。

三、病例分析

男性,24 岁,慢性阑尾炎患者,突发性右下腹部疼痛,行阑尾切除术。病理学检查:阑尾肿胀,浆膜面充血,可见黄白色渗出物。阑尾腔内充满脓液。

请思考:

该阑尾发生了什么性质的炎症？其镜下的病理变化是什么？

（谢琳琳）

第八章　发　热

> **学习要点**
> 1. 发热的概念、分期及各期热代谢特点。
> 2. 发热的原因、发热时机体的代谢和功能变化。
> 3. 发热的生物学意义、发热的防治和护理原则。

相对稳定的体温对维持机体正常的生命活动至关重要。完善的体温调节系统使正常成人的体温维持在 37 ℃左右，一般以体温上升超过正常值的 0.5 ℃为体温升高。并非所有的体温升高都是发热，其包括两大类（图 8-1）。发热是指机体在致热原的作用下，体温调节中枢的调定点上移引起的调节性体温升高。发热是临床许多疾病的常见症状，是一种病理过程，不是独立的疾病，医护工作者观察分析患者发热的特点及体温曲线，对诊治疾病、评估疗效具有重要参考价值。

体温升高 ┫
├ **生理性体温升高**：受生理活动影响，如剧烈运动时、月经前期、应激反应等
└ **病理性体温升高** ┫
　├ **发热**：体温调节中枢调定点上移，调节性体温升高
　└ **过热**：体温调节中枢调定点不上移，被动性体温升高，
　　　体温超过调定点水平，如甲亢、鱼鳞病、中暑等

图 8-1　体温升高的分类

第一节　发热的原因和发生机制

一、原因

发热是由发热激活物作用于体内产致热原细胞产生并释放内生致热原，作用于体温调节中枢，引起的体温升高（表 8-1）。

表 8-1　发热的原因

种类	来源	特点	作用
发热激活物	外致热原：细菌、病毒等各种病原微生物及其代谢产物 体内产物：抗原抗体复合物、类固醇等	分子量大，难以通过血脑屏障，不能直接作用于体温调节中枢	激活体内产内生致热原细胞产生和释放内生致热原

续表 8－1

种类	来源	特点	作用
内生致热原(EP)	产内生致热原细胞如单核细胞、巨噬细胞、内皮细胞等产生和释放,如白介素(IL)、肿瘤坏死因子(TNF)和干扰素等	分子量小,可以通过血脑屏障,直接作用于体温调节中枢	作用于体温调节中枢,引起调定点上移

二、发生机制

发热的发生机制是发热激活物作用于单核细胞、巨噬细胞、内皮细胞等产内生致热原细胞,产生并释放内生致热原,内生致热原通过血脑屏障到达视前区-下丘脑前部(POAH)体温调节中枢,引起中枢发热介质的释放(PGE$_2$↑、Na$^+$/Ca^{2+}↑、cAMP↑),继而导致体温调定点上移而引起发热。现将发生机制归纳如图 8－2。

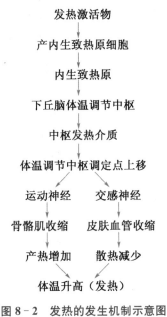

图 8－2 发热的发生机制示意图

第二节 发热的分期和热型

一、分期

多数发热临床经过大致分为三个时期:体温上升期、高热持续期、体温下降期,每期均具有不同的热代谢特点和临床表现(表 8－2)。

表 8 - 2　发热的分期

分期	热代谢特点	临床表现
体温上升期	产热↑、散热↓，产热＞散热	畏寒、皮肤苍白、寒战、"鸡皮疙瘩"
高热持续期	产热与散热在较高水平保持动态平衡	自觉酷热、皮肤发红、口唇干燥
体温下降期	散热↑、产热↓，散热＞产热	皮肤血管扩张、大量出汗

二、热型

许多疾病的发热具有特殊的体温曲线，即热型（表 8 - 3）。了解热型有助于疾病的诊断及鉴别诊断。

表 8 - 3　常见热型

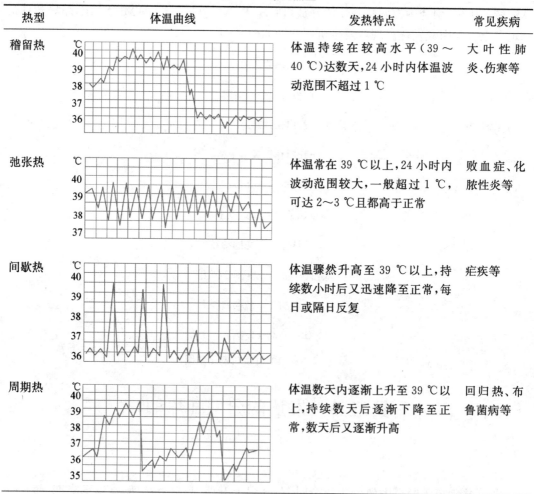

热型	体温曲线	发热特点	常见疾病
稽留热		体温持续在较高水平（39～40 ℃）达数天，24 小时内体温波动范围不超过 1 ℃	大叶性肺炎、伤寒等
弛张热		体温常在 39 ℃以上，24 小时内波动范围较大，一般超过 1 ℃，可达 2～3 ℃且都高于正常	败血症、化脓性炎等
间歇热		体温骤然升高至 39 ℃以上，持续数小时后又迅速降至正常，每日或隔日反复	疟疾等
周期热		体温数天内逐渐上升至 39 ℃以上，持续数天后逐渐下降至正常，数天后又逐渐升高	回归热、布鲁菌病等

续表 8 - 3

热型	体温曲线	发热特点	常见疾病
不规则热	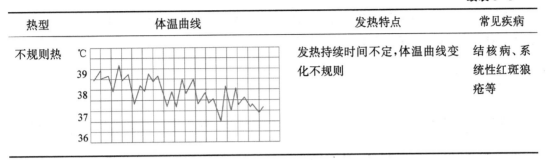	发热持续时间不定,体温曲线变化不规则	结核病、系统性红斑狼疮等

知 识 拓 展

根据体温升高的程度不同,可将发热分为四种类型(表8-4)。

表 8 - 4 发热的分类

类型	体温变化
低热	腋窝温度在 38 ℃以下
中等程度发热	腋窝温度在 38.1~39 ℃
高热	腋窝温度在 39.1~41 ℃
过高热	腋窝温度在 41 ℃以上

第三节　发热时机体的代谢和功能变化

一、机体的代谢变化

发热时机体物质代谢加快,一般认为,体温每升高 1 ℃,基础代谢率增加 13%。

（一）糖代谢

发热时,糖分解代谢增强,糖原分解增多,糖异生作用增强,血糖升高,甚至出现糖尿。由于氧的消耗过多,糖无氧酵解增加,乳酸生成增多,可出现肌肉酸痛。

（二）脂肪代谢

发热时,脂肪分解代谢增强,但氧化不全,产生大量酮体,引起酮血症甚至酮尿。

（三）蛋白质代谢

蛋白质消耗增多,分解代谢增强,出现负氮平衡,导致机体抵抗力下降和组织修复能力减弱。

（四）维生素代谢

维生素摄取和吸收减少,消耗增多,易引起维生素缺乏,尤其是维生素 C 和 B 族的缺乏常见。

（五）水、电解质代谢和酸碱平衡

体温上升期，尿量减少，可致 Na^+、Cl^- 在体内潴留；体温下降期，大量出汗，可致脱水。乳酸、酮体等代谢产物堆积导致代谢性酸中毒。

二、机体的功能变化

（一）中枢神经系统

发热时，神经系统兴奋性增高，高热（40～41 ℃）时，病人常出现烦躁不安、谵语、幻觉，持续高热可出现嗜睡、昏迷，小儿可出现高热惊厥。

（二）心血管系统

血温升高，交感-肾上腺髓质系统兴奋，体温升高1 ℃，心率约增加18次/分。体温上升期，心肌收缩力增强，心输出量增多，血压略升高；体温骤退时，可因大量出汗致外周循环衰竭。

（三）呼吸系统

血温升高、酸性代谢产物堆积，呼吸中枢兴奋，呼吸加深、加快。持续高热时，呼吸中枢抑制，呼吸变浅、变慢，甚至出现呼吸节律不规则。

（四）消化系统

发热时，交感神经兴奋，消化液分泌减少，消化酶活性降低，出现胃肠蠕动减弱、口干舌燥、食欲减退、腹胀、便秘等临床表现。

（五）泌尿系统

体温上升期，尿量减少，尿比重增高，与抗利尿激素增多有关。持续高热→肾小管上皮细胞变性，可出现轻度蛋白尿、管型尿。

第四节　发热的生物学意义

发热是机体的一种反应，也是疾病的信号。其生物学意义为对机体的防御作用和伤害作用两方面。防御作用表现在提高机体的抗感染能力，如感染水痘的患儿，服用退热药降低体温后，出现结痂时间延长；鼻病毒感染发热患者，仅服用退热药，患者排毒时间延长。近年研究发现，发热具有抑制或杀灭肿瘤细胞的作用，对肿瘤具有一定的抑制效果。发热对机体的不利或伤害表现在组织细胞的高代谢，加重器官负担，如心脏负荷增加，诱发心力衰竭；高热直接导致细胞变性，引起多器官组织细胞损伤；高热可引起幼儿惊厥而导致脑损伤，妊娠妇女高热易引起胎儿发育不良等。

第五节　发热的防治和护理原则

一、防治原则

（一）积极治疗原发病

处理发热患者，首先应该针对病因治疗，积极去除引起发热的原因，恢复正常体温。

（二）处理原则

1. 一般性发热的处理 一定程度的发热可提高机体的抗病能力,同时发热时的体温曲线变化,有助于诊断疾病,评估疗效与估计预后。因此,对于体温低于 40 ℃,持续时间较短,病因不明且无严重疾病的一般性发热可不急于解热。对于这类发热的处理原则是及早找到病因,补充足够的营养物质,应对发热引起的物质分解代谢增强及大量出汗等情况。

2. 必须尽早解热的病人处理 对于高热、持续过久的发热或发热威胁生命的病例应尽早解热。①高热(＞40 ℃)的患者,中枢神经系统和心脏会受到较大影响,小儿高热,易诱发惊厥造成脑损伤,应及时解热。②心脏病患者发热会导致心率加快,心脏负担加重,易诱发心力衰竭,应尽早解热。③妊娠妇女发热需及早解热,妊娠早期易导致胎儿发育畸形,中晚期发热会进一步加重心脏负担而诱发心力衰竭。

二、护理原则

（一）降温

1. 物理降温 可用温水或乙醇进行全身擦浴,用冰帽、冰袋或冷敷法置于头部或全身大血管分布处(如颈部、腋下、腹股沟等),进行散热。

2. 药物降温 应根据发热的原因选用适当的药物解热。

（二）其他护理措施

密切观察患者体温、呼吸、血压、脉搏及神志的变化,做好真实详细的记录。嘱咐患者减少活动,卧床休息,给予易消化、富含高蛋白、高维生素的食物。多饮水,预防脱水。

 复习与思考

一、选择题

1. 体温调节中枢存在于 （ ）

A. 脑桥　　　　　　　　B. 小脑　　　　　　　　C. 视前区-下丘脑前部

D. 中脑　　　　　　　　E. 延髓

2. 发热是体温调定点 （ ）

A. 上移,引起的调节性体温升高　　　　　　B. 下移,引起的调节性体温升高

C. 上移,引起的被动性体温升高　　　　　　D. 下移,引起的调节性体温升高

E. 不变,引起的调节性体温升高

3. 不产生内生致热原的细胞是 （ ）

A. 单核细胞　　　　　　B. 巨噬细胞　　　　　　C. 心肌细胞

D. 淋巴细胞　　　　　　E. 肿瘤细胞

4. 发热时体温每升高 1 ℃,基础代谢一般提高 （ ）

A. 3%　　　　　　　　　B. 5%　　　　　　　　　C. 10%

D. 13%　　　　　　　　　E. 15%

5. 发热时体温每升高 1 ℃,心率平均每分钟约增加 （ ）

A. 5 次　　　　　　　　B. 18 次　　　　　　　　C. 15 次

D. 20 次　　　　　　　　E. 25 次

二、思考题

1. 体温升高是否就是发热？为什么？

2. 体温上升期有哪些热代谢特点及临床表现？

3. 发热病人的防治和护理原则是什么？

三、病例分析

患儿，男，2岁，1天前出现咳嗽、发热，体温 39 ℃。入院前开始抽搐，四肢抖动，持续 1 分钟自行缓解。

体格检查：体温 39 ℃，心率 100 次/分，呼吸 30 次/分。咽部充血，扁桃体Ⅰ°肿大。两肺呼吸音粗，未闻及水泡音。

化验检查：白细胞：13.3×10^9/L，淋巴细胞：16％，中性粒细胞：83％。

请思考：

1. 患儿体温为什么会升高？

2. 该患儿为什么会出现抽搐？

3. 应怎样处理和护理该患儿？

（魏　清）

第（九）章　　　休　克

学习要点
1. 休克的概念,休克各期微循环变化特点及其机制。
2. 休克的原因和分类。
3. 休克时机体代谢和重要器官功能变化。

休克是指各种强烈的损伤性因素作用于机体,引起以全身组织微循环血液灌流量严重不足为特征的急性循环功能障碍,以致组织细胞代谢及重要生命器官功能发生严重障碍的全身性病理过程。临床主要表现为血压下降、面色苍白、皮肤湿冷、脉搏细速、尿量减少、表情淡漠、神志模糊甚至昏迷等。

第一节　休克的原因与分类

一、按休克的原因分类

休克按原因分类见表9-1。

表9-1　休克的原因与分类

类型	原因
失血或失液性休克	外伤、消化性溃疡、食管静脉曲张破裂,大面积烧伤等
心源性休克	急性大面积心肌梗死、急性心肌炎、严重的心律失常等
感染性休克	细菌、病毒等严重感染,特别是革兰阴性细菌感染
神经源性休克	高位脊髓麻醉或损伤、严重创伤、剧烈疼痛等
过敏性休克	使用某些药物、血清制剂、疫苗等

二、按休克发生的始动环节分类

循环系统功能的正常有赖于心功能、血液容量和血管容量的协调。其中任何一个环节发生异常,均可导致有效循环血量减少,引起微循环障碍而发生休克。因此,血容量急剧减少、心排出量急剧减少、血管容量急剧增加即为休克的始动环节(图9-1)。休克按始动环节不同分为低血容量性休克、心源性休克和血管源性休克三种。

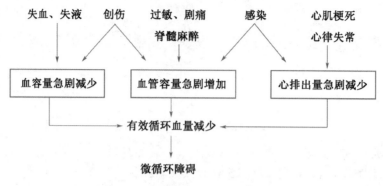

图 9 - 1　各种原因引起休克的始动环节

三、按休克时血流动力学变化的特点分类

1. 低动力型(低排高阻型)休克　较常见。其特点是心排出量降低,外周阻力升高,皮肤苍白、湿冷,故又称"冷休克"。如低血容量性休克、心源性休克及大部分感染性休克。

2. 高动力型(高排低阻型)休克　较少见。其特点是心排出量正常或增高,外周阻力降低,皮肤红润、温暖,故又称"暖休克"。如少部分感染性休克及某些神经源性休克。

第二节　休克的发展过程及发病机制

微循环是指微动脉与微静脉间的血液循环,共形成三条血流通路:动-静脉短路(一般处于关闭状态)、直捷通路和迂回通路[图 9 - 2(A)]。

各种原因所致休克的始动环节不尽相同,但其发生的共同基础是微循环障碍,根据微循环的变化规律,一般可将休克分为三期。

一、微循环缺血期(代偿期)

1. 微循环变化特点及机制

(1) 毛细血管前阻力大于后阻力:由于各种原因通过不同始动环节引起交感-肾上腺髓质系统兴奋,使儿茶酚胺大量释放入血,刺激 α 受体使心脑以外的全身微动脉、后微动脉、毛细血管前括约肌及微静脉持续收缩,但微静脉对缩血管物质的反应性稍差、收缩较弱,导致毛细血管前阻力大于后阻力,大量真毛细血管网关闭;同时也刺激 β 受体使大量动-静脉短路开放,导致组织微循环灌流量锐减[图 9 - 2(B)]。此外,还有血管紧张素Ⅱ、血栓素 A2 等亦参与缩血管作用。

(2) 出现"少灌少流,灌少于流"的现象:因毛细血管前阻力大于后阻力,微循环灌流量急剧减少,流出量也减少,并且灌入量少于流出量,造成组织缺血缺氧。

2. 微循环变化的代偿意义　由于交感肾上腺髓质系统的兴奋性增强对机体具有一定的代偿意义,故此期常被称为代偿期,其表现在:

(1) 保证心脑血液供应:休克初期缩血管物质大量释放,皮肤及腹腔内脏器官等的血管 α 受体密度高,血管收缩强烈。而脑血管 α 受体密度低,血管收缩不明显;冠状动脉虽有 α

及β两种受体,但交感神经兴奋时,心肌活动增强,代谢产物中的腺苷等舒血管物质增多,导致冠状动脉扩张。结果使有限的血液资源得到重新分布,起到"移缓济急"作用,保证了心脑血液供应。

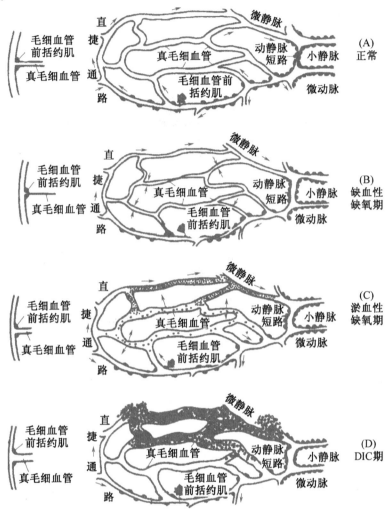

图9-2 正常微循环及休克各期微循环变化

(2)维持动脉血压:儿茶酚胺大量释放,小动脉收缩使外周阻力升高;微静脉、小静脉收缩及动静脉短路开放,起到"自我输血"作用,使回心血量增加;毛细血管前阻力大于后阻力,毛细血管内压降低,组织液进入血管,起到"自我输液"作用;心肌收缩力增强,使心排出量增加。这些代偿性变化都有助于维持动脉血压正常或略有升降。

3. 临床表现 此期患者的主要临床表现见图9-3。

二、微循环淤血期(失代偿期)

1. 微循环变化特点及机制

(1)毛细血管后阻力大于前阻力:由于组织持续缺血缺氧而发生乳酸酸中毒,导致微动脉和毛细血管前括约肌等对缩血管物质反应性降低并开始扩张,而小静脉、微静脉对酸性环境耐受性较强,仍在缩血管物质作用下处于收缩状态,导致毛细血管后阻力大于前阻力,造成血液淤滞[图9-2(C)]。另外,严重缺氧可使组胺、激肽、腺苷等增多,导致小血管扩张,毛细血管通透性增强,加重淤血。

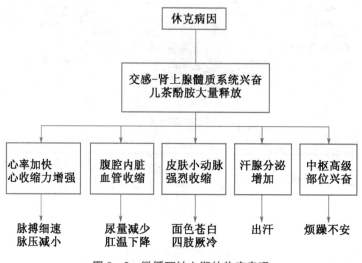

图9-3 微循环缺血期的临床表现

(2)出现"多灌少流,灌多于流"的现象:因毛细血管后阻力大于前阻力,微循环血液灌注多,流出少,造成微循环淤血,血浆外渗。使回心血量和心排出量急剧减少,休克进入失代偿期。

2. 临床表现 该期患者的主要临床表现见图9-4。

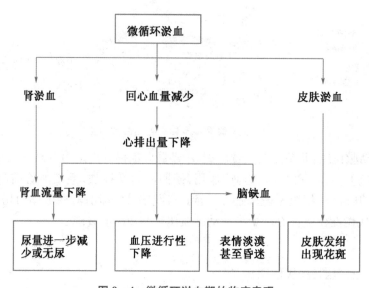

图9-4 微循环淤血期的临床表现

三、微循环衰竭期(难治期或 DIC 期)

1. 微循环变化特点及机制

(1) 微循环血管麻痹性扩张:由于持续而严重的缺氧、酸中毒等使血管壁功能和结构受损,对神经、体液调节的反应性明显下降甚至丧失所致。

(2) 发生弥散性血管内凝血:因长时间缺氧、酸中毒、内毒素等使血管内皮受损,启动内源性凝血系统;组织损伤(烧伤、创伤)释放组织因子,激活外源性凝血系统;血液浓缩、血流缓慢等,导致 DIC 发生。微循环血流淤滞,呈"淤泥状"甚至"不灌不流"[图 9-2(D)]。

2. 临床表现 患者血压进一步下降,甚至难以测出;一旦合并 DIC,病情迅速恶化甚至死亡。

总之,休克的发生机制非常复杂,上述发展过程只是概括了休克演变的一般规律(图 9-5),并非所有的休克患者都会发生 DIC,也不是所有的休克都依次经历上述三期变化。

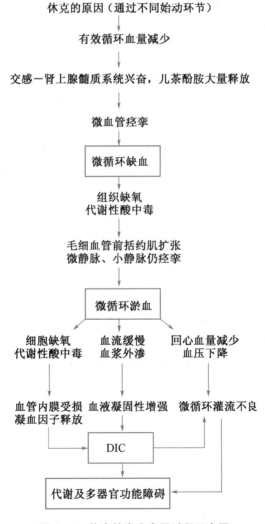

图9-5 休克的发生发展过程示意图

第三节　休克时机体代谢和功能改变

一、细胞代谢改变

1. 能量代谢障碍　有氧氧化障碍、ATP生成减少,使细胞膜Na^+-K^+泵失灵,导致细胞水肿和高钾血症。

2. 代谢性酸中毒　是由于糖酵解增强,乳酸生成增多;肝利用乳酸合成糖原能力减弱;肾排酸保碱功能降低所致。酸中毒可加重休克,是休克恶化的重要因素。

二、主要器官功能变化

休克时重要器官功能变化及发生机制见表9-2。

表9-2　休克时重要器官功能变化及发生机制

器官功能变化	发生机制
休克肾(最早发生)	肾血流量↓→肾小球滤过率↓、急性肾小管坏死→功能性、器质性肾衰竭
休克肺	呼吸膜受损→肺淤血、出血、水肿、肺不张、肺泡透明膜形成→弥散障碍、通气/血流比↓→急性呼吸衰竭(急性呼吸窘迫综合征)
心力衰竭	冠脉血流量↓、心肌变性坏死、酸中毒、高钾血症、心肌抑制因子→心肌收缩力↓
脑功能障碍	脑血流量↓、脑组织缺氧

注:↑表示增多;↓表示减少

知 识 拓 展

休克与晕厥的区别

晕厥是大脑一过性缺血、缺氧引起的短暂的意识丧失。表现为突然意识丧失,摔倒在地,片刻后(仅数分钟)即恢复如常,俗称"昏倒"或"昏厥"。在日常生活和临床医疗过程中并不少见,如晕针、晕血和排尿晕厥等。休克与晕厥是不同的,区别在于休克早期无意识障碍,周围循环衰竭征象明显而持久。

 复习与思考

一、选择题

1. 休克初期微循环的变化以下哪一项是错误的　　　　　　　　　　　　　　　　(　　)

A. 微动脉收缩　　　　　　B. 后微动脉收缩　　　　　　C. 毛细血管前括约肌收缩

D. 动静脉吻合支收缩　　　　　E. 微静脉收缩

2. 低阻力型休克最常见于下列哪一类休克　　　　　　　　　　　　　（　　）

A. 失血性休克　　　　　B. 心源性休克　　　　　C. 创伤性休克

D. 烧伤性休克　　　　　E. 感染性休克

3. 休克时正确的补液原则是　　　　　　　　　　　　　　　　　　　（　　）

A. 血压正常不必补液　　　B. "需多少,补多少"　　　C. 补充丧失的部分液体

D. "失多少,补多少"　　　E. 补液宁多勿少

4. 失血性休克时最易受损的器官是　　　　　　　　　　　　　　　　（　　）

A. 心　　　　　　　　　B. 脑　　　　　　　　　C. 肝

D. 肺　　　　　　　　　E. 肾

5. 休克患者补液监测的最佳指标是　　　　　　　　　　　　　　　　（　　）

A. 血压　　　　　　　　B. 脉压　　　　　　　　C. 尿量

D. 中心静脉压　　　　　E. 表浅静脉充盈度

二、思考题

1. 血压正常就能排除休克吗? 为什么?

2. 休克的发展过程分为哪几期? 各期微循环变化有何特点?

3. 用病理知识解释休克的主要临床表现。

三、病例分析

患者,女,34 岁,车祸致右侧大腿挫裂伤伴腹痛 40 分钟入院。

体格检查:体温 36.5 ℃,呼吸 27 次/分,脉搏 105 次/分,血压 89/60 mmHg。急性病容,面色苍白,意识尚清。右侧大腿简单加压包扎,渗血不止。B 超示脾破裂,腹腔有积血。

诊疗经过:急诊手术探查右侧股动脉部分离断,脾破裂。行血管缝合术和脾摘除术。术中输血 500 ml,术后持续输注 5% 葡糖糖盐水。2 小时后血压 65/46 mmHg,患者神志模糊,皮肤发凉,持续无尿,给予去甲肾上腺素静脉滴注,血压仍不能回升,患者昏迷。4 小时后血压监测不到,呼吸停止,宣告死亡。

请思考:

1. 该患者属于何种休克?

2. 为什么该患者手术中输血、补液后血压反而下降?

3. 为什么该患者给予缩血管药物后血压仍不回升?

（乔慧子）

第十章　弥散性血管内凝血

弥散性血管内凝血(disseminated intravascular coagulation,DIC)是指机体在某些致病因子作用下,凝血因子或血小板被广泛激活,大量促凝物质入血,进而引起以凝血功能障碍为主要特征的全身性病理过程。DIC 早期因血液凝固性增强,微循环中广泛的微血栓形成,继而因微血栓形成消耗了大量凝血因子和血小板,同时纤维蛋白溶解系统被激活,使血液凝固性降低。患者主要表现有出血、溶血性贫血、休克和器官功能障碍等。大多病情危急,预后较差。

第一节　病因和发病机制

一、弥散性血管内凝血的病因

病因很多,各种病因通过不同途径导致 DIC 的发生(表 10-1)。其中感染性疾病是 DIC 最常见的原因,其次为恶性肿瘤、产科意外、严重的组织损伤等。

表 10-1　引起 DIC 的常见病因及作用路径

病因	作用路径
严重感染、缺血缺氧、酸中毒、创伤或手术、高热或寒冷、抗原抗体复合物等	血管内皮细胞广泛损伤,激活Ⅻ因子
创伤或手术、软组织挤压伤、大面积烧伤、产科意外(羊水栓塞、胎盘早剥、死胎滞留)、恶性肿瘤或实质器官坏死等	严重组织损伤,释放组织因子
急性溶血、异型输血、恶性疟疾→红细胞破坏,内毒素、化疗、早幼粒细胞性白血病→白细胞破坏,内毒素、血管内皮损伤→血小板破坏	血细胞大量破坏,释放促凝物质
异物颗粒(羊水、脂滴、细菌、病毒、瘤细胞、抗原抗体复合物)、蛇毒、蜂毒等	外源性促凝物质入血

二、弥散性血管内凝血的发病机制

DIC 的发病机制较复杂,多数情况下,是多个环节综合作用的结果。由不同途径激活机体的内源性或外源性凝血系统而引起血液凝固性障碍,导致 DIC 的发生。其机制见图 10-1。

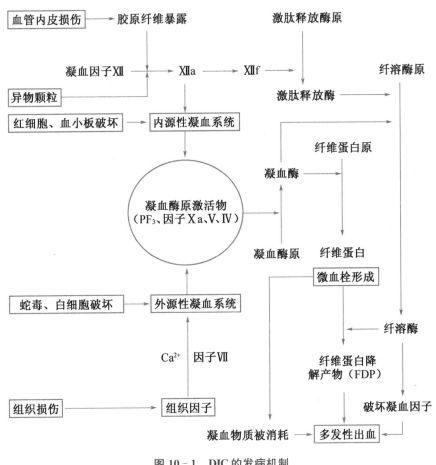

图 10-1　DIC 的发病机制

第二节　影响弥散性血管内凝血发生发展的因素

一、单核巨噬细胞系统功能障碍

单核巨噬细胞系统具有清除血液中的凝血酶、纤维蛋白、纤维蛋白降解产物(FDP)、纤溶酶及内毒素等物质的作用。感染性休克时,由于单核巨噬细胞系统吞噬大量细菌或内毒素,使其功能处于"封闭"状态,造成清除凝血物质的能力下降而诱发 DIC。急性肝坏死、肝硬化、脾切除等可使该系统功能受损或受抑,也易发生 DIC。

二、肝功能障碍

正常肝细胞能合成凝血因子与抗凝血物质,也能清除这些物质,对维持凝血与抗凝血动态平衡起重要作用。因此,当肝功能严重障碍时可使体内的凝血因子清除不足,或使抗凝血物质生成减少,极易诱发 DIC。

三、血液呈高凝状态

在妊娠中后期,由于凝血因子及血小板增多、纤溶活性降低、高脂血症、抗凝活性降低等原因,使血液呈高凝状态,因此,妊娠后期发生产科意外时,易诱发 DIC。此外,晚期肿瘤患者的血液也呈高凝状态而成为 DIC 的诱因。

四、其他

1. 微循环障碍　微循环血液淤滞,血流速度减慢,难于将微小的纤维蛋白凝块及活化的凝血因子运走;血浆外渗导致血液浓缩;血液淤滞使血小板及红细胞因缺氧而受损,释放促凝物质,这些都能导致 DIC 的发生。

2. 酸中毒　是诱发或加重 DIC 的重要因素。因为酸中毒可直接损伤血管内皮细胞;减弱肝素的抗凝活性;增强凝血因子活性和血小板的聚集性。

第三节　弥散性血管内凝血的分期及分型

一、分期

根据 DIC 的病理生理特点和发展过程分期(表 10-2)。

表 10-2　DIC 的分期

分期	病理生理特点
高凝期	血液凝固性增强,大量微血栓形成,凝血时间缩短
消耗性低凝期	凝血因子和血小板减少,血液凝固性降低,可有出血,凝血时间延长
继发性纤溶亢进期	大量 FDP 生成(有很强的抗凝作用),血液凝固性进一步降低,出血加重,凝血因子和血小板减少,凝血时间延长,副凝实验阳性

二、分型

根据 DIC 进展速度分型(表 10-3),亦可依据机体代偿状况分型(表 10-4)。

表 10-3　按 DIC 进展速度分型

类型	时间	临床特点	常见疾病
急性型	数小时或 1~2 天	临床表现明显,以出血和休克为主	严重休克、创伤、产科意外、异型输血等
慢性型	数周~数月	临床表现不明显,常表现为某些脏器功能不全,临床诊断较困难	恶性肿瘤、慢性肝病、结缔组织疾病等
亚急性型	数天~数周	临床表现介于急性和慢性之间	急性白血病、死胎滞留等

表 10 - 4　根据机体代偿状况分型

类型	代偿状况
代偿型	凝血因子和血小板的消耗与生成基本平衡
失代偿型	凝血因子和血小板的消耗超过生成
过度代偿型	凝血因子和血小板的生成超过消耗

第四节　弥散性血管内凝血的临床表现

一、凝血功能障碍——出血

出血是诊断 DIC 的重要依据之一,也是 DIC 最常见的表现,约占 85%。主要表现为多部位严重的出血倾向,常为皮肤、黏膜出血,创口及注射部位渗血不止。DIC 导致出血的主要机制见图 10 - 2。

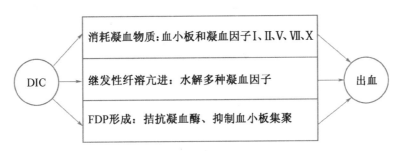

图 10 - 2　DIC 导致出血的机制

二、循环功能障碍——休克

急性 DIC 常伴有休克,而晚期重度休克又易促使 DIC 形成,二者互为因果,形成恶性循环。DIC 时出现休克的主要机制见图 10 - 3。

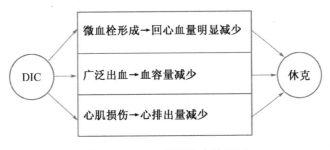

图 10 - 3　DIC 导致休克的机制

三、微血栓形成——器官功能障碍

DIC 时全身微血管内广泛微血栓形成,导致组织缺血缺氧而发生多器官功能障碍。肾血管内广泛微血栓形成可导致肾小管坏死,发生急性肾衰竭;肺血管内广泛微血栓形成和栓塞可导致肺淤血、出血、水肿、肺透明膜形成和肺不张,发生呼吸衰竭和右心衰竭;脑血管内广泛微血栓形成可导致脑淤血、出血、水肿和颅内压升高;冠状动脉内广泛微血栓形成可导致心肌缺血、梗死;肾上腺血管内微血栓形成可导致肾上腺皮质功能衰竭(华佛综合征)等。如患者在短时间内有两个或两个以上的器官相继或同时发生功能衰竭,称为多器官衰竭(MOF)。衰竭的器官越多,病死率越高。如 3 个以上器官发生功能衰竭,病死率可达 80% 以上。

四、红细胞损伤——微血管病性溶血性贫血

DIC 时微血管内沉积的纤维蛋白网将流过的红细胞挤压变形或割裂成碎片而引起的贫血,称为微血管病性溶血性贫血。这种贫血除具有溶血性贫血的一般特征外,外周血涂片中可见一些形态各异的变形红细胞及其碎片,如盔形、星形、新月形、多角形等(图 10 - 4),这些发现有助于 DIC 的诊断。

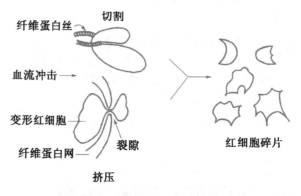

图 10 - 4　红细胞碎裂的形成机制

知 识 拓 展

鱼精蛋白副凝实验

鱼精蛋白副凝实验的原理是:将鱼精蛋白加入患者血浆后,可与 FDP 结合,使血浆中原与 FDP 结合的纤维蛋白单体分离并彼此聚合而凝固。这种不需酶(凝血酶)的作用而形成纤维蛋白的现象称为副凝实验。在 DIC 的继发性纤溶亢进期呈阳性反应。

复习与思考

一、选择题

1. DIC 最主要的病理特征是 （　　）

A. 凝血物质大量消耗　　　　B. 纤溶亢进　　　　　　C. 凝血功能障碍

D. 大量微血栓形成　　　　　E. 溶血性贫血

2. 急性 DIC 患者不可能出现下列哪项结果 （　　）

A. 血小板计数减少　　　　　B. 纤维蛋白降解产物浓度增高　C. 凝血酶时间明显延长

D. 纤维蛋白原浓度增加　　　E. 凝血酶原时间延长

3. 下列哪项是导致 DIC 发病的关键环节 （　　）

A. 凝血因子 V 的激活　　　　B. 凝血因子 XII 的激活　　　C. 组织因子大量入血

D. 凝血酶原激活物的形成　　E. 凝血酶生成增加

4. DIC 出血与下列哪一项无关 （　　）

A. 凝血酶原减少　　　　　　B. 血小板减少　　　　　　C. 纤维蛋白原减少

D. 纤维蛋白降解产物减少　　E. 纤溶酶增多

5. DIC 时引起休克与下列哪些因素有关 （　　）

A. 出血引起有效循环血量减少

B. 微血栓阻塞回心血量减少

C. 外周阻力降低

D. 冠状动脉内形成微血栓致心肌收缩力减弱

E. 上述因素都参与

二、思考题

1. 哪些疾病容易引起 DIC 的发生？

2. 试述感染性休克的病人易伴发 DIC 的可能机制。

3. 试述 DIC 的发生机制。

三、病例分析

患者,女,30 岁。妊娠 35 周,阵发性腹痛 2 小时,阴道流水 20 分钟入院。

体格检查:心、肺、肝、脾无异常。血压 100/60 mmHg。未能闻及胎心,宫口已全开,自然破膜。

诊疗经过:立即常规消毒,以臀位助产娩出一女性死胎,死胎娩出后 20 分钟娩出一巨大胎盘,随之阴道流血约 3 000 ml,血不凝固。即使压迫腹主动脉,快速输液,注射宫缩及止血剂等措施。血压降至 70/50 mmHg。急查纤维蛋白原为 0.4 g/L,凝血酶原时间为 42 秒,血小板计数 81×10⁹/L。立即用肝素 25 mg 加生理盐水 250 ml 静脉滴注,并加用抗纤溶药物。产后 1 小时产妇昏迷,血压测不出。加快输液,输血 1 000 ml,用升压药,输纤维蛋白原 3 g。阴道仍流血并不凝固,血压升至 74/54 mmHg。产后 13 小时阴道再次流血 300 ml,仍不凝,血压随之又不能测出。局麻下行子宫全切,术中渗血较多,术后血压 50～0/40～0 mmHg。多种抢救措施无效后,术后 6 小时产妇死亡。

请思考:

1. 产妇死亡原因是什么？分析其发生机制？

2. 试分析在抢救产妇过程中使用的各种抢救措施的依据。

（乔慧子）

氧是维持生命活动所必需的物质。当供氧减少或组织细胞利用氧障碍,导致组织代谢和功能甚至形态结构发生异常变化的病理过程称为缺氧。在静息状态下,成年人的需氧量约为 250 ml/min,而体内储存的氧量仅约 1 500 ml,因此,呼吸和心跳一旦停止,在数分钟内就可因氧耗竭而造成患者死亡。缺氧是临床上极为常见的病理过程,也是许多疾病引起死亡的重要原因。因此,了解缺氧的发生发展规律和及时有效的治疗是临床医学面临的一个重要问题。

第一节　常用血氧指标

血氧指标的测定对于判断机体的缺氧类型、缺氧的程度有着重要意义,常用的血氧指标有血氧分压、血氧容量、血氧含量和血氧饱和度等。血氧指标通过血气分析测定获得。

组织供氧量＝动脉血氧含量×组织血流量

组织耗氧量＝(动脉血氧含量－静脉血氧含量)×组织血流量

一、血氧分压

血氧分压(PO_2)是指物理溶解于血液中的氧所产生的张力,又称氧张力。正常人动脉血氧分压(PaO_2)约为 100 mmHg,主要取决于吸入气体的氧分压和外呼吸功能;静脉血氧分压(PvO_2)约为 40 mmHg,主要反映组织细胞摄取氧和利用氧的能力,即反映内呼吸状况。

二、血氧容量

血氧容量(CO_2max)是指每 100 ml 血液中的血红蛋白被氧充分饱和时的最大携氧量,正常值约为 200 ml/L。血氧容量主要取决于血液中的血红蛋白的量及携带氧的能力。

三、血氧含量

血氧含量(CO_2)是指每 100 ml 血液中血红蛋白实际的携氧量和溶解于血浆中的氧量(通常仅为 3 ml/L)。血氧含量主要取决于血氧分压和血氧容量。动脉血氧含量(CaO_2)约为 190 ml/L,静脉血氧含量(CvO_2)约为 140 ml/L。

动-静脉氧含量差约为 50 ml/L,其大小反映组织的摄氧能力。

四、血氧饱和度

血氧饱和度(SO_2)是指血红蛋白的氧饱和度,也就是血红蛋白与氧结合达到饱和程度的百分数。

$$SO_2 = (血氧含量-溶解的氧量)/氧容量 \times 100\%$$

正常动脉血氧饱和度(SaO_2)约为 95%,静脉血氧饱和度(SvO_2)约为 75%。血氧饱和度的高低主要取决于动脉血氧分压,两者的关系可用氧合血红蛋白解离曲线表示(图 11-1),同时还受到诸多因素的影响。当红细胞内的 2,3-二磷酸甘油酸(2,3-DPG)减少、碱中毒、二氧化碳减少及体温降低时,氧解离曲线左移,氧饱和度变大,反映了血红蛋白与氧的亲和力增加,不容易释放氧,组织的摄氧量可降低。反之则右移。

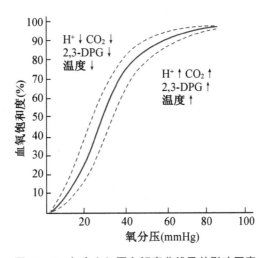

图 11-1 氧合血红蛋白解离曲线及其影响因素

第二节 缺氧的类型

正常组织细胞氧的供应和利用是一个复杂的过程,主要包括外呼吸、血液携带氧、氧的运输以及组织细胞对氧的利用,其中任何一个环节发生障碍都能引起机体的缺氧。根据缺氧的原因和血氧变化的特点,缺氧分为四种类型。

一、低张性缺氧

低张性缺氧是指因动脉血氧分压降低引起血氧含量减少的缺氧,又称乏氧性缺氧。

(一)原因

1. 吸入气中氧分压过低 多发生于海拔 3 000 m 以上的高空或高原,或通风不良的矿井和坑道等。由于吸入气中氧分压降低,导致进入肺泡的氧分压降低,引起弥散进入血液中的氧减少,从而发生机体缺氧,又可称为大气性缺氧或吸入性缺氧。

2. 外呼吸功能障碍　肺的通气和换气功能障碍,引起动脉血氧分压降低所致的缺氧,又称为呼吸性缺氧。此类缺氧临床上十分常见。

3. 静脉血分流入动脉血　某些先天性心脏病,如法洛四联征,因其室间隔缺损伴有肺动脉狭窄或肺动脉高压,使右心的压力高于左心,未经氧合的静脉血直接掺入到左心的动脉血中,导致动脉血氧分压降低引起缺氧。

（二）血氧变化的特点

1. 动脉血氧分压、血氧含量、血氧饱和度降低　低张性缺氧时,由于上述各种原因均可使吸入的氧量减少,血液溶解的氧也减少,和血红蛋白结合的氧量也随之减少。所以动脉血氧分压、血氧含量和血红蛋白氧饱和度降低,导致组织供氧不足,动静脉氧含量差变小。但慢性缺氧时,组织对氧的利用能力代偿性增强,动静脉氧含量差则变化不大。

2. 血氧容量正常或增加　急性低张性缺氧时,由于血红蛋白的质和量未改变,故血氧容量一般是正常的;但慢性缺氧时,红细胞和血红蛋白可代偿性增多使血氧容量增加。

3. 脱氧血红蛋白增加　在正常时,毛细血管中脱氧血红蛋白的平均浓度为 26 g/L。低张性缺氧时,毛细血管中氧合血红蛋白含量减少,而脱氧血红蛋白浓度增加,当毛细血管中脱氧血红蛋白的平均浓度超过 50 g/L 时,皮肤和黏膜呈青紫色,称为发绀。

知 识 拓 展

缺氧与发绀

当毛细血管中脱氧血红蛋白量达到或超过 50 g/L 时,皮肤、黏膜呈青紫色,称为发绀。发绀是缺氧常见的临床征象。低张性缺氧和淤血性缺氧时,易出现发绀,但缺氧不一定都出现发绀,如血液性和组织中毒性缺氧病人;另外,出现发绀也不一定都有缺氧,如真性红细胞增多症。

二、血液性缺氧

血液性缺氧是指由于血红蛋白量的减少或质的改变引起血红蛋白携氧能力降低而引起的缺氧,称为血液性缺氧。其主要特点是血氧容量的降低。由于动脉血氧分压正常,所以又可称为等张性缺氧。

（一）原因

1. 贫血　见于各种原因引起的严重贫血,患者血液中的血红蛋白含量减少,导致血液携氧能力降低,引起供氧不足。

2. 一氧化碳中毒　一氧化碳（CO）与血红蛋白（Hb）的亲和力比氧与血红蛋白的亲和力大 210 倍。当一氧化碳中毒时,一氧化碳和血红蛋白结合后形成碳氧血红蛋白（HbCO）,从而丧失了携带氧的能力。另外,一氧化碳还能抑制红细胞内糖酵解,使 2,3 - DPG 生成减少,氧解离曲线左移,血红蛋白和氧的亲和力增强,氧释放减少,从而进一步加重组织缺氧。

临床上 CO 中毒患者进行血液碳氧血红蛋白浓度的测定,这是确诊 CO 中毒有价值的指标。当血液碳氧血红蛋白浓度达到 10% 以上时即可引起中毒。

3. 高铁血红蛋白血症　在生理状态下,血红蛋白中的二价铁可在氧化剂的催化下氧化成三价铁,形成高铁血红蛋白。高铁血红蛋白中的三价铁与羟基结合牢固,导致 Hb 失去结合氧的能力,引起缺氧。当食用大量含硝酸盐的腌菜或变质剩菜后,肠道细菌将硝酸盐还原成亚硝酸盐被吸收入血,使大量的 Hb 氧化成高铁血红蛋白,形成高铁血红蛋白血症,引起缺氧,称为肠源性发绀。

（二）血氧变化的特点

1. 动脉血氧分压、血氧饱和度正常　血液性缺氧时,因外呼吸功能正常,吸入的气体中氧分压正常,故动脉血氧分压及血氧饱和度正常,又称为等张性缺氧。贫血性缺氧时血氧容量和血氧含量等比下降,故血氧饱和度是正常的。

2. 动脉血氧容量、血氧含量降低、动-静脉氧含量差减小　血液性缺氧时,因血红蛋白质或量改变,使血红蛋白携氧能力减弱,造成血氧容量和血氧含量降低。因组织摄氧能力无明显改变,故动-静脉氧含量差减小。

3. 皮肤颜色　血液性缺氧的患者,因毛细血管血液中脱氧血红蛋白的含量达不到 50 g/L,所以不会出现发绀。严重贫血,皮肤、黏膜呈苍白色;一氧化碳中毒,皮肤、黏膜呈樱桃红色,与血液中富含鲜红色的 HbCO 有关;高铁血红蛋白血症皮肤、黏膜呈咖啡色,与呈棕褐色的高铁血红蛋白有关;Hb 与氧的亲和力异常增高时,皮肤、黏膜呈鲜红色。

三、循环性缺氧

循环性缺氧是指因组织血流量减少引起组织供氧不足的缺氧,又称为低血流性缺氧或低动力性缺氧。根据发生的原因,又分为缺血性缺氧和淤血性缺氧。

（一）原因

1. 局部性血液循环障碍　见于动脉硬化、血栓形成、血管炎、栓塞或血管受压等。因血管阻塞或受压,引起局部组织缺血或淤血性缺氧。

2. 全身性血液循环障碍　见于心力衰竭和休克。心力衰竭时因心输出量减少,向全身各组织器官运送的氧量减少,同时又因静脉回流受阻,引起组织淤血和缺氧。

（二）血氧变化的特点

1. 动脉血氧分压、血氧容量、血氧含量及血氧饱和度均正常　不累及肺血流的循环性缺氧,氧与血红蛋白结合无改变时,动脉血氧分压、血氧容量、血氧含量及血氧饱和度均可以是正常的。

2. 动静脉氧含量差增大　由于缺血和淤血造成血流缓慢,使血液流经组织中毛细血管的时间延长,组织细胞摄取的氧量增多,造成静脉血氧含量降低,因而动-静脉氧含量差增大。

3. 皮肤颜色　缺血性缺氧的患者,因动脉供血不足,皮肤、黏膜一般呈苍白色;淤血性缺氧的患者,血液滞留在毛细血管中,酸性代谢产物增多,导致 pH 下降,使氧解离曲线右移,氧容易释放,故脱氧血红蛋白含量增多,皮肤、黏膜可出现发绀。

四、组织性缺氧

组织性缺氧是指在组织供氧正常的情况下,因组织、细胞利用氧障碍引起的缺氧,又称为氧利用障碍性缺氧。

(一)原因

1. 组织中毒　临床上常见有氰化物、硫化物、磷等或某些药物使用过量而引起的组织中毒。各种氰化物如 HCN、KCN、NaCN 和 NH_4CN 等,一旦经消化道、呼吸道、皮肤进入机体后,分解出 CN^-,迅速与氧化型细胞色素氧化酶的三价铁结合为氰化高铁细胞色素氧化酶,使之不能还原成还原型细胞色素氧化酶,从而丧失了传递电子的能力,以致呼吸链中断,生物氧化过程不能继续进行,组织利用氧出现障碍。组织中毒性缺氧最典型的是氰化物中毒,氰化物作用迅速、毒性大,0.06 g 氰化物即可使人致死。

2. 细胞损伤　细菌毒素、严重缺氧、大剂量放射线照射、高温等都可以使线粒体损伤,引起组织细胞利用氧障碍。

3. 呼吸酶合成障碍　某些维生素是氧化还原酶的辅酶成分,如维生素 B_1、维生素 B_2、叶酸、尼克酰胺等,当严重缺乏时,使呼吸酶合成障碍,抑制细胞的生物氧化,引起细胞利用氧发生障碍。

(二)血氧变化的特点

1. 动脉血氧分压、血氧容量、血氧含量及血氧饱和度均正常　组织性缺氧时,是由于细胞的生物氧化过程发生障碍,氧消耗减少,所以上述血氧指标均可正常。

2. 动-静脉氧含量差变小　由于组织细胞不能充分利用氧,故静脉血氧含量高于正常,使动-静脉氧含量差变小。

3. 皮肤颜色　因为组织细胞用氧障碍,使毛细血管中的氧合血红蛋白含量高于正常,故组织性缺氧患者的皮肤黏膜呈玫瑰红色。

缺氧虽分为上述四个类型,但在临床上,患者常发生混合性缺氧。例如出血性休克既有血红蛋白量减少所致血液性缺氧,又有循环障碍所致循环性缺氧。各类型缺氧的血氧指标特点见表 11-1。

表 11-1　四种缺氧血氧变化的特点

缺氧类型	动脉血氧分压	血氧容量	血氧含量	血氧饱和度	动-静脉血氧含量差	皮肤颜色
低张性缺氧	降低	正常	降低	降低	降低	发绀
血液性缺氧	正常	降低	降低	正常	降低	樱桃红色、苍白色、咖啡色
循环性缺氧	正常	正常	正常	正常	增高	发绀
组织性缺氧	正常	正常	正常	正常	降低	玫瑰红色

第三节 缺氧时机体的功能和代谢变化

缺氧对机体的影响因缺氧的原因、发生速度、持续时间及病人的反应性而不同。轻度缺氧主要引起机体的代偿反应;而重度缺氧,则出现功能和代谢的障碍,甚至发生结构的破坏;急性缺氧时,以损伤性变化为主;慢性缺氧时,机体的代偿反应和损伤表现并存。各型缺氧既有相似之处,又各具特点。现以低张性缺氧为例,阐述缺氧对机体的影响(图 11 - 2)。

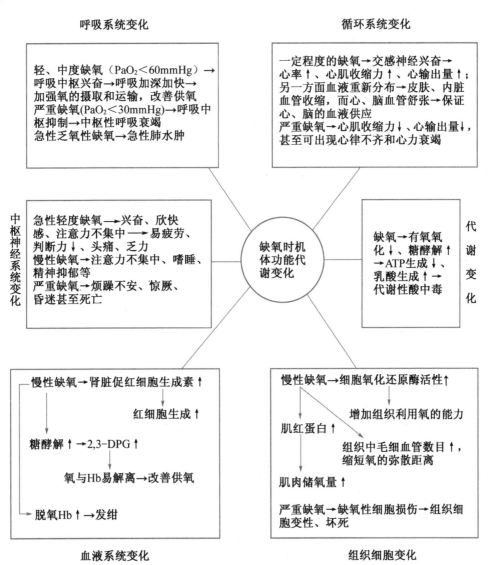

图 11 - 2 缺氧时机体的功能和代谢变化

一、呼吸系统的变化

（一）代偿性反应

当 PaO_2 低于 60 mmHg 时，可刺激颈动脉体和主动脉体化学感受器，反射性地引起呼吸加深加快。呼吸运动增强的代偿意义：①增加肺泡通气量，提高肺泡气氧分压和 PaO_2；②增大胸廓活动幅度，胸腔负压增大，促进静脉回流，增加心输出量和肺血流量，有利于氧的摄取和运输。血液性、组织性和循环性缺氧的患者，若不合并动脉血氧分压降低，呼吸运动一般不增强。

（二）损伤性变化

急性低张性缺氧时，如从平原快速进入海拔 2 500 m 以上的高原，可在 1～4 天内发生高原肺水肿，临床表现为头痛、胸闷、咳嗽、咳粉红色或白色泡沫样痰、呼吸困难、发绀、肺部听诊有湿性啰音等。当 $PaO_2 < 30$ mmHg 时，可直接抑制呼吸中枢，导致中枢性呼吸衰竭。

知 识 拓 展

高原肺水肿

高原肺水肿是指从平原快速进入海拔 2 500 m 以上的高原时，因低压缺氧而发生的一种高原特发性疾病，临床表现为呼吸困难、严重发绀、咳粉红色或白色泡沫样痰、肺部听诊有湿性啰音等。发病高峰在进入高原后 48～72 小时，多于夜间发病，起病急，进展快，救治不及时可危及生命。

高原肺水肿有明显的个体易感性，寒冷、剧烈运动和上呼吸道感染等容易诱发。

二、循环系统的变化

（一）代偿性反应

1. **心输出量增加**　急性缺氧时，机体通过心输出量的增加可提高组织的供氧量，具有一定的代偿意义。机制是：①心率加快：缺氧时，胸廓运动增强，刺激了肺的牵张感受器，反射性地使交感神经兴奋，心率加快；②心肌收缩力增强：缺氧同时也可作为一种应激原，使交感神经兴奋，儿茶酚胺释放增多，作用于心肌的 β 受体，使心肌细胞收缩力增强；③回心血量增加：胸廓运动增大时，可促使静脉回心血量增加，心排出量增多。

2. **血液重新分布**　急性缺氧时，皮肤、腹腔内脏及肾血管因交感神经兴奋，血管收缩，血流量减少；而心和脑血管主要受局部组织生成的大量代谢产物，如乳酸、腺苷等扩血管物质的作用，使血流量增加。从而保证了重要生命器官的血氧供应。

3. **肺血管收缩**　低张性缺氧时，肺泡气氧分压降低，引起该处肺小动脉收缩，使缺氧肺泡的血流量减少，转向其他通气充分的肺泡，这种局部肺血管的收缩反应，有利于维持通气和血流比例相适应，有利于气体交换，可以提高动脉血氧分压。

4. **毛细血管增生**　长期慢性缺氧可促使毛细血管增生，密度增加，尤其是心、脑和骨骼肌的毛细血管增生明显。毛细血管的数量增加可使氧从血管内向组织细胞弥散的距离缩短,从而增加了对组织的供氧量。

（二）损伤性变化

严重或长期的慢性缺氧可引起高原性心脏病、肺源性心脏病、贫血性心脏病,甚至发生心力衰竭。机制是:①长期肺血管收缩,使管壁增厚,管腔狭窄,加之红细胞代偿性增多,血液黏稠度增加等,使肺循环阻力增大,引起肺动脉高压。久之,造成肺源性心脏病,导致右心肥大,甚至发生右心衰竭。②缺氧时,使心肌 ATP 生成减少,能量供应不足,引起心肌收缩与舒张功能受损。③严重的动脉血氧分压降低可通过颈动脉体反射性地兴奋迷走神经,引起窦性心动过缓;也可使心肌细胞内外离子分布异常,细胞内钾离子减少,使静息膜电位降低,易发生异位心律,如期前收缩等。④缺氧使酸性代谢产物增多,外周血管扩张充血。当缺氧严重时可直接抑制呼吸中枢,胸廓的呼吸运动减弱,使回心血量减少,心排出量降低,发生循环功能障碍。

三、中枢神经系统的变化

脑重占体重的 2%～3%,而脑血流量占全身血流量的 15%。另外,脑细胞内葡萄糖和氧的贮备量很少,其能量来源主要依靠葡萄糖的有氧氧化,因此脑组织对缺氧十分敏感,耐受能力极差。一旦发生缺氧,可直接损害中枢神经系统的功能。急性缺氧初期可引起头痛、情绪激动,思维力、记忆力、判断力降低甚至丧失以及运动不协调等;慢性缺氧时,表现为易疲劳、嗜睡、注意力不集中及精神抑郁等症状。严重缺氧可导致患者烦躁不安、惊厥和昏迷,甚至死亡。缺氧主要导致脑细胞水肿,并引起颅内压增高。

缺氧引起中枢神经系统功能障碍的主要机制有:①脑水肿缺氧可直接扩张脑血管,使脑毛细血管内压升高,组织液生成增多,同时酸性代谢产物可增加毛细血管壁的通透性,造成间质性脑水肿及颅内压增高;②脑细胞损伤缺氧致 ATP 生成减少,钠泵功能障碍,细胞内钠、水潴留,导致脑细胞水肿。由于钠泵功能受损,使细胞内钾离子浓度降低,神经细胞膜电位降低,神经介质合成减少。能量代谢发生障碍、脑水肿和脑细胞变性坏死,最终导致中枢神经系统功能紊乱。

四、血液系统的变化

（一）代偿性反应

慢性缺氧使肾促红细胞生成素生成和释放增多,刺激骨髓造血干细胞,使红细胞生成增多,以增加血液的氧容量和氧含量,提高血液的携氧能力,增加组织供氧。急性缺氧时,肝、脾等储血器官的血液释放入体循环,增加血液的带氧量,以保证心脑的供氧量。另外,缺氧时,红细胞内 2,3-二磷酸甘油酸增加,使氧解离曲线右移,血红蛋白与氧的亲和力降低,有利于向组织细胞释放氧。

（二）损伤性变化

如果血液中红细胞增加过多,会引起血液的黏滞性增高,血流阻力增大,导致心脏的负荷增加而发生心力衰竭。

五、组织细胞变化

（一）代偿性反应

1. 细胞利用氧的能力增强　慢性缺氧时,细胞内线粒体的数目和膜的表面积增加,呼吸酶如琥珀酸脱氢酶和细胞色素氧化酶等增加,酶活性也增高,使细胞的内呼吸功能增强。

2. 糖酵解增强　缺氧时,ATP 生成减少,ATP/ADP 比值降低,使糖酵解过程中最主要的限速酶磷酸果糖激酶的活性增强,促进糖酵解来补偿能量的不足。

3. 肌红蛋白增加　慢性缺氧可使肌肉中的肌红蛋白含量增多。肌红蛋白与氧的亲和力高于血红蛋白与氧的亲和力。因此,肌红蛋白的增加使体内的储氧量增多,当动脉血氧分压进一步降低时,肌红蛋白可释放大量的氧供细胞利用。

4. 低代谢状态　缺氧时,细胞的合成代谢减弱,如糖、蛋白质等合成减少,使细胞处于低代谢状态,减少能量的消耗,有利于组织细胞在缺氧时的生存。细胞内物质合成代谢减弱与酸中毒有关。

（二）损伤性变化

1. 细胞膜的变化　缺氧时,细胞膜离子泵功能发生障碍,膜通透性增高,使离子顺浓度差通过细胞膜。

（1）钠离子内流增加:严重缺氧时,ATP 生成减少,钠泵功能障碍,细胞外钠离子顺浓度差流入细胞,使细胞内钠离子增多,导致钠、水潴留,细胞水肿。

（2）钾离子外流增加:由于细胞膜通透性增加,钠泵功能降低,细胞内钾离子顺浓度差流出细胞,使细胞外钾离子浓度升高,而细胞内缺钾。因钾离子是蛋白质和酶等物质合成代谢所必需,细胞内钾缺乏会影响合成代谢及酶的功能。

（3）钙离子内流增加:缺氧时,ATP 生成减少,钙泵功能障碍,细胞膜通透性增加,细胞外钙离子顺浓度差流入细胞内,使细胞内钙离子浓度升高。①钙离子增加可激活磷脂酶,促进膜磷脂降解,进一步损伤细胞膜和细胞器膜。②细胞内钙超载可抑制线粒体功能,加重 ATP 生成不足。③细胞内钙超载还可激活黄嘌呤氧化酶系统,导致大量自由基生成,加重细胞的损伤。

2. 线粒体的损伤　严重缺氧时可抑制线粒体脱氢酶的功能,导致 ATP 生成进一步减少。当缺氧持续时,线粒体可出现结构损伤,表现为线粒体肿胀,嵴断裂、崩解,最终线粒体外膜破裂、基质外溢等。

3. 溶酶体的损伤　缺氧引起的酸中毒和钙超载,使溶酶体膜的稳定性降低,膜通透性增高,溶酶体可肿胀破裂,释放出大量蛋白水解酶,引起细胞自溶,同时也可使其他细胞溶解、坏死,造成广泛的组织损伤。

第四节　影响机体对缺氧耐受性的因素

一、代谢耗氧率

代谢耗氧率的高低影响机体对缺氧的耐受性。基础代谢高者,代谢耗氧率高,对缺氧的耐受性降低。如高热、过热或甲状腺功能亢进等患者,都可使耗氧量增大。当寒冷、体力活动、情绪激动等也可增加机体耗氧量,使代谢耗氧率升高,降低机体对缺氧的耐受性。体温降低、低温麻醉、人工冬眠等均可降低机体的耗氧,使代谢耗氧率降低,从而提高机体对缺氧的耐受性。

二、机体的代偿能力

缺氧时机体可通过呼吸、循环和血液系统的代偿性反应来增加组织的供氧,还可通过组织、细胞的代偿性反应提高对氧的利用能力。在临床上这些代偿性反应存在着不同。如有心、肺疾患及血液病的患者,代偿能力降低,对缺氧的耐受性也低;老年人因心肺的储备功能降低,造血系统功能减弱,以及细胞内呼吸酶活性降低等,使老年人对缺氧的代偿能力和耐受性降低。但体育锻炼可提高机体的代偿能力,能增强机体对缺氧的耐受性。

第五节　氧疗与氧中毒

一、氧疗

氧疗是指通过增加吸入气中氧的浓度,提高动脉血氧分压以改善机体的缺氧,称为氧疗。缺氧治疗的关键环节是消除引起缺氧的原因,然后积极给氧治疗。吸氧是治疗缺氧的基本方法,但氧疗的效果因缺氧的类型而不同。

低张性缺氧氧疗效果最好。由于患者 PaO_2、SaO_2 明显低于正常,吸氧可提高肺泡气氧分压,使 PaO_2、SaO_2 及 CaO_2 均升高,因而对组织的供氧量增加。但静脉血分流引起的低张性缺氧,因分流的血液未经肺泡而直接流入动脉血,故吸氧对改善缺氧的作用较小。

血液性缺氧、循环性缺氧和组织性缺氧者 PaO_2 和 SaO_2 正常,因可结合氧的 Hb 饱和度已达95%左右,故吸氧虽可明显提高 PaO_2,但 SaO_2 增加却很有限。CO 中毒者可吸入高浓度(>60%)、高流量氧(8~10 L/分钟),必要时高压氧舱治疗,使血液的 PaO_2 升高,有利于氧与 CO 竞争与 Hb 的结合,从而加速 HbCO 的解离,促进 CO 排出,故氧疗效果较好。组织性缺氧的主要问题是细胞用氧障碍,解除呼吸链酶的抑制是治疗的关键。此时,组织供氧多正常,但氧疗可提高血液和组织液之间 PO_2 的梯度,增加氧向组织弥散,可有一定的治疗作用。

氧疗时,应注意吸入氧浓度不宜过高,以免引起氧中毒;给氧时注意保持呼吸道通畅,随时监测氧疗效果,对严重慢性肺疾病者因常伴二氧化碳潴留,吸氧宜采用低浓度(30%)、低流量和持续给氧的原则,以保持轻度缺氧对呼吸中枢的刺激,防止因突然解除低氧血症而出现呼吸衰竭。

二、氧中毒

O_2 虽为生命活动所必需,但当吸入气 PO_2 过高时,活性氧产生增加,反而可引起组织细胞损伤,称氧中毒。氧中毒的发生主要取决于吸入气 PO_2 而不是氧浓度。吸入气 PO_2 过高时,使血液与组织、细胞之间的 PO_2 差增大,氧的弥散加速,组织细胞因获得氧过多而中毒。人类氧中毒有脑型与肺型两种。

（一）脑型氧中毒

吸入 2～3 个大气压以上的氧，可在短时间内引起脑型氧中毒。患者主要出现视觉和听觉障碍、恶心、抽搐和晕厥等神经症状，严重者甚至昏迷、死亡。高压氧疗时患者出现神经症状，应区分脑型氧中毒与由缺氧引起的缺氧性脑病。前者先抽搐后昏迷，后者则先昏迷后抽搐。对氧中毒者应控制吸氧，但对缺氧性脑病者则应加强氧疗。

（二）肺型氧中毒

持续吸入约一个大气压的氧 8 小时以上可导致肺型氧中毒。患者出现胸骨后疼痛、咳嗽、呼吸困难和 PaO_2 降低。肺部呈炎性病变，可见炎细胞浸润、缺血、水肿、出血、肺不张等。

氧疗时如发生氧中毒，PaO_2 降低，加重缺氧，造成难以调和的治疗矛盾。因此，在常压吸氧时应控制氧的浓度和时间，严防氧中毒的发生。

 复习与思考

一、选择题

1. 初入高原者的血氧变化中，不会出现 （ ）

A. 动脉血氧分压降低　　B. 血氧饱和度降低　　C. 动脉血氧含量降低

D. 动静脉氧含量差增大　　E. 血氧容量正常

2. 食用大量新腌制咸菜后血氧指标应为 （ ）

A. 动脉血氧分压降低　　B. 动-静脉氧含量差增大　　C. 动脉血氧含量正常

D. 血氧容量降低　　E. 血氧饱和度降低

3. 主要引起用氧障碍的缺氧是 （ ）

A. 贫血　　B. 煤气中毒　　C. 氰化物中毒

D. 亚硝酸盐中毒　　E. 高碳酸血症

4. 缺氧患者皮肤黏膜呈玫瑰红色，属于什么类型缺氧 （ ）

A. 低张性缺氧　　B. 血液性缺氧　　C. 循环性缺氧

D. 组织性缺氧　　E. 混合性缺氧

5. 某患者的血氧检查结果：动脉血氧分压 50 mmHg、血氧容量 200 ml/L、动脉血氧含量 150 ml/L、动-静脉氧含量差 40 ml/L，其缺氧类型为 （ ）

A. 低张性缺氧　　B. 血液性缺氧　　C. 循环性缺氧

D. 组织性缺氧　　E. 混合性缺氧

二、思考题

1. 简述四种缺氧的血氧变化特点。

2. 简述发绀与缺氧的关系。

3. 试述一氧化碳中毒和亚硝酸盐中毒所致的缺氧有何不同。

三、病例分析

患者，男，56 岁，因在家中用液化气热水器洗澡时突然感到头痛、头晕、恶心、视物模糊和四肢无力。家人发现后拨打 120 急诊入院。

体格检查：体温 37 ℃，脉搏 106 次/分，呼吸 20 次/分，血压 100/70 mmHg。患者双侧瞳孔等大，对光反射存在,口唇皮肤、黏膜呈樱桃红色。实验室检查:PaO_2 90 mmHg,血氧容量 110 ml/L,动脉血氧饱和度 95％,HbCO 30％。入院后立即吸氧治疗,经治疗病情好转。

请思考:

1. 患者发生的是哪种类型的缺氧? 哪项辅助检查对确诊 CO 中毒有诊断意义?

2. 患者为什么口唇黏膜呈樱桃红色?

3. CO 中毒患者如何正确氧疗?

(苗长城)

第十二章　肿　瘤

学习要点

1. 肿瘤的概念,肿瘤异型性的概念及表现,肿瘤的生长方式,肿瘤转移的概念及转移途径,良性肿瘤与恶性肿瘤的区别,癌、肉瘤、癌前病变、非典型增生及原位癌的概念。

2. 肿瘤的一般形态结构特点,肿瘤对机体的影响,肿瘤的命名原则和分类,癌与肉瘤的区别。

3. 肿瘤的病因及发病机制,肿瘤的防治原则。

肿瘤是一类以细胞异常增殖为特点的常见病、多发病,常在机体局部形成肿块,是目前危害人类健康和生命最严重的疾病之一。根据肿瘤的生物学特性及其对机体危害性的不同,一般将肿瘤分为良性和恶性两大类。良性肿瘤生长缓慢,没有侵袭性或侵袭性弱,不播散,对机体危害小;反之,恶性肿瘤生长迅速,侵袭性强,易播散,对机体危害大。通常所说的"癌症"则是泛指所有的恶性肿瘤。

全世界每年约有 700 万人死于恶性肿瘤,而且肿瘤的发病率和死亡率都呈逐年上升的趋势。统计资料显示,我国城市居民疾病死因第一位是恶性肿瘤。我国常见恶性肿瘤死因为:胃癌、肝癌、肺癌、食管癌、结直肠和肛门癌、白血病、淋巴瘤、子宫颈癌、鼻咽癌、乳腺癌。

恶性肿瘤不仅威胁患者的生命,还会给患者带来躯体痛苦、精神压力和经济负担。因此,虽然肿瘤的相关研究工作已经取得了一定的成绩,但攻克和根治肿瘤仍是医学领域的重大课题。其中肿瘤的病理诊断和发生发展机制是病理学和肿瘤学的重要内容,掌握这些知识,对肿瘤的预防、诊断和治疗均具有重要的临床意义。

第一节　肿瘤的概念

肿瘤是指机体在各种致瘤因素作用下,局部组织的某一个细胞在基因水平上失去对其生长的正常调控,导致克隆性异常增殖和分化障碍而形成的新生物,这种新生物通常表现为局部肿块。需要注意的是:并不是所有的肿瘤都形成局部肿块,如白血病等;也不是所有的局部肿块都是肿瘤,如炎性息肉、炎性假瘤等。

肿瘤性增生与正常组织在生理状态下或在炎症、修复等病理状态下的增生(非肿瘤性增生和(或)反应性增生)有着本质的区别(表 12-1)。

表 12-1　肿瘤性增生与非肿瘤性增生的区别

	肿瘤性增生	非肿瘤性增生
原因	致瘤因素长期作用	生理性更新、炎症、损伤
分化	不成熟	成熟
克隆性	单克隆性	多克隆性
自主性	有。增生相对无限制性,去因后,仍能生长	无。增生有一定限度,受机体调控,去因后,不再生长
协调性	与机体不协调	与机体协调
临床意义	对机体危害大,可危及生命	为机体所需,对机体有利

第二节　肿瘤的特征

一、肿瘤的大体形态和组织结构

(一)肿瘤的大体形态

受多种因素的影响,肿瘤的大体形态多种多样,并可在一定程度上反映肿瘤的良、恶性。

1. 肿瘤的形状　肿瘤的形状多种多样,一般与其发生部位、组织来源、生长方式、肿瘤性质等密切相关。常见的形状有息肉状、乳头状、结节状、分叶状、囊状、弥漫肥厚状、溃疡状、浸润性包块状(图 12-1),以及蕈状、绒毛状、菜花状、蟹足状等。

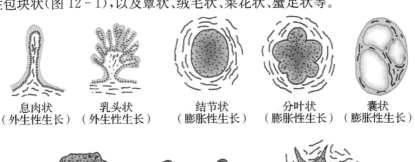

息肉状	乳头状	结节状	分叶状	囊状
(外生性生长)	(外生性生长)	(膨胀性生长)	(膨胀性生长)	(膨胀性生长)

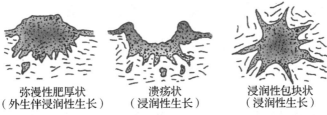

弥漫性肥厚状　　　溃疡状　　　浸润性包块状
(外生伴浸润性生长)　(浸润性生长)　(浸润性生长)

图 12-1　肿瘤的形状和生长方式模式图

2. 肿瘤的大小　肿瘤的大小可以差别很大,与肿瘤的性质、发生部位、生长时间等有关。小者只有几毫米,肉眼很难看到,只能在显微镜下才能发现,如原位癌;大者直径可达数十厘米,重量可达数千克甚至数十千克,如卵巢的浆液性囊腺瘤。

生长于体表或大的体腔(如腹腔)内的肿瘤,生长空间充裕,体积可以很大;生长于密闭的狭小腔道(如颅腔、椎管)内的肿瘤,生长受限,体积通常较小。良性肿瘤生长缓慢,生长时间长,体积可以很大;而恶性肿瘤一般生长迅速,易发生转移或致患者死亡,常长不大。

3. 肿瘤的颜色　肿瘤的颜色与肿瘤的组织来源有关,一般与其起源组织颜色近似,如血管瘤呈红色,脂肪瘤呈黄色,黑色素瘤则呈黑色或灰褐色。恶性肿瘤的切面多呈灰白色或灰红色,并可因发生一些继发性改变,如变性、坏死、出血、感染,以及是否含有色素等而呈现不同的颜色。

4. 肿瘤的质地　肿瘤的质地取决于肿瘤的组织来源、实质和间质的比例以及有无变性、坏死等继发性改变。如脂肪瘤、腺瘤质较软,纤维瘤、平滑肌瘤质较韧,骨瘤质硬。同一来源的肿瘤其硬度取决于实质与间质的比例,实质多而间质少的肿瘤质较软,实质少而间质多的肿瘤质较硬。瘤组织继发坏死、液化、出血或囊性变时,肿瘤质地变软;继发玻璃样变、钙化(钙盐沉着)或骨化(骨质形成)时,肿瘤质地则变硬。

5. 肿瘤的数目　肿瘤的数目不一,通常为一个,称为单发瘤;也可为多个,称为多发瘤,如子宫多发性平滑肌瘤和神经纤维瘤病等。出现多个肿瘤时也要考虑是否为恶性肿瘤的转移。

6. 肿瘤的包膜　一般来说,良性肿瘤常有完整的包膜,与周围组织分界清楚,因而手术时容易分离和完整切除;少数良性肿瘤可无包膜,如子宫平滑肌瘤、血管瘤等。恶性肿瘤一般无包膜,或有假包膜,或包膜不连续,常常侵入周围组织,以至边界不清,手术时应扩大范围切除。

（二）肿瘤的组织结构

肿瘤的组织结构虽然多种多样,但肿瘤在镜下都可分为实质和间质两部分(图 12-2),两者有着密切的联系。

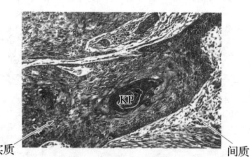

图 12-2　肿瘤的组织结构

1. 肿瘤的实质　肿瘤的实质就是肿瘤细胞,是肿瘤的主要成分,决定着肿瘤的生物学特性。由于机体几乎所有的器官和组织都可发生肿瘤,因此肿瘤实质的形态也是多种多样的。肿瘤的分类、命名和组织学诊断通常是根据肿瘤的实质来判断的。大多数肿瘤只有一种实质成分,如结肠腺癌只有腺上皮一种实质;少数肿瘤可有两种或两种以上的实质成分,如乳腺纤维腺瘤有纤维组织和腺上皮两种实质,而畸胎瘤可有多种实质成分。

2. 肿瘤的间质　肿瘤的间质一般由结缔组织、血管和淋巴管等组成,是肿瘤的非特异性成分,对肿瘤的实质起着营养和支持作用。间质血管的多少对肿瘤的生长快慢起决定性的作用,通常生长较快的肿瘤间质中,血管往往较多,反之则较少。此外,肿瘤间质内还可见数量不等的淋巴细胞、浆细胞和巨噬细胞等浸润,这与机体对肿瘤组织的免疫反应有关,具有积极意义。一般来说,间质中浸润的淋巴细胞较多,则患者的预后相对较好。

二、肿瘤的异型性

肿瘤组织与其起源的正常组织,在细胞形态和组织结构上,有不同程度的差异,这种差异称为异型性。肿瘤异型性的大小反映了肿瘤组织的分化成熟程度。

分化是指原始或幼稚的细胞发育成为成熟的细胞的过程;分化程度即细胞发育成熟程度,是指肿瘤细胞和组织与其起源的正常细胞和组织在形态和功能上的相似程度。异型性越小,说明肿瘤与其起源的正常细胞和组织相似,肿瘤分化成熟程度高,恶性程度低;反之,异型性越大,说明肿瘤与其起源的正常细胞和组织有很大的不同,肿瘤分化成熟程度低,恶性程度高。恶性肿瘤常有明显的异型性。

肿瘤的异型性包括组织结构和细胞的异型性,肿瘤异型性的大小是诊断肿瘤良、恶性以及肿瘤恶性程度的主要组织学依据(图 12-3、图 12-4)。

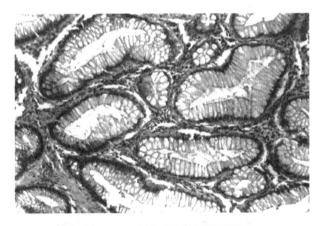

图 12-3 肠腺瘤(分化程度高)

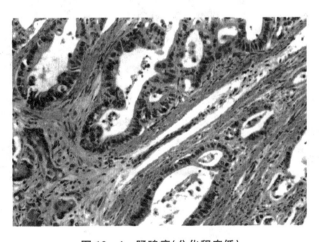

图 12-4 肠腺癌(分化程度低)

（一）肿瘤组织结构的异型性

肿瘤组织结构的异型性是指肿瘤组织在空间排列方式上（包括极向、器官样结构及其与间质的关系等方面）与其起源的正常组织之间的差异。

良性肿瘤组织结构的异型性小，一般与其起源组织相似。如腺瘤中可见腺体数目增多，大小及形态比较一致（图 12-3）。

恶性肿瘤组织结构的异型性明显，瘤细胞排列紊乱，失去正常的排列结构、层次或极性。如腺癌的腺体数目异常增多，大小不等、形状不规则，排列紊乱（图 12-4），癌细胞排列失去极向，紧密重叠或呈多层，可形成不规则的实性癌细胞巢。

（二）肿瘤细胞的异型性

良性肿瘤的细胞异型性小，一般与其起源的正常细胞相似。恶性肿瘤细胞的异型性明显，主要表现在以下方面：

1. 肿瘤细胞的多形性　恶性肿瘤细胞一般比相应的正常细胞大，而且瘤细胞大小不一、形态各异，有时可出现瘤巨细胞。但有些分化很差的肿瘤，瘤细胞比相应的正常细胞小，大小也较一致，如肺燕麦细胞癌。

2. 肿瘤细胞核的多形性　细胞核的多形性是恶性肿瘤的重要形态特征，对区别良、恶性肿瘤和恶性肿瘤的分级有重要意义。

（1）核的大小、形态和染色不一，可出现巨核、双核、多核或奇异形核等；

（2）核的体积增大，核质比增大（正常为 $1:4\sim1:6$，恶性肿瘤细胞可接近 $1:1$）；

（3）由于核内 DNA 增多，核染色加深，染色质呈粗颗粒状，分布不均，常堆积于核膜下，使核膜增厚。核仁肥大，数目也常增多（可达 $3\sim5$ 个）；

（4）核分裂象多见，可见病理性核分裂象（图 12-5），如不对称性核分裂、多极性核分裂、顿挫性核分裂等。病理性核分裂象对于恶性肿瘤的诊断具有重要意义。

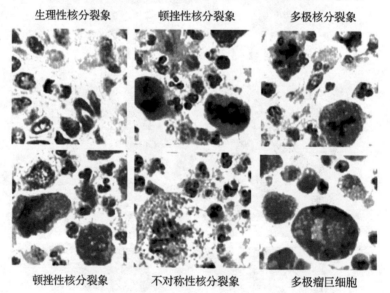

生理性核分裂象　　顿挫性核分裂象　　多极核分裂象

顿挫性核分裂象　　不对称性核分裂象　　多极瘤巨细胞

图 12-5　瘤细胞核的多形性

3. 肿瘤细胞质的改变 由于核蛋白体增多,恶性肿瘤细胞的胞质常呈嗜碱性。有些肿瘤细胞的胞质内可见糖原、脂质、黏液或色素等特异性物质,这有助于判断肿瘤的组织来源。

三、肿瘤的生长

(一) 生长速度

不同肿瘤及肿瘤的不同阶段生长速度有极大的差异。分化程度低的恶性肿瘤生长速度较快,短期内即可形成明显的肿块,并且由于血管形成及营养供应的相对不足,容易发生坏死、出血等继发性改变。分化程度高的良性肿瘤生长速度较慢,常可持续几年甚至几十年;如果良性肿瘤在短时间内生长速度突然加快,则要考虑到发生恶变的可能。

知 识 拓 展

肿瘤生长速度的影响因素

1. 肿瘤的生长分数是指肿瘤细胞群体中处于增殖阶段的细胞的比例。恶性肿瘤初期,细胞分裂增殖活跃,生长分数高;随着肿瘤的生长,有的肿瘤细胞进入静止期,分裂增殖停止。抗肿瘤药物主要针对复制期的细胞,因此,生长分数高的肿瘤对化疗敏感,效果好;反之则效果差,可先将肿瘤缩小,使残留的癌细胞进入复制期后再进行化疗。

2. 肿瘤细胞丢失因数是指肿瘤细胞群体内总的细胞丢失率占肿瘤细胞新生率的比例。由于营养供应、肿瘤坏死脱落、机体抗肿瘤反应等因素的影响,有些肿瘤细胞会死亡,即瘤细胞丢失。肿瘤的生长速度与瘤细胞的生成与丢失的比例有关,可能在很大程度上决定肿瘤是否能持续生长、能以多快的速度生长。肿瘤治疗的重点即促进肿瘤细胞死亡及抑制肿瘤细胞增生。

3. 肿瘤的演进是指恶性肿瘤在生长过程中侵袭性越来越强的现象。

4. 肿瘤的异质化是指同一个克隆来源的肿瘤细胞,在生长过程中,其子代细胞在生长速度、侵袭能力、对生长信号反应、对抗癌药物敏感性等方面有所差异的过程,而且具有生长优势和侵袭能力较强的细胞被保留下来。

5. 肿瘤血管为肿瘤生长提供营养,为肿瘤转移创造条件,因此血管越丰富的肿瘤生长越快。

(二) 生长方式

肿瘤的生长方式主要有三种:

1. 膨胀性生长 是大多数良性肿瘤的生长方式。由于瘤细胞生长缓慢,不侵袭周围正常组织,随着肿瘤体积的增大,犹如逐渐膨胀的气球,使肿瘤形成结节状、分叶状的肿块。随体积增大,推开或挤压周围正常组织,常有完整的纤维包膜,与周围组织分界清楚(图12-6)。位于皮下者临床触诊时,肿瘤活动度大,易推动,手术易完整摘除,术后也不易复发。

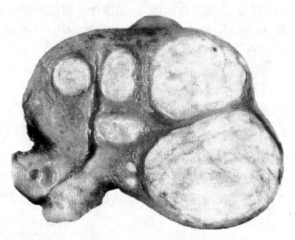

图 12 - 6　膨胀性生长(子宫多发性平滑肌瘤)

2. 浸润性生长　是大多数恶性肿瘤的生长方式,也是造成恶性肿瘤转移的基础。瘤细胞生长迅速,像树根长入泥土一样,侵入并破坏周围组织、血管或淋巴管,常没有包膜或包膜不完整,与周围组织分界不清(图 12 - 7)。临床触诊时,瘤体固定或活动度小,手术切除时,切除范围应比肉眼所见肿瘤范围大,但仍不易彻底切除,术后易复发。

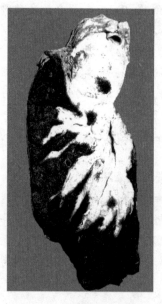

图 12 - 7　浸润性生长(肺癌)

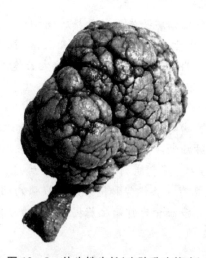

图 12 - 8　外生性生长(皮肤乳头状瘤)

3. 外生性生长　良、恶性肿瘤均可呈外生性生长。发生于体表、体腔或管道器官(如消化道、泌尿生殖道等)内表面的肿瘤多呈外生性生长,常向表面生长,形成突起的乳头状、息肉状、蕈状或菜花状的肿物(图 12 - 8)。恶性肿瘤在外生性生长的同时,其基底部往往也向深部组织浸润性生长;表面由于生长迅速,血液供应不足,容易发生坏死脱落,而形成底部高低不平、边缘隆起的恶性溃疡。

四、肿瘤的扩散

肿瘤的扩散是指恶性肿瘤不仅可以在原发部位浸润性生长、蔓延,累及邻近的器官或组织;还可以通过多种途径扩散到身体其他部位继续生长。这是恶性肿瘤最重要的生物学特点,也是导致患者死亡的主要原因。肿瘤的扩散方式有直接蔓延和转移两种。

（一）直接蔓延

直接蔓延是指随着恶性肿瘤的不断长大,肿瘤细胞沿着组织间隙、血管、淋巴管或神经束衣向周围正常组织或器官生长,并破坏其结构,如晚期子宫颈癌可直接蔓延至膀胱、直肠、子宫体或阴道等。

（二）转移

恶性肿瘤细胞从原发部位侵入淋巴管、血管或体腔,不连续地迁徙到其他部位,继续生长,形成与原发瘤同样类型的肿瘤,这个过程称为转移,所形成的肿瘤称为转移瘤或继发瘤。良性肿瘤不转移,只有恶性肿瘤才可能发生转移,但并非所有恶性肿瘤都会发生转移,如皮肤的基底细胞癌多造成局部破坏,而很少转移。一旦恶性肿瘤发生转移,病人被治愈的可能性将大大降低,存活时间也将大大缩短。常见的转移途径有以下三种:

1. 淋巴道转移　淋巴道转移是癌的主要转移方式。恶性肿瘤细胞侵入淋巴管后,随淋巴液首先到达局部淋巴结,如乳腺癌首先转移到同侧腋窝淋巴结,肺癌首先到达肺门淋巴结。瘤细胞先聚集于边缘窦,继续增殖并累及整个淋巴结,使淋巴结肿大、质地变硬、切面呈灰白色;肿瘤增殖侵破被膜,可使相邻的淋巴结融合成团。局部淋巴结转移后,可进一步顺淋巴管依次向远处淋巴结转移,最后可经胸导管进入血流,继发血道转移。有时因受累淋巴窦或淋巴管阻塞,也可出现跳跃式或逆行性转移(图 12－9)。

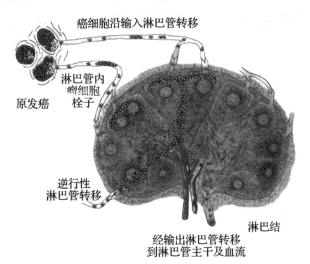

图 12－9　恶性肿瘤淋巴道转移模式图

2. 血道转移　血道转移是肉瘤的主要转移方式。恶性肿瘤细胞多经毛细血管或静脉入血,侵入血管的肿瘤细胞常聚集成团,形成瘤栓,可随血流到达远处器官,继续生长,形成转移瘤。

血道转移的途径与血栓栓塞过程相似,即侵入体循环静脉的恶性肿瘤细胞经右心至肺,在肺内形成转移瘤;侵入门静脉系统的恶性肿瘤细胞,首先发生肝的转移;侵入肺静脉的恶性肿瘤细胞,可经左心随主动脉血流到达全身各组织器官,常转移至脑、骨、肾及肾上腺等处,这些器官的转移瘤常发生在肺内已有转移之后。此外,侵入胸、腰、骨盆静脉的恶性肿瘤细胞,可通过吻合支进入脊椎静脉丛,直接转移到脊椎、肋骨和脑等,此时可不伴有肺的转移。

恶性肿瘤可以通过血道转移累及许多器官,其中最常受累的脏器是肺和肝(图12-10)。因此,临床上判断有无血道转移,以确定患者的临床分期和治疗方案时,做肺及肝的影像学检查是很有必要的。

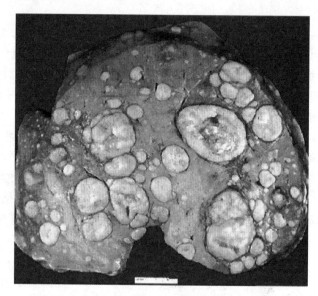

图 12-10 肝血道转移癌

3. 种植性转移 体腔内器官的恶性肿瘤蔓延至器官表面时,瘤细胞可以脱落,像播种一样,种植在体腔内其他器官的表面,并继续生长形成多发的转移瘤,称为种植性转移。种植性转移常见于腹腔器官的恶性肿瘤,也可以见于胸腔、心包腔、蛛网膜下隙和关节腔等处。如胃癌破坏胃壁侵及浆膜后,可种植到大网膜、腹膜、腹腔内器官表面甚至卵巢等处。肺癌也常在胸腔内形成广泛的种植性转移。脑部的恶性肿瘤如小脑的髓母细胞瘤也可经脑脊液转移到脑的其他部位或脊髓。浆膜腔的种植性转移常引起血性浆液性积液,临床上抽取体腔积液进行脱落细胞学检查,有助于诊断恶性肿瘤。

极少数情况下,某些涉及肿瘤的操作,如穿刺、手术等如操作不慎,也可能造成医源性种植性转移,故应规范操作,尽量避免。

五、肿瘤的复发

肿瘤的复发是指良、恶性肿瘤经手术切除、放射治疗、化疗等方法治疗后,经过一段时期,在原发的部位或远离的部位又生长出与原发瘤相同类型的肿瘤。良性肿瘤因可完整摘除,术后不易复发;恶性肿瘤无法彻底切除干净,术后易复发。

六、肿瘤的分级和分期

肿瘤的分级和分期一般用于恶性肿瘤。恶性肿瘤的分级和分期,对临床制定治疗方案和估计预后具有重要意义。通常肿瘤的分级和分期越高,患者的生存率越低。

(一)分级

恶性肿瘤的分级是描述其恶性程度的指标。根据肿瘤的分化程度、异型性及核分裂数等,将其分为三级:Ⅰ级为高分化,属低度恶性;Ⅱ级为中等分化,属中度恶性;Ⅲ级为低分化或未分化,属高度恶性。

这种分级法简单易行,对临床治疗和判断预后也有一定意义,但易受主观因素的影响,也缺乏定量标准,因此,如何建立精确的分级标准还有待于进一步研究。

(二)分期

恶性肿瘤的分期是描述其生长范围和播散程度的指标。分期反映恶性肿瘤的早晚和对病人造成的危害程度,肿瘤体积越大,生长范围和播散程度越广,患者的预后越差。肿瘤的分期有多种方案,主要是根据原发肿瘤的大小、浸润的深度和范围以及是否累及周围组织、转移情况等来确定的。

目前国际上广泛采用 TNM 分期系统:T 指原发瘤的大小或浸润的深度,随着肿瘤的增大依次用 $T_1 \sim T_4$ 来表示;N 指局部淋巴结受累情况,N_0 表示无淋巴结转移,随着淋巴结受累程度和范围的扩大,依次用 $N_1 \sim N_3$ 表示;M 指血道转移,无血道转移者用 M_0 表示,有血道转移者用 M_1 表示。

第三节 肿瘤对机体的影响

因肿瘤性质和发展阶段的不同,肿瘤对机体的影响也不同。

一、良性肿瘤对机体的影响

由于分化较成熟,生长缓慢,无浸润和转移,良性肿瘤对机体的影响一般较小,主要表现为局部压迫和阻塞症状,其症状的有无及严重程度,主要与肿瘤的发生部位和继发改变有关。

1. 压迫组织和器官 良性肿瘤除少数可发生局部症状外,一般对机体无重要影响,但生长在重要部位的肿瘤,也可引起严重后果。如卵巢囊腺瘤生长较大时,可压迫腹腔组织和器官;颅内或椎管内的良性肿瘤,可压迫脑或脊髓,阻塞脑室系统而引起颅内高压,出现相应的神经系统症状。

2. 阻塞器官的管道 良性肿瘤生长在某些管道器官时,可阻塞这些器官的管道,影响其功能,如肠壁的平滑肌瘤生长较大时,可阻塞肠道。

3. 继发性改变 良性肿瘤有时还可发生继发性改变,带来程度不同的影响,如子宫黏膜下肌瘤常伴有浅表糜烂或溃疡,引起出血和感染;消化道良性肿瘤可引起肠梗阻或肠套叠等。

4. 激素的影响　内分泌腺的良性肿瘤常因某些激素分泌过多而产生全身性影响,如胰岛细胞瘤因分泌过多的胰岛素,可引起阵发性低血糖;垂体嗜酸性细胞腺瘤因分泌过多的生长激素,可引起巨人症或肢端肥大症。

二、恶性肿瘤对机体的影响

恶性肿瘤由于分化不成熟,生长迅速,浸润破坏器官的结构和功能,并可发生转移,对机体的影响严重。除与良性肿瘤相似的局部压迫和阻塞等症状外,还可有下列表现:

1. 局部压迫和阻塞　如甲状腺癌较大时可压迫气管,影响通气;食管癌晚期,因食物通过受限,引起吞咽困难。

2. 破坏组织、器官的结构和功能　恶性肿瘤呈浸润性生长,可破坏周围正常组织、器官的结构和功能。如骨肉瘤侵袭破坏正常骨组织,可引起病理性骨折;肝癌可浸润破坏肝组织,引起肝功能障碍等。

3. 出血、感染、溃疡、穿孔等　恶性肿瘤因发生破溃、侵袭周围血管或缺血坏死,可引起出血,如肺癌出现咯血,膀胱癌可发生血尿,直肠癌可有便血等。恶性肿瘤组织坏死、溃破后,可继发感染,并常产生腥臭分泌物,如晚期的子宫颈癌、阴茎癌等。消化道肿瘤坏死破溃后,可形成溃疡,甚至发生穿孔。

4. 发热　部分恶性肿瘤病人,因肿瘤代谢产物、坏死分解产物的吸收或继发局部感染,可引起机体发热。

5. 疼痛　恶性肿瘤早期一般不出现疼痛,而恶性肿瘤晚期,由于肿瘤组织浸润或压迫局部神经,可引起相应部位的顽固性疼痛。如肝癌时肝被膜神经受压迫而出现的肝区疼痛;鼻咽癌侵犯三叉神经引起的头痛等。

6. 恶病质　恶性肿瘤晚期,患者机体出现进行性消瘦、无力、贫血、全身衰竭,甚至死亡的状态,称为恶病质。恶病质的发生可能与多种因素有关:恶性肿瘤因生长迅速而消耗体内大量营养物质;肿瘤组织坏死分解产物及继发出血、感染、发热等引起机体的代谢紊乱;疼痛和不良的心理状态影响患者的进食和睡眠;消化道的恶性肿瘤直接影响进食和消化吸收等。

7. 内分泌紊乱　一些内分泌腺的恶性肿瘤可使某些激素分泌过多而产生全身性影响,如卵巢的低度恶性颗粒细胞瘤因分泌过多雌激素而致性激素异常。

8. 副肿瘤综合征　由于肿瘤的产物(如异位激素)或异常免疫反应或其他不明原因,引起患者内分泌、神经、消化、造血、骨关节、皮肤及肾脏等系统器官发生一系列病变,并出现相应的临床表现,称为副肿瘤综合征,见于肺癌、肝癌、肾癌等。这些表现不是由原发瘤或转移瘤直接引起,也与肿瘤的侵袭或转移无关,并且可随肿瘤的缓解而减轻,随肿瘤的复发而加重。副肿瘤综合征可能是一些隐匿肿瘤的早期表现,可由此及时发现和诊断早期肿瘤。

一些非内分泌腺的肿瘤可产生和分泌激素或激素样物质,称为异位激素,如促肾上腺皮质激素、甲状旁腺素、胰岛素等,引起相应的临床症状和体征,称为异位内分泌综合征。此类肿瘤称为异位内分泌肿瘤,大多数是恶性肿瘤,其中以癌为多,如小细胞肺癌、胃癌、肝癌等,也可见于肉瘤。异位内分泌综合征属于副肿瘤综合征。

第四节 良性肿瘤与恶性肿瘤的区别

良性肿瘤与恶性肿瘤的生物学行为及对机体的影响差别很大,临床上治疗方法和预后也完全不同。如果把恶性肿瘤误诊为良性肿瘤,就可能导致治疗不彻底或延误;反之,如把良性肿瘤误诊为恶性肿瘤,会使患者遭受不应有的精神、身体和经济负担。因此,正确区分良、恶性肿瘤,对肿瘤的诊断和治疗等有重要的临床意义,良、恶性肿瘤的主要区别见表12-2。

表 12-2 良性肿瘤与恶性肿瘤的区别

	良性肿瘤	恶性肿瘤
分化程度	分化好,异型性小,与起源组织相似	分化差,异型性大,与起源组织差别明显
核分裂象	无或少,不见病理性核分裂象	多见,可见病理性核分裂象
生长速度	缓慢,通常以年计	较快,通常以月计
生长方式	膨胀性或外生性生长,前者常有包膜,边界清楚,可推动	浸润性或外生性生长,前者无包膜,边界不清,不易推动
继发改变	少见,很少发生坏死、出血等	多见,常发生坏死、出血、溃疡、感染等
转移	不转移	常有转移
复发	不复发或很少复发	较易复发
对机体的影响	较小,主要为局部压迫或阻塞	较大,除压迫、阻塞外,还可以破坏原发部位和转移部位的组织结构,引起坏死、出血、感染,甚至造成恶病质、死亡

必须注意的是良、恶性肿瘤的区别不是绝对的,需综合分析才能得出正确的结论。如血管瘤为良性肿瘤,但无包膜,常呈浸润性生长;某些颅内的良性肿瘤也可危及患者的生命;皮肤基底细胞癌虽为恶性肿瘤,却几乎不发生转移。

少数肿瘤的组织形态和(或)生物学行为介于良、恶性之间,称为交界性肿瘤,如卵巢交界性囊腺瘤等,此类肿瘤复发、恶变的倾向大,故临床上应采取积极的治疗措施,并加强随访。

此外,肿瘤的良、恶性也并非一成不变。某些良性肿瘤如不及时治疗,可转变为恶性肿瘤,称为良性肿瘤恶性变,如结肠息肉状腺瘤可恶变为腺癌。极个别的恶性肿瘤,如黑色素瘤,有时由于机体免疫力增强等原因,可以停止生长甚至完全自然消退。儿童的神经母细胞瘤甚至转移灶的瘤细胞有时能分化成熟,使肿瘤停止生长而自愈,但这种情况极少发生。绝大多数恶性肿瘤并不能自然逆转为良性。

肿瘤患者的五年生存率

　　五年生存率是指确诊的肿瘤经过各种综合治疗后,生存五年及以上的患者占同期患者总数的百分比。由于转移和复发大多发生于根治术后三年之内,少部分发生于五年之内,因此如果恶性肿瘤患者经治疗后能正常存活五年,可以视作"痊愈"。故常用五年生存率等来衡量肿瘤的恶性行为和对治疗的反应,这些指标也与肿瘤的分级和分期有密切的关系。此外,也有用十年生存率来表示疗效的。

第五节　肿瘤的命名与分类

一、肿瘤的命名原则

　　人体的组织和器官几乎都可以发生肿瘤,因此肿瘤的种类繁多,命名也较复杂,一般是根据其组织来源和生物学行为来进行命名。

　　（一）良性肿瘤的命名

　　良性肿瘤的命名原则是:生长部位＋起源组织＋"瘤",如肠腺瘤、子宫平滑肌瘤、背部脂肪瘤等。有时还可结合肿瘤的形态特点命名,如因腺瘤呈乳头状生长并有囊腔形成而称为卵巢乳头状囊腺瘤。

　　但并非所有的"瘤"都是肿瘤,如动脉瘤是指动脉管壁局限性病理性扩张形成的包块,错构瘤是由所在器官相同组织组成但结构紊乱比例失常而形成的包块,迷离瘤则指正常组织易位到其他部位而形成的包块。

　　（二）恶性肿瘤的命名

　　恶性肿瘤主要分为癌和肉瘤两类,二者的区别见表12-3。癌症则泛指所有的恶性肿瘤,包括癌、肉瘤以及其他特殊命名的恶性肿瘤。

表 12-3　癌与肉瘤的区别

	癌	肉瘤
组织来源	上皮组织	间叶组织
发病率	较高,约为肉瘤的9倍,多见于40岁以上成人	较低,多见于青少年
大体特点	灰白色、质较硬、较干燥	灰红色、质软、湿润、鱼肉状
镜下特点	癌细胞多形成癌巢,实质与间质分界清楚	肉瘤细胞多弥漫分布,实质与间质分界不清,间质内血管丰富
网状纤维	见于癌巢周围,癌细胞间多无网状纤维	肉瘤细胞间多有网状纤维
转移途径	多经淋巴道转移	多经血道转移

1. 癌　起源于上皮组织的恶性肿瘤统称为癌,其命名原则是:生长部位＋起源上皮组织＋"癌",如肺鳞状细胞癌、肠腺癌、膀胱移行细胞癌等。有时还可以结合其形态特点命名,如甲状腺乳头状腺癌。

2. 肉瘤　起源于间叶组织的恶性肿瘤统称为肉瘤,间叶组织包括纤维结缔组织、脂肪、肌肉、骨、软骨、脉管等,其命名原则是:生长部位＋起源间叶组织＋"肉瘤",如股骨骨肉瘤、左大腿纤维肉瘤、子宫平滑肌肉瘤等。

（三）肿瘤的特殊命名

少数肿瘤命名已经约定俗成,不按上述原则命名。

1. 有些肿瘤的形态类似某种幼稚组织,称"母细胞瘤"。其中大多数为恶性,如视网膜母细胞瘤、神经母细胞瘤、肾母细胞瘤等;少数为良性,如骨母细胞瘤、软骨母细胞瘤、脂肪母细胞瘤等。

2. 有些恶性肿瘤因成分复杂或习惯沿袭,在肿瘤的名称前加"恶性"二字。如恶性神经鞘瘤、恶性脑膜瘤、恶性淋巴瘤、恶性黑色素瘤、恶性畸胎瘤等。临床上恶性淋巴瘤、恶性黑色素瘤有时省去恶性二字,但依然属恶性。

3. 因习惯沿袭,有些恶性肿瘤被称为"病"或"瘤",实际上是恶性肿瘤。如白血病、蕈样霉菌病等;精原细胞瘤、无性细胞瘤、骨髓瘤等。

4. 有些恶性肿瘤以最初研究或描述该肿瘤的人的名字命名。如霍奇金（Hodgkin）淋巴瘤、尤文（Ewing）肉瘤、伯基特（Burkitt）淋巴瘤等。

5. "瘤病"多用于多发性良性肿瘤,如神经纤维瘤病,或在局部呈广泛弥漫生长的良性肿瘤,如血管瘤病、脂肪瘤病。

6. 一种肿瘤的实质中既有癌的成分,又有肉瘤的成分,则称为癌肉瘤。

二、肿瘤的分类

依据起源组织和生物学行为,肿瘤可分为上皮组织肿瘤、间叶组织肿瘤、淋巴造血组织肿瘤、神经组织肿瘤等类型,每一类型又分为良、恶性两种。常见肿瘤分类见表 12 - 4。

表 12 - 4　常见肿瘤的分类

组织起源		良性肿瘤	恶性肿瘤
上皮组织	鳞状上皮	乳头状瘤	鳞状细胞癌
	基底细胞		基底细胞癌
	腺上皮	腺瘤	腺癌
	移行上皮	乳头状瘤	移行细胞癌
间叶组织	纤维组织	纤维瘤	纤维肉瘤
	脂肪组织	脂肪瘤	脂肪肉瘤
	平滑肌组织	平滑肌瘤	平滑肌肉瘤
	横纹肌组织	横纹肌瘤	横纹肌肉瘤

续表 12 - 4

组织起源		良性肿瘤	恶性肿瘤
间叶组织	血管组织	血管瘤	血管肉瘤
	淋巴管组织	淋巴管瘤	淋巴管肉瘤
	骨组织	骨瘤	骨肉瘤
	软骨组织	软骨瘤	软骨肉瘤
	滑膜组织	滑膜瘤	滑膜肉瘤
	间皮	间皮瘤	恶性间皮瘤
淋巴造血组织	淋巴组织		恶性淋巴瘤
	造血组织		白血病
神经组织	神经衣组织	神经纤维瘤	神经纤维肉瘤
	神经鞘组织	神经鞘瘤	恶性神经鞘瘤
	胶质细胞	胶质细胞瘤	恶性胶质细胞瘤
	原始神经细胞		髓母细胞瘤
	脑膜组织	脑膜瘤	恶性脑膜瘤
	交感神经节	节细胞神经瘤	神经母细胞瘤
其他组织	黑色素细胞		黑色素瘤
	胎盘组织	葡萄胎	恶性葡萄胎、绒毛膜上皮癌
	生殖细胞		精原细胞瘤、无性细胞瘤
	原始胚胎组织	畸胎瘤	恶性畸胎瘤

第六节　癌前病变、非典型增生、原位癌和早期浸润癌

一、癌前病变

癌前病变是指某些具有癌变潜在可能性的良性病变或疾病,长期存在有可能转变为癌。但是并非所有的癌前病变都一定会发展为恶性肿瘤,也不是所有的癌都存在明确的癌前病变;而且从癌前病变发展为癌,需要经历很长的时间。因此,正确认识、积极治疗、随访癌前病变,对肿瘤的预防具有重要的实际意义。

常见的癌前病变有以下几种:

1. 黏膜白斑　发生于食管、口腔、外阴、子宫颈等处。主要病变是黏膜的鳞状上皮过度增生和角化,并出现一定的异型性;肉眼上呈白色斑块,故称黏膜白斑。如长期不愈,有可能转变为鳞状细胞癌。

2. 子宫颈糜烂 是已婚妇女常见的疾病,与人类乳头状瘤病毒(HPV)的感染有密切关系。在慢性子宫颈炎等致病因素影响下,子宫颈阴道部的鳞状上皮可发生坏死、脱落,被来自子宫颈管内膜的单层柱状上皮所取代。由于单层柱状上皮薄,上皮下的血管容易暴露而呈红色,使该处呈粉红色或鲜红色,好像发生了黏膜上皮的缺损,称为子宫颈糜烂,实际上为假性糜烂。之后,又可被化生的鳞状上皮所替代,称为糜烂愈复。如果上述上皮坏死和修复的过程反复进行,少数病例可经非典型增生发展为子宫颈鳞状细胞癌。

3. 乳腺纤维囊性病 常见于 40 岁左右的妇女,由内分泌功能紊乱引起。病变主要为乳腺小叶导管和腺泡上皮细胞增生、大汗腺化生及导管囊性扩张,间质纤维组织增生,其中伴有导管内乳头状增生者较易发生癌变。

4. 结肠、直肠腺瘤 较为常见,可单发或多发,均可发生癌变,绒毛状腺瘤发生癌变的机会更大;多发者常有家族史,具有遗传性,更易发生癌变。

5. 慢性萎缩性胃炎及胃溃疡 慢性萎缩性胃炎时,胃黏膜腺体可有肠上皮化生,可以通过非典型增生进展为胃癌;慢性胃溃疡时,溃疡边缘的黏膜因长期受刺激而不断增生,也可能转变为癌。两者久治不愈,均可发生癌变,癌变率前者不到 1%,后者约为 1%。

6. 慢性溃疡性结肠炎 慢性溃疡性结肠炎是一种炎性肠病,在反复溃疡和黏膜增生的基础上可发生结肠腺癌,癌变率约为 25%。

7. 皮肤慢性溃疡 经久不愈的皮肤溃疡,由于长期慢性刺激,表皮鳞状上皮增生和非典型增生,可发生癌变。

8. 肝硬化 由慢性乙型肝炎所致的肝硬化患者,有相当一部分可进展为肝细胞性肝癌。

二、非典型增生

非典型增生是指上皮细胞增生并出现一定程度的异型性,但还不足以诊断为癌,多发生于皮肤或黏膜表面的鳞状上皮,也可发生于腺上皮。增生的细胞大小不一,形态多样,核大深染,核质比增大,核分裂象虽增多但多正常,细胞排列紊乱,极向消失。

根据异型性大小和累及范围的不同,非典型增生可分为轻、中、重三级。轻度:异型性较小,细胞增生累及上皮全层下 1/3;中度:异型性中等,细胞增生累及上皮全层下 2/3;重度:异型性较大,细胞增生累及上皮全层 2/3 以上,但尚未累及全层。轻、中度的非典型增生,在病因消除后可恢复正常;而重度非典型增生则较难逆转,常转变为癌。

知 识 拓 展

上皮内瘤变

近年来提出了上皮内瘤变的概念,用于描述上皮细胞从非典型增生到原位癌这一连续的过程。轻度非典型增生称为上皮内瘤变Ⅰ级;中度非典型增生称为上皮内瘤变Ⅱ级;重度非典型增生和原位癌称为上皮内瘤变Ⅲ级。这主要是因为重度非典型增生和原位癌实际上很难截然划分,而且二者的临床处理原则基本一致。

三、原位癌

原位癌是指黏膜或皮肤上皮层内的癌细胞已累及上皮的全层,但尚未突破基底膜向下浸润(图 12-11)。原位癌见于鳞状上皮、移形细胞或鳞状上皮化生的黏膜上皮,如子宫颈、食管、皮肤、膀胱等处。原位癌是一种早期癌,不发生转移,如能及时发现和治疗,可防止其发展为浸润癌,从而提高治愈率。

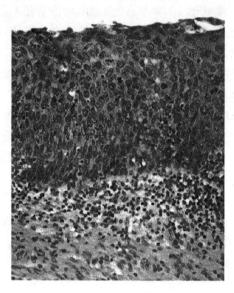

图 12-11 原位癌

四、早期浸润癌

早期浸润癌是指癌细胞已突破基底膜向下浸润,但浸润深度不超过基底膜下 5 mm,极少发生转移。一般肉眼无法判断,只有通过显微镜才能确诊(图 12-12)。

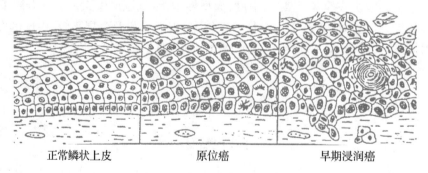

正常鳞状上皮　　　　　原位癌　　　　　早期浸润癌

图 12-12 原位癌与早期浸润癌示意图

第七节　肿瘤的病因和发病机制

一、肿瘤的病因

肿瘤的病因和发病机制十分复杂,至今尚未完全阐明。导致肿瘤形成的各种因素称为致瘤因子,致瘤因子种类众多,包括环境致癌因素(外因)和机体内在因素(内因)两大类,肿瘤的发生往往与多种因素的综合作用有关。

(一)环境致癌因素

1. 化学致癌因素　大多数肿瘤与化学致癌因素有关。化学致癌物可分为直接致癌物和间接致癌物,少数化学物质不需在体内代谢转化即可致癌,称为直接致癌物;多数化学物质需在体内(主要是肝脏)代谢活化后才致癌,称为间接致癌物。同一致癌物可引起不同的肿瘤,同一肿瘤也可由不同的致癌物引起。某一种肿瘤可能是多种致癌物共同协同作用的结果。

(1) 多环芳烃:多环芳烃存在于石油、煤焦油中,致癌性强的有 3,4 -苯并芘、1,2,5,6 -双苯并蒽、3 -甲基胆蒽等。工厂排出的煤烟、内燃机废气、沥青、烟草燃烧的烟雾中含有多环芳烃,这与肺癌的发生有关;而烟熏、烧烤的鱼、肉等食品中也含有多环芳烃,这可能与胃癌的发生有关。

(2) 氨基偶氮染料:氨基偶氮染料可作为纺织品、食品、饮料的染料。如奶油黄(二甲基氨基偶氮苯)、猩红可在实验中引起大白鼠肝细胞癌。

(3) 芳香胺类:芳香胺类多为工业染料,如乙萘胺、联苯胺、品红等。印染厂、橡胶厂生产作业的人员膀胱癌发生率较高与此有关。

(4) 亚硝胺类:亚硝胺类致癌作用强、致癌谱广,与食管癌、胃癌、肝癌等发生有关。合成亚硝胺的前体物质,如硝酸盐、亚硝酸盐和二级胺广泛存在于水和食物中,在变质的蔬菜、食物、腌制的咸菜中含量较高。鱼、肉类食品的保鲜剂和着色剂也含有亚硝酸盐,进入人体后转化成致癌的亚硝胺类。

(5) 黄曲霉素:黄曲霉素广泛存在于霉变的花生、玉米、谷类中。黄曲霉素有多种,致癌性最强的是黄曲霉素 B_1,可诱发肝细胞癌。黄曲霉素 B_1 与 HBV 具有协同致肝癌作用。

(6) 烷化剂:如氯乙烯、环磷酰胺、氮芥等。由氯乙烯单体聚合而成的一种塑料聚氯乙烯,与肝血管肉瘤、肺癌、白血病等发病有关。如抗癌药环磷酰胺在控制恶性肿瘤霍奇金病若干年后,可诱发第二种恶性肿瘤粒细胞性白血病。

2. 物理致癌因素

(1) 电离辐射:包括 X 射线、γ 射线、粒子形式的辐射(β 粒子等)等,致癌性强。放射工作者如长期接触射线而又缺乏有效的防护措施,可导致皮肤癌和白血病的发病率较一般人高。

(2) 紫外线:长期过度紫外线照射,可引起皮肤鳞状细胞癌、基底细胞癌和黑色素瘤。主要见于有易感因素的个体,如白种人、着色性干皮病病人。着色性干皮病是一种罕见的常染色体隐性遗传病,由于缺乏修复 DNA 所需的酶,不能修复紫外线导致的 DNA 损伤,幼年即可发生皮肤癌。

（3）慢性刺激：长期慢性损伤或慢性炎性刺激，常导致局部细胞增生，进而恶变。如慢性皮肤溃疡、慢性胃溃疡、慢性宫颈炎等可发生癌变。

（4）异物：长期接触大量石棉或石棉制品，可引起胸膜间皮瘤的发生。

3. 生物致癌因素

（1）病毒：生物致癌因素主要是病毒。导致肿瘤形成的病毒可称为肿瘤病毒，分为DNA肿瘤病毒和RNA肿瘤病毒。

与人类肿瘤关系比较密切的DNA肿瘤病毒有：乙型肝炎病毒（HBV）与肝细胞癌的发生有关，人类乳头瘤病毒（HPV）中HPV-16和HPV-18与宫颈癌的发生有关，EB病毒（EBV）与鼻咽癌和Burkitt淋巴瘤的发生有关。

RNA肿瘤病毒是逆转录病毒，可分为急性转化病毒和慢性转化病毒。如人类T细胞白血病/淋巴瘤病毒Ⅰ与人类T细胞白血病/淋巴瘤的发生有关，丙型肝炎病毒与肝细胞癌的发生有关。

（2）细菌：幽门螺杆菌与胃低度恶性B细胞性淋巴瘤的发生有关，由此对伴有幽门螺杆菌感染的胃淋巴瘤病人使用抗生素治疗，部分病人可有一定疗效。

（3）寄生虫：有资料显示，日本血吸虫病与结肠癌，埃及血吸虫病与膀胱癌，华支睾吸虫病与胆管细胞性肝癌的发生有关。

（二）肿瘤发生的内在因素

机体在化学、物理、生物致癌因素等的作用下有可能发生肿瘤，但并不是必然发生肿瘤。这是因为机体的内在因素在肿瘤的发生、发展中也起着非常重要的作用，包括遗传、免疫、内分泌等因素。

1. 遗传因素　肿瘤不是遗传病，多数肿瘤细胞的遗传学改变主要是体细胞的遗传物质在患者生命过程中发生突变和积累的结果。因此肿瘤的发生是遗传因素与环境致癌因素协同作用所致。遗传因素在某些肿瘤的发生中起决定作用，如家族性视网膜母细胞瘤、家族性腺瘤性息肉病、神经纤维瘤病等，因抑癌基因突变或缺失，呈常染色体显性遗传，有明显家族史，儿童多见。遗传因素决定某些肿瘤发生的易感性，如着色性干皮病受紫外线照射后易患皮肤癌、毛细血管扩张性共济失调症的患者易发生急性白血病和淋巴瘤，因DNA修复基因异常，呈常染色体隐性遗传。遗传因素与环境因素在肿瘤的发生中起协同作用，但环境因素对大多数肿瘤更重要，如食管癌、胃肠癌、乳腺癌等。

2. 免疫因素　免疫因素在机体抗肿瘤机制中发挥着重要作用。肿瘤细胞能否在机体内长期存活，由机体的免疫状态所决定。机体的免疫功能较强时，可杀灭、溶解肿瘤细胞，抑制肿瘤的生长与扩散；机体免疫功能低下或缺陷时，易患肿瘤且预后差。如老年人免疫功能减退、儿童免疫功能不健全，以及先天性免疫缺陷、艾滋病、器官移植后免疫抑制治疗者，肿瘤的发病率明显升高。

肿瘤抗原引起机体的免疫反应以细胞免疫为主，体液免疫也有一定的作用。肿瘤引起机体产生免疫反应的抗原可分为肿瘤特异抗原和肿瘤相关抗原两类。肿瘤特异抗原是肿瘤细胞特有抗原，正常细胞中无，如部分肝细胞癌中甲胎蛋白阳性；肿瘤相关抗原在肿瘤细胞和正常细胞中均有，如前列腺相关抗原在正常前列腺上皮组织及前列腺癌细胞中表达均阳性。

3. 内分泌因素 某些肿瘤的发生、发展与内分泌紊乱有一定的关系。如雌激素过多可能与乳腺癌、子宫内膜腺癌的发生有关,而且临床还发现乳腺癌在妊娠期和哺乳期进展较快,而切除卵巢或用雄激素治疗则可使肿瘤明显缩小;垂体前叶激素可促进肿瘤的生长和转移;肾上腺皮质激素可抑制某些造血系统恶性肿瘤的生长与扩散。

4. 其他因素 年龄对肿瘤的发生也有一定影响,如神经母细胞瘤好发于儿童,骨肉瘤好发于青年人,而大部分癌多发生于中老年人。

由于体内激素水平、接触致癌物质机会不同等原因,肿瘤的发生还存在性别差异,如肺癌、食管癌、胃癌、肝癌等多发生于男性,而女性的生殖器官肿瘤、甲状腺癌等发病率明显高于男性。

一些肿瘤的发生还有种族差异,如欧美国家乳腺癌的发生率较高,日本胃癌的发生率高,我国广东地区鼻咽癌多见,甚至移居海外的华裔发病率也高于当地人。

二、肿瘤的发病机制

大量研究表明,肿瘤实质上是一种基因病,它的发生具有复杂的分子生物学基础。在致癌因素作用下,正常细胞内可出现原癌基因激活、肿瘤抑制基因失活,使细胞生长与分化调节失控,发生恶性转化。此外,细胞凋亡调节基因和DNA修复基因的功能紊乱在肿瘤发生中也起着重要的作用。

1. 原癌基因 原癌基因是正常细胞内存在的与细胞生长增殖有关的DNA序列,该基因不表达或表达水平较低,以未激活形式存在,无致癌性,如ras、myc等。它们是细胞进行正常生命活动所必需的,对正常细胞的生长与分化起正性调控作用,其编码的产物是对促进细胞生长增殖十分重要的蛋白质,如生长因子、生长因子受体、信号传导蛋白和转录因子等。

原癌基因转变为癌基因的过程称为原癌基因的激活。在致癌因素作用下,原癌基因可通过点突变、基因扩增、染色体易位等方式被激活为癌基因,使正常细胞核苷酸序列转变为恶性肿瘤的核苷酸序列,细胞进而发生恶性转化,如c-ras、c-myc等。活化的癌基因编码的蛋白质结构异常,活性增强或过度表达,可在不同环节改变或扰乱细胞的正常代谢、生长和分化,最终导致细胞转化直至恶变;癌基因也可过度表达正常生长促进蛋白,引起靶细胞过度生长。

2. 抑癌基因 正常细胞内存在的一类对细胞生长与增殖起负调节作用的基因,这些基因表达的蛋白可抑制细胞生长和肿瘤性转化,称为抑癌基因,如Rb、p53等。在致癌因素作用下,抑癌基因可因发生突变、缺失或重排等而失活,其抑癌功能丧失,导致细胞过度增生和分化不成熟,细胞生长失去正常控制,进而发生细胞的恶性转化。

知 识 拓 展

凋亡调节基因

因肿瘤的生长取决于肿瘤细胞增殖及死亡的比例,除了原癌基因的激活与抑癌基因的失活外,调节细胞凋亡的基因及其产物在一些肿瘤的发生中也起着重要的作用。如 B 细胞淋巴瘤/白血病家族中的 Bcl-2 蛋白可抑制凋亡,而 Bax 蛋白可促进细胞凋亡,即 Bcl-2 为抑制凋亡基因,Bax 为促进凋亡基因。研究发现,当淋巴细胞白血病患者外周淋巴细胞有 20% 以上呈 Bcl-2 阳性时,预后不良,因为 Bcl-2 的过高表达,可导致肿瘤细胞对射线、抗癌药物的耐受性增强,不容易发生凋亡。正常情况下,Bcl-2 和 Bax 在细胞内保持平衡。如 Bcl-2 蛋白增多,细胞存活时间长;若 Bax 蛋白增多,则促进细胞凋亡。

3. 多步癌变的分子基础　从遗传学上来说,肿瘤是一种基因病,环境和遗传致癌因素引起细胞 DNA 改变的主要靶基因是原癌基因和抑癌基因,原癌基因激活和(或)抑癌基因失活可导致细胞的恶性转化。此外,肿瘤的发生也是免疫监视功能丧失的结果。

肿瘤的形成是瘤细胞单克隆扩增的结果,肿瘤的发生、发展是一个长期、多因素、多基因突变、分阶段逐渐演化的过程。单个基因的改变不足以造成细胞的完全恶性转化,细胞完全转化为恶性,需要多个基因的改变。一个细胞要积累这些基因改变,通常需要较长的时间,因此癌症多见于年龄较大的人群。正常细胞转化形成恶性肿瘤可分为三个阶段:激发阶段指在致癌因素作用下,正常细胞发生基因突变,转化为潜在的癌细胞,发展较迅速、时间短暂、不可逆;促发阶段指在促进因子或辅助致癌物质作用下,潜在的癌细胞转化为癌细胞,发展较缓慢、时间长;进展阶段指由于基因突变的积累,癌细胞不断演进和异质化,因而发生失控性增生、侵袭性增强、浸润、转移等。

第八节　肿瘤的预防与治疗

一、肿瘤的预防原则

由于晚期癌症患者治疗后五年生存率较低,生存质量差;早期癌症患者大部分可以治愈,生存质量也较高。因此肿瘤预防的目标就是降低肿瘤的发病率和死亡率,改善患者的生存质量。目前预防肿瘤发生的有效途径是三级预防。

（一）一级预防

一级预防即病因预防,消除或减少可能的危险因素作用于人体,降低肿瘤的发病率。一方面是针对环境的措施:如控制污染,保护环境;加强劳动保护,如防日光、放射线、粉尘、避免接触致癌物质;普及卫生设施,改善卫生条件;积极开展健康教育等。另一方面是针对机体的措施:如预防接种;养成良好的饮食和生活习惯,如戒烟,多食新鲜蔬菜水果,忌食高盐、霉变食物等;锻炼身体,心理健康,增强抗肿瘤能力;及时治疗癌前病变等。

（二）二级预防

二级预防即早期发现、早期诊断、早期治疗,提高治愈率,降低死亡率。二级预防是提高恶性肿瘤治愈率的有效方法,即通过对肿瘤的高危人群进行定期筛查,做好自我监护,发现早期症状,有可疑癌症时,应及时就医。常见恶性肿瘤的早期症状有:体表肿块逐渐增大;进行性吞咽困难;消化不良,进行性食欲减退,消瘦;大便习惯改变或便血;咳嗽、痰中带血;耳鸣、听力减退、涕血;无痛性肉眼血尿;月经期外或绝经后的不规则阴道出血,宫颈接触性出血;黑痣增大、溃破等。

（三）三级预防

三级预防即康复预防,以减轻痛苦、提高生存质量、延长生命为目标。积极处理肿瘤,加速身体和心理康复,减少并发症,避免因病致残,促使患者重返社会。如肿瘤无法治愈,则运用一切可用的治疗手段,努力提高患者的生存质量,减轻痛苦,延长生命,如积极预防各种治疗方法的并发症、止痛、康复锻炼等。

二、肿瘤的治疗原则

肿瘤的治疗方法很多,常用的方法有手术切除、放射疗法、化学疗法、中医中药治疗、免疫治疗、基因治疗等。临床上应根据肿瘤性质、临床分期、患者全身状况而选择不同的治疗方法。

良性肿瘤一般局部手术切除。由于恶性肿瘤为全身性疾病,各种治疗方法都有其利弊,应采取以手术切除为主的综合治疗。通常早期以手术切除原发灶为主;中期手术切除原发灶及区域淋巴结、局部及区域淋巴结放疗,并辅以化疗;晚期综合治疗,如姑息手术、化疗或放疗,并辅以全身支持治疗和对症处理。

复习与思考

一、选择题

1. 肿瘤是指 （　　）

A. 一种特殊增生的病变　　　　　B. 异常过度增生形成的新生物

C. 致病因子引起的肿块　　　　　D. 肉芽肿发展的结果

E. 癌症

2. 下列哪一项不是肿瘤性增生的特点 （　　）

A. 常形成肿块　　　　B. 生长旺盛　　　　C. 相对无限生长

D. 克隆性增生　　　　E. 需致瘤因素持续作用

3. 肿瘤细胞分化程度越高则 （　　）

A. 转移越早　　　　B. 预后越差　　　　C. 恶性度越低

D. 异型性越大　　　　E. 复发率越高

4. 癌转移最常见的部位是 （　　）

A. 淋巴结　　　　B. 肺　　　　C. 肝

D. 脑　　　　E. 骨

5. 下列哪种方式发生的转移属于种植性转移　　　　　　　　　　　（　　）

   A. 通过血管　　　　　　　B. 通过神经　　　　　　　C. 通过淋巴管

   D. 通过手术器械　　　　　E. 通过组织间隙

6. 下列哪一项不符合良性肿瘤的特点　　　　　　　　　　　　　　（　　）

   A. 浸润血管　　　　　　　B. 生长缓慢　　　　　　　C. 异型性小

   D. 复发少　　　　　　　　E. 不转移

7. 良性肿瘤对机体的影响主要取决于　　　　　　　　　　　　　　（　　）

   A. 肿瘤大小　　　　　　　B. 组织起源　　　　　　　C. 肿瘤部位

   D. 生长方式　　　　　　　E. 继发性变化

8. 诊断恶性肿瘤的形态学依据是　　　　　　　　　　　　　　　　（　　）

   A. 肿瘤巨大　　　　　　　B. 核染色深　　　　　　　C. 细胞核增大

   D. 异型性明显　　　　　　E. 分化程度高

9. 诊断恶性肿瘤最可靠的特点是　　　　　　　　　　　　　　　　（　　）

   A. 边界不清　　　　　　　B. 出血坏死　　　　　　　C. 转移

   D. 复发　　　　　　　　　E. 活动度小

10. 交界性肿瘤是指　　　　　　　　　　　　　　　　　　　　　（　　）

   A. 介于良、恶性肿瘤之间的肿瘤

   B. 癌变前的良性肿瘤

   C. 发生于表皮和真皮交界处的肿瘤

   D. 同时具有癌和肉瘤结构的肿瘤

   E. 介于非典型增生和原位癌之间的病变

11. 下列属于恶性肿瘤的是　　　　　　　　　　　　　　　　　　（　　）

   A. 脂肪瘤　　　　　　　　B. 软骨瘤　　　　　　　　C. 纤维瘤

   D. 尤文瘤　　　　　　　　E. 血管瘤

12. 诊断肉瘤的主要依据是　　　　　　　　　　　　　　　　　　（　　）

   A. 灰红色　　　　　　　　B. 发生于青年人　　　　　C. 异型性明显,有核分裂象

   D. 无包膜　　　　　　　　E. 肿瘤细胞弥漫分布,与间质分界不清

13. 癌与肉瘤的根本区别是　　　　　　　　　　　　　　　　　　（　　）

   A. 好发人群　　　　　　　B. 组织来源　　　　　　　C. 分化程度

   D. 生长方式　　　　　　　E. 转移方式

14. 下列不属于癌前病变的是　　　　　　　　　　　　　　　　　（　　）

   A. 胃溃疡　　　　　　　　B. 肠结核　　　　　　　　C. 肝硬化

   D. 皮肤慢性溃疡　　　　　E. 慢性萎缩性胃炎

15. 下列哪一项是原位癌最主要的特征　　　　　　　　　　　　　（　　）

   A. 上皮细胞异型增生　　　B. 是一种早期癌　　　　　C. 可发生转移

   D. 发生于宫颈黏膜上皮　　E. 癌组织累及上皮全层,但基底膜完整

二、思考题

1. 简述恶性肿瘤细胞核多形性的表现。

2. 简述肿瘤的生长方式和扩散方式。

3. 列表比较良性肿瘤和恶性肿瘤的区别。

4. 举例说明肿瘤的一般命名原则。

5. 比较癌与肉瘤的区别。

三、病例分析

李某,男性,59 岁。患者 3 个月前出现阵发性咳嗽,少量痰液,伴右侧胸闷不适。1 个月前咳嗽加重,痰量增加,痰中有时出现血丝,伴有胸闷、气急、发热。经抗生素治疗后体温降至正常,但仍有咳嗽、咳痰、痰中带血、胸闷、气急,发病后体重略有下降,无其他症状。患者有三十余年吸烟史。

体格检查:体温 36.6 ℃,脉搏 95 次/分,呼吸 19 次/分,血压 16.0/10.7 kPa(120/80 mmHg)。一般情况尚好。气管居中,两侧呼吸运动对称,右上肺语颤略增强,右上胸叩诊轻度浊音,听诊右上肺呼吸音减弱,可闻及管样呼吸音。其他无异常。

请思考:

1. 该患者可能罹患何种疾病? 为什么?
2. 为了进一步确诊,还可以做哪些检查?

（王 慧）

第十三章 呼吸系统疾病

学习要点

1. 大叶性肺炎、小叶性肺炎的概念、病理变化、临床病理联系及并发症。
2. 慢性支气管炎、肺气肿、肺心病的概念、病因、发病机制、病理变化及临床病理联系。
3. 肺癌的类型及形态特点,肺癌的扩散方式。
4. 呼吸衰竭的概念、病因、发病机制及机体功能代谢变化。

呼吸系统是指机体与外界进行气体交换的复杂的管道系统,包括鼻、咽、喉、气管、支气管和肺。其中肺是执行气体交换的器官,其他为传送气体的管道。以喉环状软骨为界将呼吸道分为上、下两部分。呼吸系统有着很强的自净和防御功能,对吸入的空气有加温和湿润的作用。自气管开始被覆假复层或单层纤毛柱状上皮,这些纤毛与管壁杯状细胞及黏液腺分泌的黏液共同构成黏液-纤毛排送系统。随空气进入的粉尘颗粒及病原体可被黏膜分泌的黏液和浆液黏附,并由此系统排出体外。此外,呼吸系统还具有局部的防御功能,如肺泡巨噬细胞,可吞噬、降解进入肺泡腔内的粉尘、病原体等;肺泡巨噬细胞有很强的吞噬摄入抗原物质能力并将抗原信息传递给呼吸道的淋巴细胞,激发细胞免疫和体液免疫反应;同时肺泡巨噬细胞还能合成、分泌多种生物活性物质如 γ-干扰素、肿瘤坏死因子(TNF-α)、溶菌酶等。当上述清除、防御功能受损或损害因子的数量过多,毒力过强时,均可引起呼吸系统疾病的发生。

呼吸系统直接与外界相通,环境中的有害气体、粉尘、病原微生物及某些致敏原常是诱发肺疾病的主要原因,而且肺又是全身血液循环回流的必经之路,故血液中的致病因子亦易侵入肺内引起疾病。

第一节 肺 炎

肺炎通常指肺的急性渗出性炎症,是呼吸系统的常见病、多发病,可以是原发的独立性疾病,也可以是其他疾病的并发症。根据病因的不同,分为细菌性肺炎、病毒性肺炎、支原体肺炎、真菌性肺炎、寄生虫性肺炎等;根据病变性质的不同,又分为化脓性肺炎、纤维素性肺炎、浆液性肺炎、干酪性肺炎及肉芽肿性肺炎等;根据病变累及的范围和部位不同,分为大叶性肺炎、小叶性肺炎、间质性肺炎等(图 13-1)。

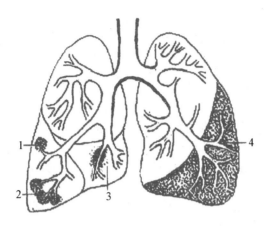

图 13-1 肺炎模式图

1—小叶性肺炎 2—融合性小叶性肺炎 3—间质性肺炎 4—大叶性肺炎

一、大叶性肺炎

大叶性肺炎是以肺泡内弥漫性纤维素渗出为主要病变特征的急性炎症。病变起始于肺泡，并迅速累及一个肺段乃至整个肺叶，故称为大叶性肺炎。临床主要症状为：起病急骤，以寒战、高热开始，继而胸痛、咳嗽、咳铁锈色痰，肺实变体征及外周血白细胞增多。严重者出现呼吸困难和发绀。病程 7～10 天，患者体温下降，症状和体征消失。本病多见于青壮年，男性多见。常发于冬春季节，多为散发。由于抗生素的运用，治疗及时，典型病例已不多见。

（一）病因和发病机制

大叶性肺炎 90% 以上是由毒力较强的肺炎链球菌引起，故又称肺炎链球菌性肺炎。其他病原菌如肺炎杆菌、溶血性链球菌、金黄色葡萄球菌、流感嗜血杆菌也可引起，但均少见。正常情况下，肺炎链球菌可少量存在于鼻咽部黏膜中。当肺炎链球菌被吸入到气管后，常被吞噬细胞吞噬或被呼吸道的防御和自净功能所清除，故不致引起肺炎。如因受寒、过度疲劳、醉酒、麻醉和胸部外伤等诱因，使机体抵抗力降低，易致细菌侵入肺泡后迅速在其中生长繁殖，引发肺组织的变态反应，导致肺泡间隔毛细血管扩张、充血，通透性升高，浆液和纤维蛋白原大量渗出，并与细菌共同通过肺泡间孔或呼吸性细支气管向邻近的肺组织蔓延，波及一个肺段或整个肺大叶。细菌也可随渗出液经肺叶支气管引起肺大叶之间的蔓延播散。

（二）病理变化及临床病理联系

大叶性肺炎的病变特点为肺泡腔内的纤维素性炎症。一般只侵犯单侧肺，以两肺下叶多见。在未使用抗生素治疗的情况下，病变可呈典型的自然发展过程，大致可分为四期。

1. 充血水肿期 发病的第 1～2 天。

肉眼观察：病变的肺叶肿胀，呈暗红色。

镜下观察：肺泡壁毛细血管弥漫性扩张充血。肺泡腔内有多量的浆液性渗出液，其内混有少量的红细胞、中性粒细胞和巨噬细胞（图 13-2）。

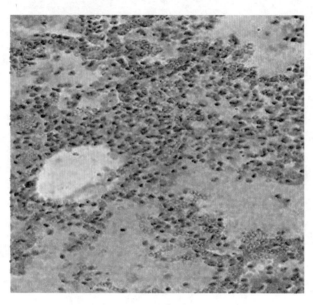

图 13－2 大叶性肺炎充血水肿期(镜下)

临床上:患者有咳嗽和寒战、高热、外周血白细胞计数升高等毒血症症状。渗出液中常检出肺炎链球菌。听诊可闻及湿性啰音。胸部 X 线检查显示呈片状分布的模糊阴影。

2. 红色肝样变期(实变早期)　一般于发病后的第 3～4 天。

肉眼观察:病变的肺叶充血肿胀,呈暗红色,质地变实,切面灰红,似肝脏外观,故称为红色肝样变期(图 13－3)。

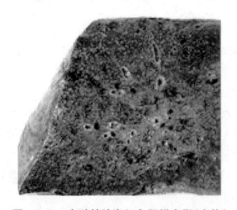

图 13－3 大叶性肺炎红色肝样变期(大体)

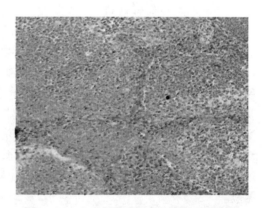

图 13－4 大叶性肺炎红色肝样变期(镜下)

镜下观察:肺泡壁毛细血管仍处于扩张充血状态。由于通透性增加,可见肺泡腔内充满大量红细胞及较多的纤维素,其间夹杂少量中性粒细胞和巨噬细胞(图 13－4)。肺泡腔内的纤维素丝交织成网,并穿过肺泡间孔与相邻肺泡的纤维素网相连接。纤维素网的形成既能限制细菌的扩散,又能加强中性粒细胞及巨噬细胞对肺炎链球菌的吞噬作用。

临床上:患者毒血症症状仍然存在。若病变范围广泛时,肺泡腔被大量渗出物充塞,肺组织变实,使肺通气和肺换气功能障碍,患者动脉血氧分压降低,可出现呼吸困难和发绀等缺氧症状。肺泡腔内的红细胞被巨噬细胞吞噬、崩解后形成含铁血黄素随痰液咳出,致痰液呈铁锈色。当病变波及胸膜时,则引起纤维素性胸膜炎,发生胸痛,并随呼吸和咳嗽而加重。本期渗出物中仍能检出肺炎链球菌。叩诊实变肺叶呈浊音,触诊语颤增强,听诊可闻及支气管呼吸音。胸部 X 线检查可见大片致密阴影。

3. 灰色肝样变期(实变晚期) 此期为发病后的第 5～6 天。

肉眼观察:病变肺叶仍肿大,但充血消退,由红色逐渐转为灰白色,质实如肝,故称为灰色肝样变期(图 13-5)。

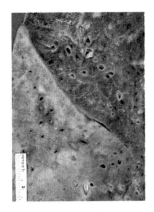 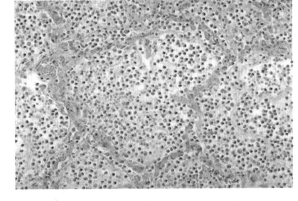

图 13-5 大叶性肺炎灰色肝样变期(大体)　　图 13-6 大叶性肺炎灰色肝样变期(镜下)

镜下观察:肺泡腔内渗出的纤维素进一步增多,相邻肺泡纤维素丝经肺泡间孔相互连接的现象更为多见,纤维素网中有大量的中性粒细胞,因肺泡壁毛细血管受压迫,肺泡腔内几乎很少见到红细胞(图 13-6)。

临床上:患者实变体征仍然存在,虽然肺泡仍不能充气,但病变的肺组织内因肺泡壁毛细血管受压而血流量也显著减少,使其他正常部位气血交换有所增加,故患者的动脉血氧分压升高,缺氧状况得以改善。其他的临床症状也开始减轻,咳出的铁锈色痰逐渐转变为黏液脓痰。渗出物中的致病菌一方面被中性粒细胞吞噬杀灭,另一方面此时机体的特异性抗体业已形成,故不易检出细菌。

4. 溶解消散期 发病后 1 周左右进入此期。

肉眼观察:病变肺组织实变病灶消失,质地较软,呈淡黄色并逐渐恢复正常。

镜下观察:肺泡腔内中性粒细胞变性坏死、崩解,并释放出大量蛋白水解酶将渗出物中的纤维素溶解。溶解的纤维素可经支气管咳出,或经淋巴管吸收,或被巨噬细胞清除。由于肺泡壁结构未遭破坏,肺内炎症病灶完全溶解消散后,肺组织结构和功能逐渐恢复正常。

临床上:患者体温下降,症状和体征逐渐减轻,消失。因为渗出物溶解液化,所以咳痰量增多。听诊又可闻及湿性啰音。胸膜渗出物亦被吸收或机化。胸部 X 线检查恢复正常。此期历时 1～3 周。

上述大叶性肺炎的病理变化是一个连续的过程,病变各期并无绝对的界限。现今由于在疾病的早期就开始对病人使用抗生素治疗,干预了疾病的自然经过,故典型的四期病变过程已很少见。病变往往只局限于肺段,病程也明显缩短,临床表现亦不典型。大叶性肺炎四期病变见表 13-1。

表 13-1 大叶性肺炎四期病理变化及临床特点的比较

分期	充血水肿期	红色肝样变期	灰色肝样变期	溶解消散期
发病后时间	1～2 天	3～4 天	5～6 天	第 7 天开始
大体观察	病变肺叶肿胀充血,呈暗红色	病变肺叶肿胀呈暗红色,质实如肝	病变肺叶肿胀,呈灰白色,质实如肝	病变肺叶质地较软,呈淡黄色
组织学观察	肺泡壁充血水肿,肺泡腔多量浆液渗出	肺泡壁显著充血水肿,肺泡腔内有大量红细胞和纤维素	肺泡壁血管受压闭塞,肺泡腔内有大量中性粒细胞和纤维素	肺泡壁恢复正常,肺泡腔中性粒细胞变性坏死,纤维素溶解液化
临床表现	毒血症症状:高热、寒战	仍有毒血症症状,肺实变体征,咳铁锈色痰,发绀	仍有肺实变体征,咳黏液脓痰,缺氧症状减轻	体温下降,症状减轻,咳痰量增多
胸部 X 线检查	病变处呈片状模糊阴影	病变处呈大片致密阴影	病变处呈大片致密阴影	恢复正常

（三）并发症

经过及时的治疗和护理,大叶性肺炎的并发症已不常见。

（1）肺肉质变:亦称机化性肺炎。由于肺内炎性病灶中渗出的中性粒细胞过少,释放的蛋白水解酶不足以溶解肺泡腔内的纤维素性渗出物,大量未能被溶解吸收的纤维素即被肉芽组织取代而机化。病变的肺组织呈褐色肉样外观,故称为肺肉质变。

（2）肺脓肿及脓胸:肺脓肿及脓胸是由于机体抵抗力低下或致病菌毒力强大所致。当金黄色葡萄球菌和肺炎链球菌混合感染时,受累的肺组织液化坏死,形成肺脓肿。如播散至胸膜可引起化脓性胸膜炎甚至脓胸,临床较少见。

（3）感染性休克:见于重症病例,由于严重的毒血症所致,是大叶性肺炎的严重并发症。主要表现为全身严重的中毒症状和微循环衰竭,故又称中毒性肺炎或休克性肺炎,如不及时抢救,死亡率较高。

二、小叶性肺炎

小叶性肺炎主要是由化脓菌感染引起的以细支气管为中心,蔓延至所属肺小叶的多灶状散布的急性化脓性炎症。病变起始于细支气管,又称支气管肺炎。临床上患者有发热、咳嗽、咳痰等症状,肺部听诊可闻及散在的湿性啰音。本病主要发生于小儿、老人、体弱或久病卧床者。

（一）病因和发病机制

小叶性肺炎常见的病原菌在小儿和成人有所不同,小儿以致病力较弱的肺炎链球菌和流感嗜血杆菌多见。成人则以葡萄球菌和链球菌为多,肺炎杆菌、铜绿假单胞菌和大肠埃希菌等也可引起,常为多种病菌混合感染。这些病原菌通常是口腔或上呼吸道内的常驻菌群。如患传染病、营养不良、恶病质、昏迷、麻醉和大手术后等,使机体抵抗力下降,呼吸系统的防御功能受损,这些细菌就可能侵入通常无菌的细支气管及其肺泡管和肺泡内生长繁殖引起小叶性肺炎。小叶性肺炎常常是某些疾病的并发症,如麻疹后肺炎、手术后肺炎;或昏迷、麻醉患者因吞咽、咳嗽反射减弱或消失,将上呼吸道带菌的分泌物或呕吐物吸入肺部,或新生儿吸入羊水成分而引起的吸入性肺炎;或长期卧床患者引起下垂部位肺组织病变导致坠积性肺炎等。

(二)病理变化及临床病理联系

小叶性肺炎的病变特征是以细支气管为中心的肺组织化脓性炎症。

1. 病理变化 肉眼观察:两肺表面和切面出现许多散在分布的灰黄色实变病灶,尤以下叶及背侧面较为多见。病灶大小不一,直径多在 1 cm 左右(相当于肺小叶范围),形状不规则,病灶中央常见有病变细支气管的横断面。病变严重者,相邻病灶可互相融合成片,有时甚或累及整个大叶,发展为融合性小叶性肺炎,一般不累及胸膜(图 13-7)。

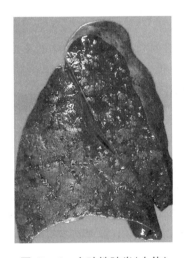

图 13-7 小叶性肺炎(大体)

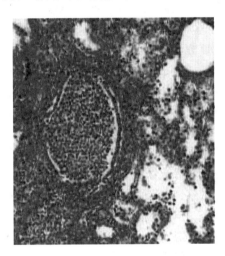

图 13-8 小叶性肺炎(镜下)

镜下观察:典型的病变是细支气管黏膜充血水肿,中性粒细胞弥漫性浸润,管腔内充满浆液、中性粒细胞、脓细胞及坏死脱落崩解的黏膜上皮细胞(图 13-8)。随着病情进展,病灶中细支气管所属的肺组织也充血水肿,肺泡腔内出现较多中性粒细胞、脓细胞、少量红细胞及脱落的肺泡上皮细胞。病灶周围的肺组织充血水肿,部分肺泡过度扩张,呈代偿性肺气肿。

2. 临床病理联系 因小叶性肺炎多为其他疾病的并发症,其临床症状常被原发疾病所掩盖。但因是化脓性炎症,炎性渗出物刺激支气管黏膜,患者常有发热,咳嗽及咳痰、痰液往往为黏液脓性或脓性。因病灶一般较小且呈散在分布,除融合性小叶性肺炎外,肺实变体征不明显。胸部 X 线检查则可见肺内散在的、不规则小片状或斑点状模糊阴影。由于病变区细支气管及其所属肺泡腔内含有渗出物,故听诊可闻及湿性啰音。

(三)结局和并发症

小叶性肺炎经及时有效的治疗和护理,大多数能够痊愈。但在婴幼儿、年老体弱者,特

别是并发其他严重疾病时,预后大多不良。小叶性肺炎的并发症远较大叶性肺炎多,且危险性大。较常见的并发症有:

1. 呼吸衰竭 由于炎性渗出导致肺通气和换气功能障碍,严重者出现缺氧及二氧化碳潴留,引起呼吸衰竭的发生。

2. 心力衰竭 部分患者因肺部炎症病灶广泛,肺血管收缩使肺循环阻力增加,导致肺动脉高压;缺氧和酸中毒又使心肌细胞受损而发生变性坏死,降低心肌收缩和舒张功能,引起心力衰竭。这在婴幼儿更为常见。

3. 肺脓肿、脓胸及脓毒血症 多见于金黄色葡萄球菌引起的小叶性肺炎。

4. 支气管扩张症 支气管破坏严重且病程较长者,可导致支气管扩张症。

三、间质性肺炎

间质性肺炎主要发生在小叶间隔、肺泡壁及细支气管周围组织的急性渗出性炎症。肺泡腔内渗出较轻微,多由病毒和肺炎支原体引起。

(一)支原体肺炎

支原体肺炎是由肺炎支原体感染引起的急性间质性肺炎。寄生在人体的支原体有数十种,但仅有肺炎支原体对人体有致病性。本病多发生于儿童和青少年,发病率随年龄增长而减少,秋、冬季发病较多,主要经飞沫传播,通常为散发,偶呈流行。

病理变化:肺炎支原体感染可引起整个呼吸道的炎症。病变常累及一个肺叶,以下叶多见,偶可波及双肺。

肉眼观察:病变呈暗红色灶状分布,切面可有少量红色泡沫状液体流出,气管或支气管腔可有黏液性渗出物。一般不累及胸膜。

镜下观察:病变因发生于肺间质,所以病变区肺泡间隔明显增宽,肺泡壁毛细血管扩张充血,间质水肿,伴有大量淋巴细胞、单核细胞浸润,肺泡腔内通常无渗出物或仅见少量浆液。细支气管黏膜上皮常保持完好,但在较严重的病例,支气管上皮亦可坏死脱落,甚至出血,此时,如有细菌感染可伴有中性粒细胞浸润。

临床上:患者起病急,多有发热、头痛、咽喉痛、全身不适等一般症状。突出的表现是支气管和细支气管的急性炎症,引起顽固而剧烈的咳嗽,气促和胸痛,初为干咳,咳痰常不显著,以后咳黏液痰。听诊常可闻及干、湿性啰音。胸部 X 线检查显示节段性纹理增强及网状或斑片状阴影。白细胞计数轻度升高,淋巴细胞和单核细胞增多。本病不易与病毒性肺炎相鉴别,但可由患者痰液、鼻分泌物及咽拭子培养出肺炎支原体而诊断。大多数预后良好,自然病程约两周。

(二)病毒性肺炎

病毒性肺炎常由上呼吸道病毒感染向下蔓延所致。引起该类肺炎的病毒主要有流感病毒、呼吸道合胞病毒、腺病毒、麻疹病毒、副流感病毒、单纯疱疹病毒及巨细胞病毒等,其中以流感病毒最多见。病毒主要通过呼吸道传播,多发生于冬春季节,可散发或暴发流行,患者多为儿童,成人相对少见。

病理变化:病毒性肺炎主要表现为肺间质的炎症。

肉眼观察:病变常不明显,仅表现为病变的肺组织充血水肿而体积增大。

镜下观察：支气管管壁、小叶间隔和肺泡壁血管扩张充血，间质水肿，有淋巴细胞、单核细胞为主的炎细胞浸润，使肺泡间隔明显增宽。肺泡腔内一般无炎性渗出物或仅有少量的浆液（图 13－9）。当病变严重时，除上述间质性肺炎病变外，炎症进一步发展会波及肺泡。肺泡腔内出现浆液，少量纤维素、红细胞及巨噬细胞混合成的渗出物，甚至可见肺组织的坏死。可见到的情况有：①由流感病毒、麻疹病毒和腺病毒引起的肺炎，其肺泡腔内渗出的浆液性渗出物常浓缩成薄层红染的膜状物，贴附于肺泡内表面，即透明膜形成。②在麻疹病毒性肺炎时，细支气管上皮细胞和肺泡上皮细胞可增生、肥大，呈立方形，形成多核巨细胞。当出现的巨细胞较多时又称为巨细胞肺炎。③在病毒性肺炎中，具有诊断意义的是找到病毒包涵体。病毒包涵体呈圆形或椭圆形，约红细胞大小，呈嗜酸性红染，其周围常有一清晰的透明晕。检见病毒包涵体是诊断病毒性肺炎的主要依据。病毒包涵体在细胞内出现的位置常因感染病毒的种类不同而异：若出现在上皮细胞的胞核内并呈嗜碱性，见于腺病毒、单纯疱疹病毒和巨细胞病毒感染时；若出现于上皮细胞的胞质内并呈嗜酸性，见于呼吸道合胞病毒感染时；若在上皮细胞的胞核和胞质内均可见到，常为麻疹病毒感染。

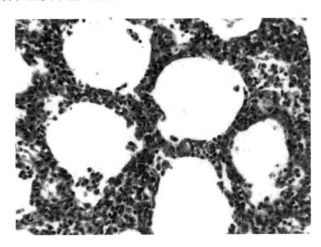

图 13－9　病毒性肺炎（镜下）

临床上：病毒性肺炎若为混合感染或继发细菌性感染，其病变更为严重和复杂。由于病毒血症，可引起发热和全身中毒症状。因炎症刺激和缺氧，可表现为剧烈咳嗽、呼吸困难及发绀等症状。在某些严重病毒性肺炎患者，肺部出现实变体征，支气管和肺组织有明显的坏死、出血或混杂有化脓性病变，从而掩盖了病毒性肺炎的病变特征。多数病毒性肺炎预后良好，其疾病过程一般为自然愈合。少数重者可出现心力衰竭和中毒性脑病。

知 识 拓 展

严重急性呼吸综合征(SARS)

2002 年底到 2003 年初，在全世界 30 多个国家和地区流行的严重急性呼吸综合征（SARS），属于传染性非典型肺炎。SARS 是世界卫生组织命名的以呼吸道传播为主的急性传染病,在国内被称为非典型肺炎。SARS 是由变异的冠状病毒感染所致,这是一种新出现的病毒,来自动物,离开人体后可存活 3～6 小时,主要通过近距离飞沫、接触患者的分泌物及密切接触传播。SARS 以发热、干咳、胸闷为主要症状,双肺呈斑块状实变,严重者甚至完全实变,切面出血,可见病毒包涵体和透明膜形成,严重者常因呼吸衰竭等而死亡。SARS 是一种新的呼吸道传染病,极强的传染性与病情的快速进展是此病的主要特点。

表 13-2 大叶性肺炎、小叶性肺炎及间质性肺炎的比较

	大叶性肺炎	小叶性肺炎	间质性肺炎
病因	肺炎链球菌感染	多种细菌混合感染	支原体、病毒感染
好发年龄	青壮年	小儿、老人及久病体弱者	儿童、青年
好发部位	左肺下叶多见	两肺下叶及背侧多见	肺下叶多见
病变范围	肺段或大叶	肺小叶	肺间质、灶状
病变性质	急性纤维素性炎	急性化脓性炎	非化脓性炎
肉眼观察	肺实变、暗红或灰白色	散在的灰黄色实变病灶	肺轻度充血、水肿
镜下观察	肺泡腔内大量纤维素渗出	肺泡腔内大量中性粒细胞渗出	肺间质充血、大量淋巴细胞浸润
临床特征	高热、胸痛、咳铁锈色痰	发热、咳黏液脓性痰	发热、刺激性干咳

第二节 慢性阻塞性肺疾病

慢性阻塞性肺疾病是一组因小气道和肺实质受损,导致以慢性气道阻塞、呼吸阻力增加和肺功能不全等为共同特征的肺疾病的总称,主要包括慢性支气管炎、支气管扩张症和肺气肿等疾病。

一、慢性支气管炎

慢性支气管炎是一种常见病、多发病,是发生于支气管黏膜及其周围组织的慢性非特异性炎性疾病,简称"慢支"。其病变特点是黏膜下黏液腺体增生肥大、分泌亢进;临床上以反复发作的咳嗽、咳痰或伴有喘息为主要症状,若上述症状每年至少持续 3 个月,连续两年以上者,并能除外其他心、肺疾病为诊断本病的标准。本病持续多年可并发阻塞性肺气肿和慢性肺源性心脏病。本病以老年人多见,常于冬季或感冒后加重,北方多于南方。

(一)病因和发病机制
已确定的致病因素包括:
1. 感染因素 感冒与本病的发生密切相关,凡能引起上呼吸道感染的病毒和细菌在慢

性支气管炎病变的发展过程中都可起重要作用。常见的病毒有鼻病毒、腺病毒、呼吸道合胞病毒。感染后可导致支气管黏膜损伤和防御功能的削弱,为寄生在呼吸道内的常驻细菌继发感染创造了条件,其中肺炎球菌、流感嗜血杆菌、肺炎克雷伯杆菌等可能是导致慢性支气管炎急性发作的主要致病菌。

2. 吸烟 是慢性支气管炎发生的重要因素。吸烟者患病率较不吸烟者高 2～10 倍,且与吸烟量成正比。香烟烟雾中含有焦油、尼古丁、镉等有害物质,能损伤呼吸道黏膜,降低呼吸道黏膜的自净和防御功能,同时又可刺激小气道产生痉挛,增加气道阻力,易继发感染。

3. 空气污染与过敏因素 工业废气、粉尘等造成的大气污染与慢性支气管炎之间有明显的因果关系,环境中的刺激性烟尘和粉尘反复刺激损伤支气管黏膜而发病。过敏因素与慢性支气管炎也有关系,如花粉、尘埃、烟草等过敏可引起本病的发生,特别是喘息型慢性支气管炎患者往往有过敏史。

4. 气候因素 气候变化,特别是寒冷的空气能引起呼吸道黏液分泌增多,纤毛上皮细胞活力下降,排送黏液速度减慢,肺泡巨噬细胞功能减弱,使气道净化清洁作用降低。反复发作,则病原菌长期滞留,为慢性支气管炎发生的重要原因之一。

总之,上述各种因素在本病的发生发展中可能反复交叉起作用。另外,机体内在因素如机体抵抗力降低、呼吸系统局部防御功能受损及内分泌功能失调等也与本病密切相关。

(二)病理变化及临床病理联系

1. 病理变化

(1)早期:病变常局限于大、中型支气管。主要病变为:

1)呼吸道黏膜上皮受损与修复:慢性支气管炎时,呼吸道黏液-纤毛排送系统受损,纤毛柱状上皮发生变性、坏死脱落。再生的上皮杯状细胞增多,纤毛上皮也可完全修复,若刺激过强或持续时间过久也可发生鳞状上皮化生。

2)黏膜下腺体增生肥大:各种有害刺激均可引起气管、支气管黏液腺泡增生肥大和部分浆液腺泡发生黏液化,导致黏液腺分泌功能亢进,黏液分泌增多。此为临床患者出现咳嗽、咳痰症状的病理学基础。

3)管壁周围炎:支气管壁充血、水肿,慢性炎细胞如淋巴细胞和浆细胞浸润。

(2)晚期:慢性支气管炎反复发作,管壁周围平滑肌、弹力纤维断裂、萎缩。软骨可变性、萎缩、钙化甚至骨化。持续多年并向纵深发展,累的细支气管也不断增多,最终将引起管壁纤维性增厚,管腔狭窄,甚至发生纤维性闭锁。而且,炎症易向管壁周围组织及肺泡扩展,形成细支气管周围炎。另外,炎性渗出物与黏液堆聚在小气道内形成黏液栓,导致不同程度的阻塞。上述病变就是并发慢性阻塞性肺气肿的病理学基础。

2. 临床病理联系

(1)咳嗽、咳痰:为慢性支气管炎患者的常见症状。是因支气管黏膜受炎症刺激及分泌黏液增多而出现的结果。痰液一般多为白色黏液泡沫状,不易咳出。在急性发作期,当继发感染时,咳嗽加剧,痰量增多,并出现黏液脓性或脓性痰。某些患者可因支气管黏膜和腺体萎缩(慢性萎缩性气管炎),分泌物减少而痰量减少或无痰。

(2)呼吸状况:慢性支气管炎在急性发作期间,双肺听诊可闻及干、湿性啰音。喘息型患者在症状加重或继发感染时,因支气管平滑肌受到刺激发生痉挛、狭窄、黏液及渗出物阻塞管腔而出现哮喘样发作,表现为气急不能平卧,双肺布满哮鸣音。

慢性支气管炎常反复发作,如治疗和护理不当,使炎性渗出物和分泌物阻塞小气道,引起肺通气功能障碍。久之,导致慢性阻塞性肺气肿、支气管扩张症和慢性肺源性心脏病等。

二、肺气肿

肺气肿是指末梢肺组织(呼吸性细支气管、肺泡管、肺泡囊和肺泡)因含气量过多呈持久性扩张并伴有肺泡间隔破坏,肺组织弹性减弱,导致肺体积膨大、功能降低的一种疾病状态,是支气管和肺部疾病最常见的合并症。

(一)病因和发病机制

肺气肿多继发于慢性支气管炎,也见于反复发作的支气管哮喘、支气管扩张症和尘肺等。其发病机制主要与下列因素有关。

1. 阻塞性通气障碍 慢性支气管炎时,小支气管和细支气管管壁结构遭受破坏,纤维组织增生及炎性肿胀,使管壁增厚、变硬、管腔狭窄;同时管腔内有炎性渗出物和黏液栓形成,进一步加剧小气道的通气障碍,发生不完全阻塞,使肺泡排气不畅,残气量过多。久之,导致肺泡壁弹性减退,末梢肺组织过度充气,膨胀,肺泡壁断裂,相互融合成囊泡,逐渐形成肺气肿,因而称为阻塞性肺气肿。

2. 呼吸性细支气管和肺泡壁弹性降低 正常时细支气管管壁的弹力纤维呈放射状地分布于周围的肺泡壁上,对维持细支气管的形态和管径大小起着重要的支撑作用,并通过回缩力排出末梢肺组织内的残余气体。长期的慢性炎症破坏了大量的弹力纤维,使细支气管因失去支撑而出现管腔塌陷,引起阻塞性通气障碍。同时肺泡在呼气时回缩力亦减弱,使末梢肺组织含气量进一步增多。

3. α_1 -抗胰蛋白酶缺乏 α_1 -抗胰蛋白酶(α_1 - AT)对弹性蛋白酶在内的多种蛋白水解酶有抑制作用,炎症时,白细胞的氧化代谢产物氧自由基等能氧化 α_1 - AT,使之失活,导致中性粒细胞和巨噬细胞分泌的弹性蛋白酶数量增多、活性增强,加剧了细支气管和肺泡壁弹力蛋白、IV 型胶原和糖蛋白的降解,破坏了肺组织的结构,使肺泡回缩力减弱。

由于上述诸多因素的综合作用,使细支气管和肺泡腔残气量不断增多,压力升高,导致细支气管扩张,肺泡最终破裂融合成含气的大囊泡,形成肺气肿。

(二)类型

根据病变部位和病变特点的不同,将肺气肿分为下列类型:

1. 肺泡性肺气肿 病变发生在肺泡腔内,常合并有小气道的阻塞性通气障碍,故也称阻塞性肺气肿。

2. 间质性肺气肿 是由于剧烈咳嗽、肋骨骨折、胸壁穿透伤、高压下的人工呼吸等,引起肺内压急剧增高,导致肺泡过度扩张、破裂,使空气进入肺间质形成间质性肺气肿。气体可出现在肺膜下,呈粟粒大至豌豆大的小泡状;也可沿肺组织间隙形成串珠状气泡;甚至可在上胸部和颈部皮下形成皮下气肿。

3. 其他类型肺气肿 包括瘢痕旁肺气肿、代偿性肺气肿和老年性肺气肿。其中瘢痕旁肺气肿是出现在肺组织瘢痕灶周围,又因其出现的具体位置不恒定且大小形态不一,也称为不规则型肺气肿,若气囊直径超过 2 cm,破坏了肺小叶间隔时,称肺大泡;而代偿性肺气肿、老年性肺气肿均属于非真性肺气肿。其中代偿性肺气肿是指肺炎性实变病灶周围的肺组织及肺萎缩或肺叶切除后,残余肺组织的肺泡发生过度膨胀和充气,通常不伴有气道和肺泡壁的破坏;而老年性肺气肿则是因老年人的肺组织弹性回缩力减弱,并有弥散性纤维化,使肺组织硬度增加,呼吸时肺泡不能充分扩张和回缩,终因残气量过多而形成肺气肿。

(三)病理变化及临床病理联系

1. 病理变化　肉眼观察:肺气肿时肺的体积显著膨大,边缘钝圆,色灰白,柔软而缺乏弹性,指压后易留压痕,切面呈海绵状、囊状或蜂窝状。

镜下观察:肺泡扩张,肺泡间隔变窄并断裂,相邻的肺泡互相融合成大小不一的气囊腔,肺泡壁毛细血管床减少,细小支气管可有慢性炎症性改变。间质内肺小动脉内膜纤维组织增生而增厚,导致管腔狭窄(图 13-10)。

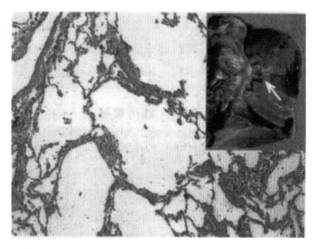

图 13-10　肺气肿

2. 临床病理联系　本病常反复发作,病情进展缓慢。除咳嗽、咳痰等慢性支气管炎的症状外,随着肺气肿程度的加重,因阻塞性通气障碍而出现呼气性呼吸困难、气促、胸闷、发绀等缺氧症状。这是由于大量肺泡间隔的变窄、断裂,呼吸膜面积和肺泡壁毛细血管床大量减少所致,造成肺通气和换气功能的严重障碍,致使患者出现缺氧和二氧化碳潴留。严重肺气肿患者因长期处于过度吸气状态,使肋骨上抬,肋间隙增宽。由于呼气困难,肺内残气量明显增多,肺容积显著增大,使患者胸廓前后径加大形成肺气肿患者特有的"桶状胸"体征。触诊语音震颤减弱;叩诊呈过清音,心浊音界缩小或消失,肝浊音界下降;听诊呼吸音减弱,呼气相延长。胸部 X 线检查见两侧肺野扩大,横膈下降,透明度增加。

肺气肿一旦形成则难以恢复正常。随着病变的不断发展,能呼吸的肺组织和肺泡间隔的毛细血管床数量越来越少,使肺血流受阻,肺循环阻力越来越大,肺动脉压升高,最终导致慢性肺源性心脏病。

三、支气管扩张症

支气管扩张症是一种较常见的以肺内小支气管腔持久性扩张伴管壁纤维性增厚为特

征的慢性呼吸道疾病。多见于成人,临床表现常有慢性咳嗽,咳大量脓痰及反复咯血等症状。

(一)病因和发病机制

支气管扩张症多继发于慢性支气管炎、支气管肺炎及肺结核等肺部感染之后。支气管管壁的炎性破坏和支气管管腔阻塞是本病的发病基础。因反复感染,尤其是化脓性炎症,导致支气管壁平滑肌、弹力纤维和软骨等支撑结构遭受破坏;同时又受到支气管管壁周围组织慢性炎症所形成的纤维瘢痕组织的牵拉及咳嗽,支气管腔内压增高,并受外向性牵拉作用而扩大;呼气时,管腔因弹性降低而不能充分回缩,日久逐渐形成持久性扩张状态。另外,管腔内的分泌物潴留淤积,引流不畅易继发感染,使管壁进一步受损,最终导致支气管扩张。

(二)病理变化及临床病理联系

1. **病理变化** 肉眼观察:病变一般以下叶多见,特别是下叶背部,左肺多于右肺。病变处肺切面可见支气管呈圆柱状或囊状扩张。扩张的支气管和细支气管可连续延伸至胸膜下,呈阶段性扩张。扩张的支气管腔内含有黏液脓性渗出物或黄绿色脓性渗出物。若继发腐败菌感染而散发恶臭,有时有血性渗出物。扩张的支气管周围肺组织常有不同程度的萎陷、纤维化和肺气肿。囊状扩张常发展为肺脓肿。炎症如波及胸膜,可引起纤维素性胸膜炎或化脓性胸膜炎。

镜下观察:支气管壁呈慢性炎症改变,黏膜水肿、上皮脱落,可有糜烂及深浅不等的小溃疡形成。残存的柱状上皮增生伴有鳞状上皮化生。支气管管壁腺体、平滑肌、弹力纤维和软骨不同程度遭受破坏,萎缩或消失。取而代之的是肉芽组织或纤维组织,并见淋巴细胞、浆细胞或中性粒细胞浸润。

2. **临床病理联系** 支气管长期扩张或合并感染,化脓性炎性渗出物和黏液分泌增多,引起患者长期频发的咳嗽、多痰。尤其在体位改变时,痰液引流至较大支气管,刺激管壁引起剧烈阵咳,咳出大量脓痰。这种情况多以清晨或夜间为重。若支气管壁血管受炎症损伤遭破坏则可反复痰中带血或大量咯血,严重者可危及生命。炎症累及胸膜者可出现胸痛,伴有肺部化脓可引起发热、乏力、食欲不振、消瘦等全身症状。患者常常因支气管引流不畅或痰不易咳出而感到胸闷、憋气等。慢性重症患者伴有肺功能障碍,可出现气急、发绀和杵状指等。

少数支气管扩张症患者可合并肺脓肿、脓胸及脓气胸等,晚期肺部广泛纤维化使肺毛细血管床减少,引起肺循环阻力增加,导致肺源性心脏病。支气管黏膜上皮鳞状化生,偶可恶变为鳞状细胞癌。

第三节 慢性肺源性心脏病

慢性肺源性心脏病是由于慢性肺或肺血管及胸廓的病变引起肺循环阻力增加,肺动脉高压而导致右心室肥厚、心腔扩大为特征的心脏病,简称肺心病。我国发病率较高。北方地区常见,且多在冬春寒冷季节发病。患者年龄多在40岁以上,且随年龄增长而患病率增高,男女性别无显著差异。

一、病因和发病机制

引起慢性肺源性心脏病的病因很多,但其共同的发病环节是肺动脉高压。

1. 肺部疾病 最常引起肺心病的是慢性阻塞性肺疾病,其中又以慢性支气管炎并发慢性阻塞性肺气肿最常见。其次为支气管哮喘、支气管扩张症、肺尘埃沉着症、慢性纤维空洞型肺结核以及肺间质纤维化等。这些疾病均能使肺毛细血管床减少,肺气血屏障被破坏,气体交换面积逐渐减少,造成肺通气和换气功能发生障碍,使肺组织长期处于慢性缺氧状态,引起肺小动脉发生痉挛,肺血管构型改建,小血管纤维化,管壁增厚,管腔狭窄、闭塞,使肺循环阻力增加,肺动脉压升高,右心室负荷加重,最终导致右心肥大、扩张。

2. 胸廓疾病 如胸膜广泛纤维化、严重的脊柱弯曲和胸廓畸形等。这些疾病导致肺的伸展和胸廓运动受限,引起限制性肺通气障碍;同时又因肺部受压造成支气管和肺血管发生扭曲、狭窄,使肺循环阻力增加,引起肺动脉高压和肺心病的发生。

3. 肺血管疾病 原发性肺动脉高压症及反复发生的多发性肺小动脉栓塞(寄生虫卵、恶性肿瘤细胞栓子)等,可直接引起肺动脉高压,导致肺心病发生。

二、病理变化

肺部表现多为原发性肺疾病的病理变化,慢性肺心病时主要是心脏的病变。

肉眼观察:以右心室的病变为主。心脏体积明显增大、重量增加,可达 850 g(正常成人约 250 g),右心室肺动脉圆锥显著膨隆,扩大的右心室占据心尖部,使心尖钝圆,右心室壁明显肥厚,心室腔扩张。肥厚的右心室内乳头肌、肉柱显著增粗,室上嵴增厚。通常以肺动脉瓣下 2 cm 处右心室前壁肌肉厚度超过 5 mm(正常为 3～4 mm)作为诊断肺心病的病理形态标准。

镜下观察:右心室壁心肌细胞肥大,核增大、深染;缺氧区可见心肌纤维萎缩,肌浆溶解,横纹消失,间质水肿以及胶原纤维增生等。

三、结局及并发症

1. 结局 肺心病发展缓慢,常反复发作,可持续数年。由于心肺功能损害的加剧使病情逐渐加重,患者除原有肺疾病的临床症状和体征外,逐渐出现呼吸功能不全和右心衰竭的临床表现。多数预后不良,病死率在 $10\%～15\%$,但经积极治疗可以延长寿命,提高患者生活质量。

2. 并发症

(1)肺性脑病:是肺心病死亡的首要原因,是由于呼吸功能衰竭所致缺氧、二氧化碳潴留而引起的精神障碍、神经系统症状的综合征。

(2)酸碱失衡及电解质紊乱:肺心病出现呼吸衰竭时,发生缺氧和二氧化碳潴留导致不同类型的酸碱失衡及电解质紊乱。

(3)心律失常:多为房性期前收缩及阵发性室上性心动过速,也可有心房扑动及心房颤动。

(4)消化道出血:肺心病出现呼吸衰竭时,发生缺氧和二氧化碳潴留导致胃肠道黏膜屏障功能受损,胃肠道黏膜充血水肿、糜烂或溃疡形成,引起上消化道出血。

(6)休克:并不多见,预后不良。

(7)弥散性血管内凝血(DIC)。

第四节　呼吸系统常见肿瘤

一、肺癌

肺癌是最常见的恶性肿瘤之一,据统计在多数发达国家居恶性肿瘤的首位,我国多数大城市肺癌的发病率和死亡率也居恶性肿瘤的第一位和第二位。肺癌多见于 40 岁以上成年人,尤以 60 岁以上者多见。男性多于女性。近年来,由于女性吸烟者不断增多,女性患者的比例也相应上升。

(一)病因和发病机制

1.吸烟　现在世界公认吸烟是肺癌致病的最危险因素之一。日吸烟量越大,开始吸烟的年龄越小,患肺癌的危险性越大。目前对被动吸烟的问题已引起高度重视。香烟燃烧的烟雾中含有的化学物质超过上千种,其中已确定的致癌物质有 3,4-苯并芘、尼古丁、煤焦油、砷和镍等,都与肺癌发生有关。其中 3,4-苯并芘还可与 DNA 结合引起细胞基因突变。

2.空气污染　工业及生活中所用的煤、汽油、柴油和家庭所排油烟等大量燃烧后及燃烧不全后所产生的废气是造成空气污染的重要原因。而这些受污染的空气中 3,4-苯并芘就是致癌性特别强的物质之一,其含量和浓度与肺癌的发生率呈正相关。近几十年来肺癌的发生率日益增加与之有密切关系。随着生活质量的提高,家庭装饰材料中某些物质造成的空气污染也引起人们广泛关注。各种装饰材料中散发的氨、甲醛、氡和氡子体等已成为肺癌发生的危险因素。

3.职业因素　从事某些职业的人群,如长期接触石棉、铬酸盐、铀矿、镍和砷等化学致癌粉尘的工人,肺癌的发生率明显增高。肺癌绝大多数起源于支气管黏膜上皮,极少源于支气管腺体或肺泡上皮细胞。肺鳞癌主要起源于肺段及肺段以下的支气管黏膜上皮。在上述致癌因子长期作用下,支气管黏膜发生鳞状上皮化生、非典型增生、原位癌等阶段再发展成浸润癌;肺腺癌来自于较小支气管黏膜;小细胞癌来源于支气管黏膜上皮的嗜银细胞,又称小细胞神经内分泌癌。目前已知,各种致癌因素主要作用于基因,引起基因突变而导致正常细胞癌变。已查明肺癌中约有 20 种癌基因发生突变或抑癌基因失活。

(二)病理变化及临床病理联系

1.病理变化

(1)大体类型:根据肺癌的发生部位将其分为三个主要类型:①中央型(肺门型):癌肿位于肺门部,主要由主支气管或叶支气管发生。此型最常见,占肺癌总数的 60%～70%。癌组织经常破坏支气管壁向周围浸润、扩展,以致在肺门及其附近逐渐形成形态不规则的灰白色巨大肿块。同时癌细胞经淋巴管转移至支气管和肺门淋巴结并且相互融合成团块。②周围型:此型起源于肺段或其远端支气管,故癌肿位于肺叶的周边部,呈境界不甚清楚的结节状或球形癌结节,无包膜,直径多在 2～8 cm 之间,与支气管的关系不明显。该型占肺癌总数的 30%～40%,发生淋巴结转移较中央型晚,常可侵犯胸膜。③弥漫型:此型较少见,仅占全部肺癌的 2%～5%。癌组织起源于末梢的肺组织,沿肺泡管及肺泡呈弥漫性浸润性生长,形成多数粟粒大小的结节,布满肺大叶的一部分或整个肺大叶,也可形成大小不等的多发性结节散布于多个肺叶内。此型临床上易与肺转移癌相混淆。

(2) 组织学类型:肺癌组织学表现复杂多样,目前较为完善的是 1999 年由 WHO 制定的以下 6 种基本类型:①鳞状细胞癌:为肺癌中最常见的类型,约占 60% 以上,多属中央型。患者绝大多数为中老年人且大多有吸烟史。该型多发生于段以上大支气管,纤支镜检查易发现。依据癌组织的分化程度分为高分化、中分化和低分化三型。②腺癌:多为周围型,发生率仅次于鳞癌,肺腺癌女性患者相对多见,该型常发生于较小支气管上皮。其组织结构也可分为高分化、中分化、低分化。癌肿位于胸膜下,境界不清晰,常累及胸膜,并伴有纤维化和瘢痕形成,有人称此为瘢痕癌。肺腺癌临床治疗效果及预后不如鳞癌,手术切除后 5 年存活率不到 10%。③腺鳞癌:较少见,癌组织内含有腺癌和鳞癌两种成分,现认为此型肺癌发生于支气管上皮的多种分化潜能的干细胞。④小细胞癌:又称为小细胞神经内分泌癌,患者多为中、老年人,多为男性,且与吸烟密切相关。该型是肺癌中恶性程度最高的一型。生长迅速,转移早,存活期大多不超过 1 年。手术切除效果差,但对放疗及化疗敏感。肿瘤细胞呈短圆形或卵圆形,像淋巴细胞;也可呈梭形或燕麦形,胞质少,似裸核,称为燕麦细胞癌。癌细胞呈巢状、片状和条索状,有时也可围绕小血管形成假菊形团结构。⑤大细胞癌:又称为大细胞未分化癌,主要特点为癌细胞体积大,胞质丰富,异型性明显,核分裂象多见。此癌恶性程度高,生长迅速,容易早期广泛转移,生存期大约在 1 年之内。⑥肉瘤样癌:此为近年来 WHO 新列出的一种肺癌类型,高度恶性,但很少见。

2. 临床病理联系 肺癌常因早期症状不明显易被忽视而失去及时治疗的机会。患者可因咳嗽、痰中带血、胸痛、有时咯血等,特别是出现咯血时才到医院就诊,此时疾病已进入中晚期。患者的症状和体征与肿瘤的部位、大小及扩散的范围有关。故临床表现也甚为多样:当癌肿压迫支气管时,可造成局限性的肺萎陷或肺气肿;若合并感染,则可引发肺炎或肺脓肿形成;如癌组织侵入到胸膜时,可引起胸痛并伴有血性胸水;当癌组织侵入到纵隔压迫上腔静脉时,可导致面、颈部水肿及颈静脉曲张;肺尖部肿瘤常侵犯交感神经丛,引起同侧上眼睑下垂、瞳孔缩小、皮肤无汗等颈交感神经麻痹症状;若癌细胞侵犯喉返神经可引起声音嘶哑;若侵犯了臂丛神经可出现上肢疼痛和肌肉萎缩等。小细胞肺癌有异位内分泌作用,能分泌大量的 5 -羟色胺而引起类癌综合征,表现为支气管痉挛、阵发性心动过速、水样腹泻和皮肤潮红等。

(三)扩散途径

1. 直接蔓延 中央型肺癌常直接侵犯纵隔、心包及周围血管,或沿支气管向同侧甚至对侧肺组织蔓延。周围性肺癌可直接侵犯胸膜并侵入胸壁。

2. 转移 肺癌淋巴道转移发生较早较快。首先转移到支气管旁、肺门淋巴结,再扩散到纵隔、锁骨上、腋窝及颈部淋巴结。血道转移常见于脑、肾上腺、骨、肝、肾、胰腺、甲状腺和皮肤等处。

肺癌如未及时发现,病变发展到中、晚期,预后大多不良。因此,肺癌的早期发现、早期诊断和早期治疗是非常重要的。对于 40 岁以上,特别有长期吸烟史,若出现咳嗽、痰中带血、气急、胸闷等表现应重视并及时做相应检查，以期尽早发现和诊断，提高治疗效果。

二、鼻咽癌

鼻咽癌是鼻咽部上皮组织发生的恶性肿瘤。在我国广东、广西、福建等省，特别是广东珠江三角洲和西江流域发病率最高，有明显的地域性。发病年龄多在 40～50 岁之间，男性多于女性。临床症状早期可有鼻衄、鼻塞、耳鸣、复视、偏头痛、听力减退和颈部淋巴结肿大等症状。但不少患者无任何不适，就已出现颈部淋巴结转移，如不认真进行鼻咽部检查，常易被漏诊。

（一）病因

鼻咽癌的病因尚未完全明了，发病可能与下列因素有关。

1. 病毒感染　已知 EB 病毒感染与鼻咽癌的发生有密切的关系。临床上 90％以上的患者血清中能检测出多种抗 EB 病毒抗原的相应抗体，特别是 EB 病毒壳抗原的 IgA 抗体阳性率可高达 97％，具有一定的诊断意义。但 EB 病毒如何使上皮细胞发生癌变的机制尚不清楚。

2. 遗传因素　流行病学调查已表明鼻咽癌不仅有明显的地域性，部分病例还有明显的家族性。高发区居民移居外地或国外，其后裔的发病率也远远高于当地居民，提示本病可能与遗传因素有关。

3. 化学因素　研究发现某些化学物质如亚硝酸胺类、多环芳烃类、微量元素镍等与鼻咽癌的发病有一定关系。

（二）病理变化

鼻咽癌最多见于鼻咽顶部，其次是外侧壁和咽隐窝，发生于前壁者少见，也有同时发生于两个部位，如顶部和侧壁。

肉眼观察：早期表现为局部黏膜粗糙或呈颗粒状或形成隆起于黏膜面的小结节。随着癌肿的继续发展可形成结节型、菜花型、黏膜下浸润型和溃疡型。

镜下观察：鼻咽癌绝大多数起源于鼻咽黏膜柱状上皮的储备细胞，少数来源于鳞状上皮的基底细胞。现将较常见的鼻咽癌组织学类型按其组织学特征及分化程度分类如下：

1. 鳞状细胞癌　根据癌细胞的分化程度，分为分化性和未分化性两类。

（1）分化性鳞状细胞癌：又分高分化鳞癌和低分化鳞癌。高分化鳞癌又称角化型鳞癌，其癌巢内细胞分层明显，有时可见细胞间桥，在癌巢中央可见有角化珠形成。低分化鳞癌又称非角化型鳞癌，其癌巢内细胞分层不明显，细胞形态大小不一，细胞间无细胞间桥，无角化现象，此型为鼻咽癌中最常见类型，与 EB 病毒感染关系密切。

（2）未分化性鳞状细胞癌：有两个亚型：泡状核细胞癌，亦称大圆形细胞癌，较多见。癌巢不规则，癌细胞胞质丰富，境界不清，常呈合体状并聚集成堆。癌细胞核大、圆形或卵圆形，染色质少，呈空泡状，有 1～2 个肥大的核仁，核分裂象少见。癌巢间有淋巴细胞浸润，对放射治疗敏感；另一类未分化鳞癌，肿瘤细胞小，胞质少，呈小圆形或短梭形，弥漫分布，无明显癌巢结构，恶性程度高。

2. 腺癌　少见，主要来自鼻咽黏膜的柱状上皮。高分化腺癌癌细胞排列成腺泡状或管状。低分化腺癌癌巢不规则，腺样结构不明显，癌细胞小，低分化腺癌稍多于高分化腺癌。

（三）扩散途径

1. 直接蔓延　癌组织呈浸润性生长,向上蔓延可破坏颅底骨,以卵圆孔处被破坏最为多见;当侵入颅内可损伤第Ⅱ～Ⅵ对脑神经;向下侵犯梨状隐窝,会厌及喉的上部;向外侧可侵犯咽鼓管进入中耳;向前可蔓延至鼻腔,甚至眼眶;也可由鼻腔向下破坏硬腭和软腭;向后则可破坏上段颈椎和脊髓。

2. 淋巴道转移　由于鼻咽黏膜内淋巴组织丰富,富含淋巴管网,故早期常发生淋巴道转移。癌细胞先至咽后淋巴结转移到颈上深淋巴结,患者常在胸锁乳突肌后缘上端出现无痛性结节,并有一半以上的患者以此作为首发症状前来就诊。此时,原发病灶尚小,其相关症状缺如或不明显。颈部淋巴结转移一般发生在同侧,但后期肿大的淋巴结可互相融合粘连,形成颈部大而硬的肿块,可压迫第Ⅳ～Ⅺ对脑神经和颈交感神经而引起相应症状。

3. 血道转移　较晚发生,常可转移至肝、肺、骨,也可转移至纵隔、肾、肾上腺、胰腺等处。

鼻咽癌在临床上常常因早期症状不明显易被忽视,确诊时多已是中晚期,而且常伴有转移,故治疗困难。本病以放疗为主,经治疗后病情可缓解,但较易复发。

第五节　呼吸衰竭

呼吸衰竭是由于外呼吸功能严重障碍,导致动脉血氧分压（PaO_2）低于 60 mmHg,伴有或不伴有动脉血二氧化碳分压（$PaCO_2$）高于 50 mmHg 的病理过程。呼吸衰竭必定有 PaO_2 降低,根据 $PaCO_2$ 是否升高,可将呼吸衰竭分为低氧血症型（Ⅰ型）和低氧血症伴高碳酸血症型（Ⅱ型）;根据发病机制不同,分为通气性和换气性呼吸衰竭;根据原发病变部位不同,分为中枢性和外周性呼吸衰竭;根据发病的缓急分为急性和慢性呼吸衰竭。

一、原因和发生机制

外呼吸包括肺通气和肺换气两个基本环节。前者指肺泡气与外界气体进行交换的过程;后者是指肺泡气与血液之间的气体交换过程。当肺通气功能或（和）肺换气功能发生严重障碍时,可引起呼吸衰竭。

（一）肺通气功能障碍

正常成人在静息状态时,肺泡通气量约 4 L/min。当肺通气功能障碍使肺泡通气不足时可发生呼吸衰竭。肺通气功能障碍包括限制性和阻塞性通气不足。

1. 限制性通气不足　指吸气时肺泡的扩张受限引起的肺泡通气不足。发生的原因有:

（1）呼吸肌活动障碍:中枢或周围神经的器质性病变,如脑外伤、脑血管意外、脑炎、颅内肿瘤、多发性神经炎、脊髓灰质炎等;使用过量镇静药、安眠药、麻醉药等均可使呼吸中枢受抑制;呼吸肌本身的收缩功能障碍,如长时间呼吸困难和呼吸运动增强所引起的呼吸肌疲劳,由营养不良所致的呼吸肌萎缩,由低钾血症、缺氧、酸中毒等引起的呼吸肌无力。上述因素均可使肺泡的扩张受限,导致通气不足。

（2）胸廓的顺应性降低:严重的胸廓畸形、胸膜纤维化等限制了胸廓的扩张,胸廓弹性阻力增大,顺应性降低,使肺泡通气不足。

（3）肺的顺应性降低：严重的肺纤维化、肺泡表面活性物质减少，降低了肺的顺应性，使肺泡扩张的弹性阻力增大而使肺泡通气不足。

（4）胸腔积液和气胸：大量胸腔积液和气胸可压迫肺叶，使肺扩张受限，导致限制性通气不足。

2. 阻塞性通气不足　由气道狭窄或阻塞引起的通气障碍。影响气道阻力的因素有气道内径、长度、形态、气流速度和形式等，其中最主要的是气道内径。当气管痉挛、管壁肿胀或纤维化时，使气道内径变小；管腔内有黏液、渗出物、异物等，又可使气道阻塞，而发生阻塞性通气不足；肺组织弹性降低对气道管壁的牵引力减弱，也可以引起气管内径狭窄或不规则，导致阻塞性通气不足。根据气道阻塞部位的不同又分为中央性和外周性气道阻塞。

（1）中央性气道阻塞：指气管分叉处以上的气道阻塞。①胸外气道阻塞：如声带麻痹、炎症、水肿等引起的气道阻塞。吸气时，气流流经病灶时受阻，使气道内压明显低于大气压，导致气道狭窄加重，气体不易进入肺内；呼气时，则因气道内压大于大气压而使阻塞减轻，故患者表现为吸气性呼吸困难。②胸内气道阻塞：如阻塞位于中央气道的胸内部位，吸气时，由于胸内压降低，使气道内压大于胸内压，使阻塞减轻，气体易进入肺内；呼气时，由于胸内压升高，使气道狭窄加重，气体不易从气道排出，故患者表现为呼气性呼吸困难（图13－11）。

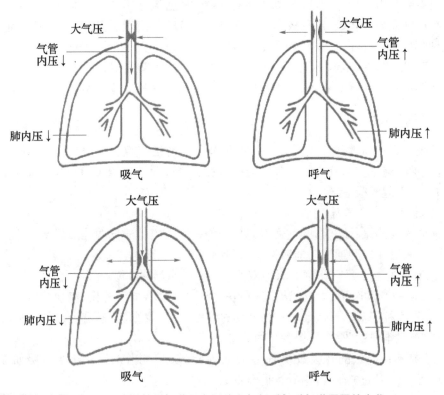

图 13－11　不同部位气道阻塞所致吸气与呼气时气道周围的变化

（2）外周性气道阻塞：指发生在气道内径小于 2 mm 的外周小气道的阻塞。肺内的小支气管软骨为不规则的块片，细支气管则无软骨支撑，管壁薄，且与周围的肺泡紧密相连，因此气道内径会随着吸气和呼气及胸内压的变化而改变。如慢性阻塞性肺疾病，病变主要侵犯小气道，当吸气时，随着肺泡的扩张，细支气管受周围弹性组织的牵拉，使其口径变大、管道伸长；呼气时，小气道缩短、变窄，加上管腔内有分泌物阻塞，使小气道阻力大大增加，患者主要表现为呼气性呼吸困难。

限制性通气不足和阻塞性通气不足均可使肺泡总通气量减少，导致肺泡内的氧分压降低而二氧化碳分压升高，最终导致机体缺氧和二氧化碳潴留，临床上常表现为Ⅱ型呼吸衰竭。

（二）肺换气功能障碍

肺换气指肺泡气与肺泡毛细血管中血液之间的气体交换。肺换气功能障碍包括弥散障碍、肺泡通气与血流比例失调以及解剖分流增加。

1. 弥散障碍　肺泡气与肺泡毛细血管中血液之间的气体交换是一个物理过程，其弥散的速度取决于肺泡膜两侧的气体分压差、气体的分子量和溶解度、肺泡膜的面积和厚度。而气体弥散量还取决于血液与肺泡接触的时间。弥散障碍是指由于肺泡膜面积减少或肺泡膜异常增厚和弥散时间缩短所引起的气体交换障碍。常见的原因主要有肺泡膜面积减少和厚度增加。

（1）肺泡膜面积减少：正常成人肺泡总面积可达 $70\sim80\ m^2$，静息时参与换气的面积为 $35\sim40\ m^2$，运动时增大，由于储备量非常大，所以只有当肺泡膜面积减少一半以上时，才会发生弥散障碍。临床上，肺泡膜面积减少常见于肺实变、肺不张和肺叶切除等。

（2）肺泡膜厚度增加：肺泡膜是由肺泡上皮、毛细血管内皮及两者共有的基底膜构成，其厚度不到 $1\ \mu m$。当肺淤血、肺水肿、肺泡透明膜形成、肺纤维化时，气体弥散距离增宽，使肺泡膜厚度增加，气体弥散速度减慢而发生弥散障碍。

临床上，由于二氧化碳弥散能力强大，比氧大 20 倍，只要患者肺泡通气量正常，仅单纯的弥散障碍不影响二氧化碳的排出，所以患者仅仅出现低氧血症，不会伴有二氧化碳潴留，常为Ⅰ型呼吸衰竭。

2. 肺泡通气与血流比值失调　肺泡气与肺泡毛细血管中血液之间的气体交换的效率高低不仅与肺泡膜的面积和厚度有关，还取决于肺泡通气量和肺血流量的比值适当。正常成人在静息状态下，每分钟肺泡通气量(V_A)约为 4 L，每分钟肺血流量(Q)约为 5 L，两者的比率(V_A/Q)约为 0.8(图 13 - 12,1)。当肺发生病变时，使各部分肺的通气与血流比值不一，可能造成严重的肺泡通气与血流比值失调，发生肺换气功能障碍，引起呼吸衰竭。

（1）部分肺泡通气不足：慢性支气管炎、阻塞性肺气肿、支气管哮喘等引起的气道阻塞，以及肺纤维化、肺水肿等引起的限制性通气障碍，导致肺泡通气的严重不均；以及肺实变、肺不张等病变的肺组织，肺泡通气量明显减少，而血流量并未相应减少，使 V_A/Q 比值显著降低，以至于流经这部分肺泡的静脉血未经充分动脉化便掺入到动脉血内，使动脉血中的氧分压降低。这种情况类似于动-静脉短路，故称为功能性分流，又称静脉血掺杂(图 13 - 12,2)。

（2）部分肺泡血流不足：肺动脉栓塞、弥散性血管内凝血、肺动脉炎、肺血管收缩等，都可使部分肺泡血流量明显减少,使 V_A/Q 比值显著升高,病变部位的肺泡通气多,而血流少,肺泡通气不能充分被利用,类似于生理死腔,故称为死腔样通气,亦称功能性死腔(图13-12,3)。

上述无论是部分肺泡通气不足引起的功能性分流增加,还是部分肺泡血流不足引起的死腔样通气增加,均可导致动脉血氧分压降低。常为 I 型呼吸衰竭。当发展极严重时,也可伴有二氧化碳潴留。

3. 解剖分流增加   在生理情况下,一部分静脉血经肺内的动-静脉吻合支和部分支气管静脉直接流入肺静脉。这些生理性解剖分流的血流量正常占心输出量的 2%～3%,解剖分流的血液完全未经气体交换的过程称为真性分流。如严重创伤、严重烧伤、重症休克和支气管扩张症等,肺内的动-静脉吻合支大量开放,使解剖分流明显增加(图13-12,4),静脉血掺杂异常增多,而导致动脉血氧分压明显降低,引起呼吸衰竭。

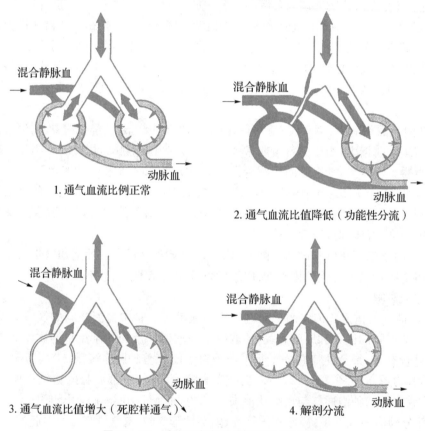

图 13-12   肺泡通气与血流比例失调示意图
1. 正常   2. 功能性分流   3. 死腔样通气   4. 解剖分流

临床上,由单纯一种因素引起呼吸衰竭者较少见,往往是几种因素同时存在或相继发生所致。例如休克肺(急性呼吸窘迫综合征)时,既有肺微血栓形成和肺血管收缩引起的死腔样通气;又有肺水肿和肺泡透明膜形成引起的弥散障碍,还有肺泡萎缩引起的肺不张,发生肺泡通气不足和肺内功能分流增加等。

二、机体主要的功能代谢变化

呼吸衰竭时机体发生的低氧血症和高碳酸血症,可影响全身各系统代谢和功能发生变化,以及由此而出现的酸碱平衡及电解质紊乱。

(一)酸碱平衡及电解质紊乱

呼吸衰竭主要有低氧血症,因此缺氧可引起代谢性酸中毒,但Ⅱ型呼吸衰竭还伴有高碳酸血症,因此又有代谢性酸中毒和呼吸性酸中毒。所以呼吸衰竭时常发生混合性酸碱平衡紊乱。

1. 代谢性酸中毒　呼吸衰竭时,由于严重缺氧,无氧酵解增强,使乳酸等酸性代谢产物增多,可发生代谢性酸中毒。若患者出现功能性肾功能不全,肾小管排酸保碱功能降低,都会加重代谢性酸中毒。酸中毒又使血液中的电解质发生改变,pH降低,细胞内钾离子外移,导致高钾血症;肾排氯减少,血氯常增高。

2. 呼吸性酸中毒　Ⅱ型呼吸衰竭时,大量二氧化碳潴留引起呼吸性酸中毒,此时可有高钾血症,血氯常降低。当呼吸性酸中毒合并代谢性酸中毒时,血氯可正常。

3. 呼吸性碱中毒　Ⅰ型呼吸衰竭时,患者因缺氧,反射性刺激呼吸运动增强发生代偿性呼吸加深加快,当肺过度通气时,导致二氧化碳排出过多,可发生呼吸性碱中毒,pH升高,此时患者可出现血钾降低,血氯增高。

(二)呼吸系统的变化

外呼吸功能障碍造成的呼吸衰竭,必然会进一步影响呼吸功能。低氧血症和高碳酸血症都可刺激颈动脉体与主动脉体外周化学感受器,反射性增强呼吸运动。二氧化碳分子极易透过血脑屏障,和水结合形成碳酸,然后再解离出氢离子,刺激中枢化学感受器,引起呼吸中枢兴奋,使呼吸加深加快。但是严重的高碳酸血症时($PaCO_2 > 80$ mmHg 时),可抑制呼吸中枢,而此时的呼吸运动要依赖于低氧分压对外周化学感受器的刺激来维持。在这种情况下,临床上氧疗时只能吸入低浓度的氧,以防止缺氧完全纠正后反而使呼吸受到抑制,甚至引起呼吸暂停。

引起呼吸衰竭的呼吸系统疾病本身也会导致呼吸运动的变化。如中枢性呼吸衰竭常表现为呼吸浅而慢,出现呼吸节律的紊乱,如:潮式呼吸、间歇呼吸、抽泣样呼吸、叹气样呼吸等呼吸节律紊乱,其中最常见者为潮式呼吸;如呼吸肌收缩功能和肺顺应性降低所致限制性通气障碍的疾病,则表现为呼吸浅而快。如阻塞性通气障碍患者,由于阻塞的部位不同,在胸外者表现为吸气性呼吸困难,在胸内者和外周小气道阻塞,则表现为呼气性呼吸困难。

(三)循环系统的变化

低氧血症与高碳酸血症对心血管的作用相似,两者具有协同作用。一定程度的动脉血氧分压降低和二氧化碳分压升高可兴奋心血管运动中枢,使心率加快,心肌收缩力增强,导致心输出量增加。外周血管收缩,血液重新分配等代偿反应,有利于保证心、脑的血液供应。而严重缺氧和二氧化碳潴留则可直接抑制心血管中枢和心脏活动,扩张血管(肺血管例外),导致血压下降,心肌收缩力减弱,心律失常等严重后果。呼吸衰竭可累及心脏,主要表现为肺动脉高压,导致右心肥大与衰竭,即肺源性心脏病,其机制较复杂。

1. 肺动脉高压

（1）肺泡缺氧和二氧化碳潴留：可导致血液中氢离子浓度过高，引起肺小动脉收缩，肺循环阻力增大，导致肺动脉高压。

（2）肺小动脉长期收缩和缺氧：可导致肺血管平滑肌细胞、成纤维细胞增生肥大，肺血管壁增厚，管腔狭窄，逐渐形成持久而稳定的慢性肺动脉高压。

（3）肺部病变使肺毛细血管床大量破坏：肺内缺血缺氧，肺小动脉痉挛，肺动脉压升高。另外，肺小动脉炎、肺栓塞等病变都可使肺动脉压升高。

（4）长期缺氧：可引起红细胞代偿性增多，使血液黏滞性增高，肺循环阻力增大，导致肺动脉压升高。

2. 右心肥大、衰竭　多种因素使肺动脉压升高，右心室后负荷加重，导致右心肥大、扩张。另外，缺氧和酸中毒，引起高钾血症可损伤心肌细胞，降低心肌缩、舒功能。呼吸困难时，胸内压出现异常增高或异常降低，增加了心脏负担，促使右心衰竭的发生。

（四）中枢神经系统的变化

中枢神经系统对缺氧最为敏感。呼吸衰竭时，由于低氧血症，早期就可以出现智力和视力轻度减退。随着病情的加重，就会引起一系列神经精神症状，如Ⅱ型呼吸衰竭患者，伴有二氧化碳潴留，可引起头痛、头晕、烦躁不安、言语不清、扑翼样震颤、精神错乱、嗜睡、抽搐、呼吸抑制，甚至昏迷等。这种由呼吸衰竭引起的脑功能障碍称为肺性脑病，Ⅱ型呼吸衰竭患者肺性脑病其发病机制为：

1. 缺氧和酸中毒对脑血管的作用　缺氧和酸中毒均可使脑血管扩张，脑血流量增加，造成脑充血。另外，缺氧和酸中毒还能损伤血管内皮细胞使其通透性增大，导致脑间质水肿，脑水肿可引起颅内压升高，同时激活凝血系统引起血管内凝血。脑充血、水肿、脑血管栓塞，使颅内压增高，严重时可导致脑疝形成。

2. 缺氧和酸中毒对脑细胞的作用　缺氧使神经细胞能量代谢发生障碍，ATP生成减少，钠泵功能障碍，引起细胞内钠离子及水增多，形成脑细胞水肿。同时无氧酵解增加，使乳酸生成增多，出现酸中毒。脑脊液中的碳酸易解离出氢离子，使pH明显降低，氢离子进入脑细胞，发生神经细胞内酸中毒，一方面可增加脑谷氨酸脱羧酶活性，使γ-氨基丁酸生成增多，导致中枢抑制；另一方面增强磷脂酶活性，使溶酶体膜受损水解酶释放增多，引起神经细胞和组织的损伤。临床检查脑电波变慢或完全停止。

（五）肾功能变化

呼吸衰竭时的肾损伤是由于缺氧与高碳酸血症反射性地引起交感神经兴奋，使肾血管收缩，使肾血流量严重减少，肾小球滤过率降低，肾小球毛细血管壁通透性增大所致。临床上轻者尿中可见蛋白、红细胞、白细胞及管型等，重者可发生急性肾衰竭，出现少尿、氮质血症和代谢性酸中毒等，此时肾结构往往并无明显改变，为功能性肾衰竭。

（六）胃肠变化

呼吸衰竭时，可出现胃肠黏膜糜烂、坏死、出血与溃疡形成等病变。其原因主要是严重缺氧可使胃壁血管收缩，降低了胃黏膜的屏障作用，二氧化碳潴留可增强胃壁细胞碳酸酐酶活性，使胃酸分泌增多，发生了自我消化。

知 识 拓 展

呼吸衰竭防治的病理生理基础

1. 防止与去除呼吸衰竭的原因。

2. 提高 PaO_2　Ⅰ型呼吸衰竭只有缺氧而无 CO_2 潴留,可吸入较高浓度的氧(一般不超过 50%)。Ⅱ型呼吸衰竭者的吸氧浓度不宜超过 30%,并控制流速,使 PaO_2 上升到 50~60 mmHg 即可。因为血中高浓度 CO_2 对呼吸中枢产生抑制作用,此时主要依靠低氧血症刺激外周化学感受器反射性兴奋呼吸中枢而调节呼吸。如果给高浓度的氧,则低氧血症对呼吸中枢的刺激停止,呼吸中枢抑制加深,加重 CO_2 潴留甚至产生肺性脑病。

3. 降低 $PaCO_2$。

4. 改善内环境及重要器官功能。

复习与思考

一、选择题

1. 肺炎一词是指　　　　　　　　　　　　　　　　　　　　　　　　　（　　）

A. 各种致炎因子引起的肺的炎症

B. 各种原因引起的肺泡的炎症

C. 各种细菌引起的肺的炎症

D. 以中性白细胞渗出为主的肺的炎症

E. 是指肺的急性渗出性炎症性疾病

2. 大叶性肺炎红色肝样变期,肺泡腔内主要渗出物为　　　　　　　　　（　　）

A. 浆液及红细胞　　　　　B. 浆液及中性粒细胞　　　　C. 纤维素及红细胞

D. 纤维素及中性粒细胞　　E. 浆液及纤维素

3. 大叶性肺炎灰色肝样变期,肺泡腔内主要渗出物为　　　　　　　　　（　　）

A. 浆液及红细胞　　　　　B. 纤维素及中性粒细胞　　　C. 浆液及纤维素

D. 红细胞及纤维素　　　　E. 纤维素及巨噬细胞

4. 大叶性肺炎肺肉质变是由于　　　　　　　　　　　　　　　　　　　（　　）

A. 红细胞渗出过多　　　　B. 中性粒细胞渗出过少　　　C. 红细胞渗出过少

D. 中性粒细胞渗出过多　　E. 纤维素渗出过少

5. 铁锈色痰常见于大叶性肺炎的　　　　　　　　　　　　　　　　　　（　　）

A. 充血水肿期　　　　　　B. 红色肝样变期　　　　　　C. 灰色肝样变期

D. 溶解消散期　　　　　　E. 中毒性休克

6. 大叶性肺炎不会发生　　　　　　　　　　　　　　　　　　　　　　（　　）

A. 肺肉质变　　　　　　　B. 肺脓肿　　　　　　　　　C. 脓胸

D. 肺褐色硬变　　　　　　F. 败血症

7. 下列哪项不符合小叶性肺炎的病变特点 （　　）

A. 化脓性 B. 病灶多发、散在性 C. 灰黄色病灶

D. 胸膜常累及 E. 以细支气管为中心

8. 肺组织切片检查,光镜下见细支气管上皮脱落,腔内有脓性渗出物,周围的肺泡腔内亦有多少不等的脓性渗出物,应诊断为 （　　）

A. 慢性肺淤血 B. 大叶性肺炎灰色肝变期 C. 小叶性肺炎

D. 大叶性肺炎溶解消散期 E. 肺结核变质渗出期

9. 小叶性肺炎的病变部位主要在 （　　）

A. 两肺尖 B. 两肺中、下叶 C. 两肺下叶及背侧

D. 两肺上叶背部 E. 单侧肺叶

10. 关于支原体肺炎的叙述,下列哪项是不正确的 （　　）

A. 由肺炎支原体引起 B. 预后较差 C. 间质性肺炎

D. 慢性炎细胞浸润 E. 胸膜光滑

11. 确诊支原体肺炎的依据是 （　　）

A. 患者多为儿童和青年

B. 起病急,多有发热、头痛、咽痛及剧烈干咳

C. X线检查肺部呈段性分布的纹理增加及网状阴影

D. 病变呈间质性炎,肺泡腔内可无渗出物

E. 痰液中培养出支原体

12. 确诊病毒性肺炎的重要依据是 （　　）

A. 患者多为儿童

B. 发病可由一种病毒引起

C. 也可由多种病毒混合感染引起

D. 病变呈间质性炎,肺泡腔内一般无渗出物

E. 检见病毒包涵体是病理诊断的重要组织学依据

13. 慢性支气管炎患者咳痰的病变基础是 （　　）

A. 纤毛粘连、脱落 B. 管壁充血、水肿 C. 黏液腺增生肥大、分泌亢进

D. 支气管软骨萎缩 E. 支气管平滑肌束断裂

14. 慢性支气管炎最常见的并发症是 （　　）

A. 肺结核 B. 支气管扩张 C. 支气管哮喘

D. 阻塞性肺气肿 E. 肺脓肿

15. 引起肺心病最常见的病因是 （　　）

A. 慢性支气管炎并发阻塞性肺气肿 B. 肺肉质变

C. 肺脓肿 D. 纤维素性肺炎

E. 肺萎陷

16. 患者,女,48岁。咳嗽、咳痰5年,近2年来早晨起来咳较多脓痰,时有咯血,最可能诊断是（　　）

A. 慢性支气管炎 B. 支气管哮喘 C. 小叶性肺炎

D. 大叶性肺炎 E. 慢性支气管炎并支气管扩张

17. 患者,男,60岁。有38年吸烟史,近期体检胸片显示肺门5 cm×3 cm占位病变。诊断为:原发性支气管肺癌,患者最常见的早期症状是 （　　）

A. 刺激性干咳 B. 胸痛 C. 乏力

D. 咯血 E. 呼吸困难

18. 肺癌最常见的组织学类型是 （ ）

A. 腺样囊性癌　　　　　B. 巨细胞癌　　　　　　C. 鳞状细胞癌

D. 腺癌　　　　　　　　E. 未分化癌

二、思考题

1. 简述大叶性肺炎红色肝样变期主要临床表现及病理学基础。

2. 试比较大叶性肺炎与小叶性肺炎的区别。

3. 简述慢性支气管炎病变特点。

4. 对Ⅱ型呼吸衰竭患者的氧疗应注意什么？为什么？

三、病例分析

患者，男，18岁，酗酒后遭雨淋，第2天寒战、高热，继而出现胸痛、咳嗽、咳痰，痰液呈铁锈色，呼吸困难，不能平卧，急诊入院。

体格检查：体温39.6 ℃，脉搏100次/分。听诊：左肺下叶有大量湿性啰音，触诊语颤增强；血常规：白细胞计数 16×10^9/L；X线检查：左肺下叶有大片致密阴影。入院经抗生素治疗，病情好转，各种症状逐渐消失，患者于入院后第7天出院。

请思考：

1. 请根据主要临床表现作出病理诊断，并说明诊断依据。

2. 患者为什么会出现咳铁锈色痰？

3. 患者左肺下叶为什么会出现大片致密阴影？

（苗长城）

第十四章 心血管系统疾病

学习要点

1. 原发性高血压、动脉粥样硬化、风湿病的概念、病因、发病机制、基本病变及对机体的影响。

2. 慢性心瓣膜病和感染性心内膜炎的分类及对机体的影响。

3. 心力衰竭的概念、常见原因和诱因,发生机制及心力衰竭时临床护理要点。

心血管系统疾病是对人类健康和生命威胁最大的一组疾病。世界范围内,心血管系统疾病已占各类疾病发病率和死亡率的首位,我国在总死亡率中居第二位,仅次于恶性肿瘤。本章主要介绍常见的心血管系统疾病,包括原发性高血压、动脉粥样硬化、风湿病、慢性心瓣膜病、感染性心内膜炎和心力衰竭。

第一节 原发性高血压

高血压是指成人静息状态下,收缩压≥140 mmHg 和(或)舒张压≥90 mmHg。高血压分为原发性和继发性两类。原发性高血压是一种原因未明的以体循环动脉血压持续升高为主要表现的独立性、全身性疾病,又称高血压病,占高血压的 90%～95%,其基本病理变化为全身细、小动脉硬化,晚期常导致心、脑、肾及眼底的病变。

继发性高血压是继发于其他疾病(肾炎、肾上腺和垂体肿瘤等)并作为一种症状出现的,又称症状性高血压,占高血压的 5%～10%,若原发病治愈后血压可恢复正常。

原发性高血压是我国最常见的心血管疾病,多见于 40 岁以上的中、老年人,无明显性别差异。在我国高血压病的发病率呈明显上升趋势,1991 年统计平均患病率为 11.88%,至 2002 年已达到 18.8%。

一、病因及发病机制

(一)病因

原发性高血压病因尚未完全清楚,可能与下列因素有关。

1. 遗传因素　原发性高血压患者常有明显的家族聚集性,约 75% 的患者有遗传因素。双亲均有原发性高血压的发病率比无高血压病家族史者高 2～3 倍,单亲有原发性高血压则高 1.5 倍。

2. 高钠饮食因素　高盐饮食致 Na^+ 潴留,使血容量增多,并使血管壁对血管紧张素敏感性增强,从而引起血压升高。

3. 精神心理因素　长期过度的精神紧张、焦虑、忧郁或恐惧,使大脑皮层的兴奋与抑制平衡失调,皮层下血管中枢收缩冲动占优势,通过交感神经节后纤维分泌多量的去甲肾上腺素,作用于细小动脉平滑肌,引起细小动脉收缩,导致血压升高。此外,肾血管痉挛导致肾缺血,激活肾素-血管紧张素-醛固酮系统,加重全身血管痉挛并使钠、水潴留,造成血压进一步升高。

4. 其他因素 肥胖、吸烟和缺乏体力活动等被认为是诱发原发性高血压的可能性因素。

（二）发病机制

原发性高血压的发病机制未完全清楚,目前认为是多种因素作用的结果(图 14-1)。

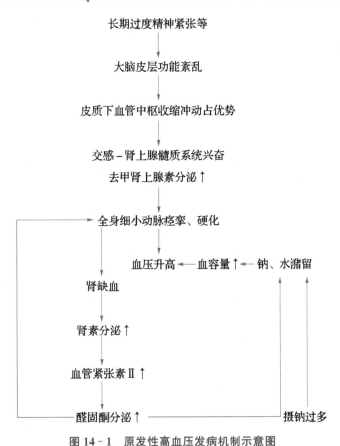

图 14-1 原发性高血压发病机制示意图

原发性高血压患者的饮食

①限定摄盐量,WHO 建议每日摄盐量控制在 5 克以下;②限制饮酒;③减少脂肪摄入,适量补充蛋白质;④多食含维生素的食品。

二、类型和病理变化

原发性高血压可分为两种类型:缓进型和急进型。

(一)缓进型高血压

缓进型高血压又称良性高血压,约占原发性高血压的 95%,多见于中、老年,病情进展缓慢,病程长达 10~20 年以上,根据其病变发展过程分为三期。

1. 功能紊乱期(第一期)　是高血压的早期阶段,此期主要改变为全身细、小动脉间歇性痉挛,但血管无器质性病变。

临床表现为血压升高呈波动状态,舒张压一般在 90~100 mmHg 之间,可伴有头昏、头痛、失眠等症状。经适当休息或药物治疗可恢复正常。

2. 动脉病变期(第二期)　是高血压的中期阶段,基本病变是全身细、小动脉硬化。

(1)细动脉硬化:主要表现为细动脉玻璃样变性,是高血压病最主要的病变特征。由于血管持续痉挛,致管壁缺氧,内皮细胞受损,通透性增高,血浆蛋白侵入血管壁凝集成均匀红染物;同时基底膜样物质也增多,使管壁增厚变硬,管腔狭窄。此种改变可累及全身细动脉,以肾入球动脉、视网膜动脉、脾中央动脉、脑、胰、肾上腺的细动脉多见(图 14-2)。

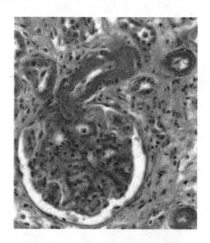

图 14-2　细动脉玻璃样变性
肾入球动脉管壁红染、增厚,管腔狭窄

(2)小动脉硬化:由于持续血压升高对血管壁的作用,使动脉内膜胶原纤维和弹性纤维增生,管壁增厚,管腔狭窄,主要累及肾小叶间动脉、弓形动脉及脑的小动脉等。

此期患者血压进一步升高,并持续在较高水平,舒张压常在 110 mmHg 以上,休息后不能缓解。

3. 内脏病变期(第三期)　为高血压后期,多数内脏器官受累,其中最重要的是心、肾、脑和视网膜的病变。

(1)心脏病变:由于血压持续性升高,外周循环阻力增大,左心室压力负荷加重,发生代偿性肥大。肉眼观察:心脏重量增加,多在 400 g 以上(正常为 250 g 左右),左心室壁明显增厚,可达 1.5~2 cm(正常为 1 cm),乳头肌和肉柱增粗变圆,但心腔不扩大,甚至略缩小,称向心性肥大(图14-3)。镜下观察:心肌细胞变粗、变长,细胞核大而深染。临床表现为心悸、心界向左下扩大,严重者可导致左心衰竭。由高血压引起的心脏病变称为高血压性心脏病。

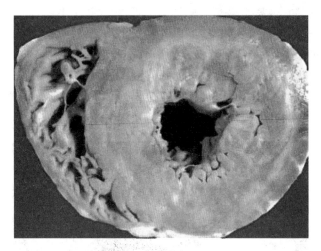

图14-3　左心室向心性肥大
左心室壁明显增厚、心腔缩小

(2) 肾脏病变:由于肾入球动脉、叶间动脉硬化,导致肾缺血而引起。肉眼观察:双肾体积缩小,重量减轻,质地变硬,表面呈均匀弥漫的细颗粒状,切面肾皮质变薄,皮髓质分界不清,称原发性颗粒性固缩肾(图14-4)。镜下观察:病变肾小球发生纤维化和玻璃样变,所属肾小管因缺血而萎缩、消失,间质纤维化及少量淋巴细胞浸润,健存的肾单位因功能代偿而肥大。患者出现水肿、蛋白尿、管型尿和肾衰竭。

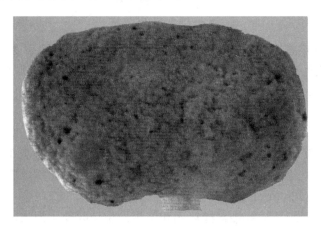

图14-4　原发性颗粒性固缩肾
肾体积缩小,表面呈细颗粒状

(3) 脑病变:主要有三种:①脑出血:是原发性高血压最常见、最严重的并发症,也是最常见的死亡原因。脑出血的原因是脑细小动脉持续痉挛、硬化而缺血、缺氧,血管壁通透性增高,引起漏出性出血或硬化的血管破裂出血。此外,脑血管壁病变致使其弹性下降,可形成微小动脉瘤,如遇血压剧烈波动,可致微小动脉瘤破裂出血。脑出血常发生于基底节、内囊,其次为大脑白质(图 14-5)。因为供应该区的豆纹动脉从大脑中动脉呈直角分出,直接承受压力较高的血流冲击,易于破裂。临床表现因出血部位不同,内囊出血者可引起对侧肢体偏瘫及感觉消失。出血破入脑室时,患者可发生昏迷,并常导致死亡。②脑水肿:是由于脑内细小动脉的痉挛、硬化,局部缺血、毛细血管通透性增加所致。临床上可出现头痛、头晕、视物障碍及呕吐等表现,称为高血压脑病。如果上述临床表现更为严重,出现意识障碍、抽搐等危重症状,称为高血压危象。③脑软化:是由于脑内细小动脉痉挛、硬化,管腔狭窄,供血区脑组织缺血而发生梗死。

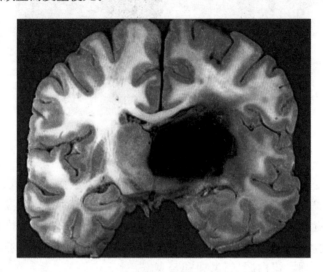

图 14-5　脑出血
内囊出血、破入侧脑室

(4)视网膜病变:视网膜中央动脉的改变与原发性高血压各期病变一致。因此,眼底检查可帮助了解原发性高血压的进展及预后。早期可见视网膜中央动脉痉挛;中期可见中央动脉变细,颜色银白,动静脉交叉处出现压迹等硬化性改变;晚期可出现视网膜渗出、出血及视神经乳头水肿。

(二)急进型高血压

急进型高血压又称为恶性高血压,约占原发性高血压的 5%,多见于青壮年。可由缓进型高血压病发展而来,但多数起病即为急进型高血压。临床上起病急骤、发展迅速,血压升高明显,常超过 230/130 mmHg。

病理变化特点以细动脉纤维素样坏死和增生性小动脉硬化为主,主要累及肾和脑,以肾脏的病变最为严重。预后差,患者常在 1 年内因肾衰竭、脑出血或心力衰竭而死亡。

第二节　动脉粥样硬化

动脉粥样硬化是一种与血脂异常及血管壁成分改变有关的动脉性疾病,主要累及大动脉和中动脉,即弹力型动脉(如主动脉及其一级分支)和弹力肌型动脉(如冠状动脉和脑动脉)。病变特征是血中脂质在动脉内膜沉积,引起内膜灶状纤维化及粥样斑块形成,致动脉管壁增厚变硬、管腔狭窄。发生于心、脑的动脉粥样硬化有重要临床意义。

动脉粥样硬化多见于中老年人,以 40～49 岁发展最快。在我国动脉粥样硬化的发病率呈明显上升趋势,北方高于南方。本病是严重危害人类健康的常见病。

一、病因及发病机制

动脉粥样硬化的病因及发病机制目前尚不清楚,下列因素被视为危险因素。

(一)高脂血症

高脂血症是指血浆总胆固醇和甘油三酯的异常升高。高脂血症是动脉粥样硬化的最主要危险因素。大量流行病学资料表明,动脉粥样硬化的严重程度随血浆胆固醇水平的升高而加重,血浆胆固醇的浓度与冠心病的死亡率及危险程度呈正相关。

正常情况下,血浆中的脂质主要以脂蛋白的形式存在。脂蛋白可分为乳糜微粒(CM)、极低密度脂蛋白(VLDL)、低密度脂蛋白(LDL)和高密度脂蛋白(HDL)。其中 LDL 是动脉粥样硬化和冠心病发生的重要致病因素,其水平高低被认为是判断冠心病的重要指标。VLDL 也与动脉粥样硬化的发生密切相关。HDL 可激活胆固醇卵磷脂酰基转移酶,将外周胆固醇转入肝内并进行降解和排泄,是拮抗动脉粥样硬化和冠心病的重要因子。

目前认为,LDL、VLDL 的升高与 HDL 的降低多同时存在,对动脉粥样硬化的发生、发展具有重要意义。

(二)高血压

高血压是动脉粥样硬化发生的主要危险因素之一。据统计,高血压患者的冠状动脉粥样硬化患病率较血压正常人高 4 倍。与同年龄、同性别的无高血压者相比,高血压患者动脉粥样硬化的发病较早,病变较重。高血压引发动脉粥样硬化的发病机制尚不清楚,可能与高血压时血流的机械压力和冲击力直接损伤血管内皮细胞,通透性增加,使血脂进入内膜增多有关。

(三)吸烟

流行病学资料表明,吸烟与动脉粥样硬化的发生有关。吸烟者较不吸烟者冠心病发病率高,年轻吸烟组死于冠心病者是同龄不吸烟组的 2～3 倍。吸烟导致动脉粥样硬化的机制可能是血液中的一氧化碳浓度升高,造成血管内皮细胞缺氧性损伤,同时一氧化碳刺激内皮细胞释放生长因子,诱导中膜平滑肌细胞向内膜移行、增生,参与动脉粥样硬化的形成。此外,长期吸烟患者血液中纤维蛋白酶原、凝血因子Ⅷ和红细胞压积水平上升,促进附壁血栓的形成。

(四)糖尿病

糖尿病患者血中甘油三酯、LDL 水平明显升高,而 HDL 水平较低,与动脉粥样硬化和冠心病关系极为密切。

(五)其他因素

1. 遗传　冠心病有明显的家族集聚现象,提示遗传是动脉粥样硬化发生的危险因素之一。

2. 年龄　流行病学调查显示,随着年龄的增加,动脉粥样硬化的发病率也同步增高。

3. 性别　雌激素可降低血浆胆固醇水平,并间接抑制血小板的聚集,所以女性患动脉粥样硬化的发病率低于男性,但绝经期后两性的这种差异消失。

4. 肥胖　肥胖人群易患高血压、高脂血症和糖尿病,从而间接促进动脉粥样硬化的发生。

动脉粥样硬化的发病机制比较复杂。血脂升高为动脉粥样硬化发生的物质基础,而动脉壁的结构和功能的改变等则能促进动脉粥样硬化的发生。

二、病理变化

动脉粥样硬化病变主要累及全身的弹力型动脉和弹力肌型动脉,即大、中动脉。最好发于腹主动脉,其次为冠状动脉、肾动脉、降主动脉、颈内动脉和脑基底动脉等。

动脉粥样硬化典型病变的发生发展经过四个阶段。

(一) 基本病理变化

1. 脂纹脂斑　是动脉粥样硬化的早期病变。随着动脉内膜脂质沉积的逐渐增多,血液中的单核巨噬细胞迁入内皮下,摄取 LDL 和胆固醇脂,形成巨噬细胞源性泡沫细胞;同时血管内皮细胞、巨噬细胞和血小板可产生并释放生长因子,刺激中膜平滑肌细胞增生和迁入内膜,摄取低密度脂蛋白,形成肌源性泡沫细胞。大量上述泡沫细胞聚集,并向内皮隆起。

肉眼观察:在动脉内膜表面,可见黄色的斑点或条纹,平坦或稍隆起,在血管分支开口处更明显(图 14-6)。镜下观察:脂纹脂斑处内皮细胞下有大量泡沫细胞聚集。泡沫细胞呈圆形,体积较大,胞浆中含有大量脂质空泡(图 14-7)。

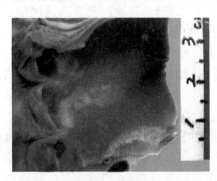
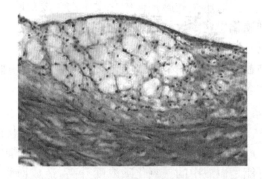

图 14-6　脂纹脂斑
主动脉内膜表面淡黄色脂纹、脂斑

图 14-7　动脉粥样硬化镜下观察
动脉内膜下泡沫细胞聚集

2. 纤维斑块　脂纹脂斑进一步发展,脂质继续沉积,形成突出于内膜表面的纤维斑块。

肉眼观察:纤维斑块初为隆起于内膜表面的淡黄色或灰黄色斑块,后因斑块周围和表面的纤维结缔组织因受脂质刺激而增生并发生玻璃样变性呈瓷白色,如凝固的蜡烛油。斑块直径为 0.3~1.5 cm,并可融合(图 14-8)。镜下观察:病灶表层可见大量胶原纤维,其下为增生的平滑肌细胞、巨噬细胞和泡沫细胞以及脂质和炎细胞。

3. 粥样斑块　随着病变的进一步加重,纤维斑块深层的组织、细胞发生变性、坏死和崩解,并与病灶内的脂质相混合,形成黄色粥糜样物质,因此称粥样斑块,为动脉粥样硬化的典型病理表现。

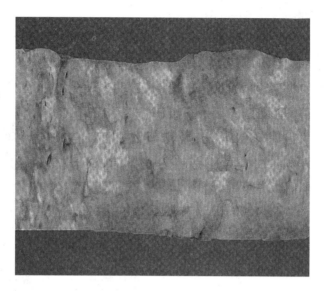

图 14-8　纤维斑块

内膜表面灰白色纤维斑块

肉眼观察：动脉内膜表面见明显隆起的灰黄色斑块,切面见纤维组织的下方有黄色粥糜样物(图 14-9)。镜下观察：表层是玻璃样变性的纤维组织,深层有大量红染的坏死物,其中可见胆固醇结晶(HE 切片中为针状空隙)及钙化,斑块底部及周边可见肉芽组织、少量泡沫细胞和淋巴细胞(图 14-10)。严重者病灶处中膜平滑肌受压萎缩。

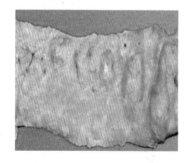

图 14-9　粥样斑块

内膜表面隆起的灰黄色粥样斑块

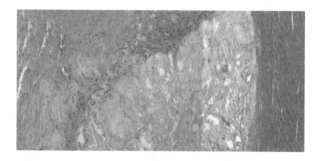

图 14-10　粥样斑块镜下观察

表层纤维组织增生,其下红染的坏死物中见胆固醇结晶空隙

(二) 继发性病变

1. 斑块内出血　出血可以是斑块边缘或底部的毛细血管破裂,也可是动脉腔内血液直接经破裂口进入斑块内形成。出血可形成血肿,使斑块突然增大并突入管腔,使管腔狭窄或完全闭塞,导致急性供血中断,致使该动脉供血器官发生梗死(图 14-11)。

2. 斑块破裂　破裂常发生在斑块周边部,因该处纤维组织最薄,抗张力差。斑块表面的纤维组织坏死破溃形成"溃疡";粥样物质进入血液可引起栓塞。

3. 血栓形成　由于斑块的溃疡面粗糙不平,常继发血栓形成,从而加重病变动脉的狭窄,甚至阻塞管腔导致梗死。血栓脱落可形成栓子,引起栓塞;血栓可以机化,使动脉粥样硬化斑块更为增大亦造成管腔阻塞(图14-12)。

4. 动脉瘤形成　严重的动脉粥样硬化,中膜萎缩,弹性减弱,在不能承受血压的压力时,局部血管壁可向外膨出形成动脉瘤。如遇外力或自发破裂,可造成大出血。

5. 钙化　粥样斑块内可发生钙盐沉积,使动脉壁变硬、变脆,弹性减弱,易于破裂。

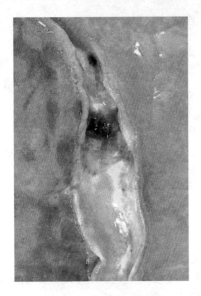

图14-11　斑块内出血

冠状动脉粥样斑块形成伴出血

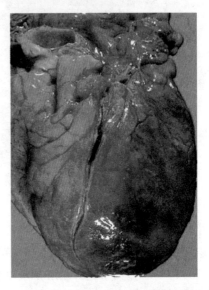

图14-12　斑块继发血栓形成

左冠状动脉前降支内见血栓

三、重要器官的动脉粥样硬化

(一)冠状动脉粥样硬化及冠状动脉性心脏病

冠状动脉粥样硬化好发于左冠状动脉前降支,其次为右冠状动脉主干、左旋支及左冠状动脉主干。病变常呈多发性、节段性。由于血流冲击,动脉开口处或近心肌一侧的动脉壁病变最明显,使局部血管壁半月形增厚,管腔呈偏心性狭窄(图14-13)。冠状动脉粥样硬化常可继发斑块内出血、血栓形成,亦可伴有冠状动脉痉挛,加剧管腔狭窄,引起心肌缺血性病变。

由于冠状动脉狭窄导致心肌缺血而发生的心脏病,称为冠状动脉性心脏病(CHD),简称为冠心病。冠心病在欧美国家发病率及死亡率甚高,近年该病在我国呈增高趋势。冠状动脉粥样硬化症引起的冠心病占其绝大多数,因此习惯上把冠心病视为冠状动脉粥样硬化性心脏病。

根据心肌缺血的轻重、发生缓急、有无侧支循环的建立及所引起心肌损伤的程度,冠心病可表现为心绞痛、心肌梗死、

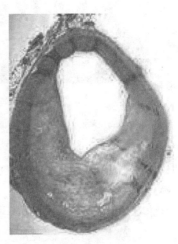

图14-13　冠状动脉粥样硬化

血管壁半月形增厚、管腔狭窄

心肌纤维化及冠状动脉性猝死。

1. 心绞痛　是因冠状动脉供血不足或心肌耗氧量骤增导致的心肌急剧的、暂时性缺血缺氧所引起的临床综合征。其典型表现为阵发性胸骨后压迫性或紧缩性疼痛,疼痛可向心前区、左侧肩部和左上肢放射,持续数分钟,经休息或服用硝酸酯类药物可缓解。心绞痛发生的机制是由于心肌缺血缺氧,酸性代谢产物和多肽类物质堆积,刺激心内交感神经,信号经 1～5 胸交感神经节和相应脊髓段传至大脑,产生痛觉。

2. 心肌梗死　是指冠状动脉持续性供血中断引起的较大范围心肌缺血性坏死。

(1) 原因:大多数由冠状动脉粥样硬化引起。在冠状动脉粥样硬化基础上继发血栓形成、斑块内出血、冠状动脉持续痉挛或因休克、心动过速致冠状动脉血流量急剧减少,导致心肌缺血性坏死。

(2) 部位:心肌梗死的部位与阻塞的冠状动脉动脉供血区域一致。最常见的是左冠状动脉前降支供血区:左心室前壁、心尖部、室间隔前 2/3 及前内乳头肌,占全部心肌梗死的 40%～50%;其次是右冠状动脉供血区:左心室后壁、室间隔后 1/3 及右心室大部,并可累及窦房结,占 30%～40%;再次为左冠状动脉旋支供血区:左心室侧壁、膈面及左心房,并可累及房室结,占 15%～20%(图 14 - 14、表 14 - 1)。

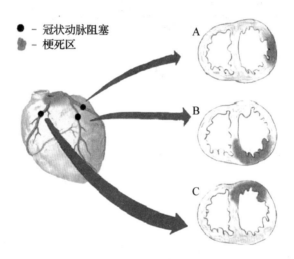

图 14 - 14　心肌梗死的好发部位模示图
A:左冠状动脉旋支　B:左冠状动脉前降支　C:右冠状动脉

表 14 - 1　心肌梗死的部位和发生率

冠状动脉阻塞	梗死部位	发生率(%)
左前降支	左心室前壁、室间隔前 2/3 及心尖部	40～50
右冠状动脉	左心室后壁、室间隔后 1/3 及右室大部	30～40
左旋支	左室侧壁、膈面及左房	15～20

(3) 类型:按梗死所占心壁厚度的不同,将心肌梗死分为两型:①透壁性心肌梗死:是最常见的心肌梗死类型,又称区域性心肌梗死。累及心室壁全层或梗死未累及全层而深达至

壁 2/3 以上,心肌梗死的部位与闭塞的冠状动脉支供血区一致,病灶较大,直径多在 2.5 cm 以上。②心内膜下心肌梗死:梗死仅累及心室壁内层 1/3 的心肌,并波及肉柱和乳头肌。常为多发性、小灶状坏死,不规则地分布于心室壁四周,严重者可波及整个左心室内膜下心肌,形成环状梗死。

（4）病理变化:肉眼观察:心肌梗死属贫血性梗死,一般于梗死 6 小时后肉眼可见变化。梗死灶多不规则,呈苍白色,8~9 小时后呈土黄色,干燥,失去正常光泽;第 4 天后梗死灶边缘出现明显的充血出血带;7 天后边缘出现肉芽组织;第 10 天左右,梗死灶呈明显黄色,质地软;2~8 周梗死灶逐渐机化并形成瘢痕(图 14-15)。

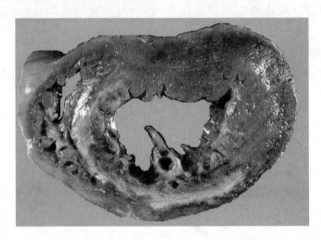

图 14-15 心肌梗死
左心室前壁、室间隔梗死灶呈灰白色

镜下观察:心肌纤维早期呈凝固性坏死改变,梗死灶周围有少量中性粒细胞浸润;第 4 天梗死灶周围血管充血、出血,有较多的中性粒细胞浸润;第 7 天后,镜下可见肉芽组织增生。

（5）临床表现:患者常出现剧烈而持久的胸骨后疼痛,休息或口含硝酸酯类药物不能完全缓解。心肌细胞坏死,胞浆内的酶释放入血,使血清中肌酸磷酸激酶(CPK)、乳酸脱氢酶、门冬氨酸氨基转移酶、丙氨酸氨基转移酶含量升高。尤其是 CPK 对心肌梗死的诊断有临床意义。

（6）并发症:①心力衰竭:梗死的心肌收缩力显著减弱、甚至丧失,引起不同程度的心力衰竭,是患者死亡的最常见原因;②心脏破裂:是中性粒细胞和单核细胞释放蛋白水解酶溶解坏死的心肌所致。心壁破裂,心室内血液流入心包腔,造成心脏压塞而引起猝死。另外,室间隔破裂,左心室血液流入右心室,可引起右心功能不全;③室壁瘤:是由梗死心肌或瘢痕组织在心室内压力作用下,形成向外的局限性膨隆(图 14-16);④附壁血栓形成:由于梗死区心内膜受损、室壁瘤处出现涡流等原因而诱发血栓形成(图 14-17);⑤心源性休克:当心肌梗死范围超过 40% 时,心肌收缩力极度减弱,心排出量显著减少而引起休克;⑥心律失常:心肌梗死累及传导系统可引起传导紊乱。严重者可导致心脏骤停、猝死。

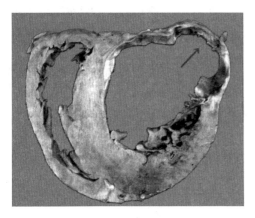

图 14-16　室壁瘤

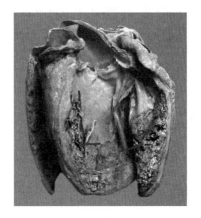

图 14-17　左心室梗死区附壁血栓

3. 心肌纤维化　由于冠状动脉狭窄,心肌纤维长期的、反复性的缺血缺氧,使心肌发生萎缩、变性、间质纤维组织增生,最后可引起广泛的心肌纤维化。

肉眼观察:心脏体积增大,重量增加,心壁厚度可正常或有扩张,左心室明显。镜下观察:心肌纤维化,部分心肌细胞弥漫性空泡化。临床可表现为心律失常或心力衰竭,目前有称之为缺血性心肌病。

4. 冠状动脉性猝死　冠状动脉性猝死多见于 39~49 岁患者,男性较女性多约 4 倍,是一种临床较为常见的疾病。其发病多由于两种情况:①在某种诱因作用下发作:如劳累、饮酒、吸烟、争斗或运动后等。病人可突然昏倒、四肢抽搐、小便失禁或突发呼吸困难迅速昏迷。症状发作后即死亡,或 1 至数小时内死亡。②睡眠时猝死:此类猝死不易被察觉,多无目击者。

引起猝死的原因多数是一支或多支冠状动脉有狭窄性动脉粥样硬化,有的可并发血栓形成。部分病例冠状动脉粥样硬化较轻或无动脉粥样硬化而猝死,可能是由于冠状动脉痉挛或冠状动脉栓塞等所致。

（二）主动脉粥样硬化

动脉粥样硬化时主动脉最易受累,病变好发于主动脉后壁及其分支开口处,以腹主动脉病变最严重,胸主动脉次之,升主动脉病变轻。由于主动脉管腔较大,一般不致引起症状。但病变严重者,因中膜萎缩及弹力板断裂使管壁变得很薄弱,受血压的作用而形成动脉瘤,多发生于腹主动脉。动脉瘤破裂可导致致命性大出血。

（三）脑动脉粥样硬化

脑动脉粥样硬化多发生于大脑中动脉和脑基底动脉,发生时间比主动脉及冠状动脉粥样硬化迟,一般在 40 岁之后才出现斑块。发病时由于动脉血管管腔狭窄,脑组织因长期供血不足可发生脑萎缩,大脑皮质变薄,脑沟加深、加宽,脑回变窄,严重者常有智力减退,甚则发生老年性痴呆。

（四）肾动脉粥样硬化

好发于肾动脉开口处及主干近侧端,也可发生于叶间动脉和弓形动脉。常由于斑块或血栓形成导致管腔狭窄,引起顽固性肾血管性高血压。受累动脉供血区缺血而发生肾组织缺血性梗死,梗死灶机化后形成较大的瘢痕,多个瘢痕使肾脏体积缩小,形成动脉粥样硬化性固缩肾。

（五）四肢动脉粥样硬化

下肢动脉发生粥样硬化较上肢常见且且严重。当较大的动脉管腔狭窄,患者可因局部供血不足,在行走或运动时出现疼痛,休息后好转,即所谓间歇性跛行。如肢体动脉管腔严重狭窄或完全阻塞,而又无有效的侧支循环形成时,可引起缺血性坏死和干性坏疽。

第三节　风湿病

风湿病是一种与 A 组乙型溶血性链球菌感染有关,累及全身结缔组织的变态反应性疾病。最常累及心脏和关节,其次是皮肤、皮下组织、血管和脑等,其中以心脏病变最为严重,反复发作后,常造成心瓣膜器质性损害,带来严重后果。在急性发作期常伴有发热,称风湿热。临床上,除有心脏和关节症状外,常伴有发热、皮疹、皮下结节和小舞蹈病等症状和体征,血液检查可见抗链球菌溶血素"O"抗体(简称抗"O"抗体)滴度增高,血沉加快等。

风湿病可发生于任何年龄,但多发生在 5～15 岁,发病高峰为 6～9 岁。男女患病率大致相等,但患病率有地区差异,长江以南高于长江以北,四川最高。风湿病以冬春季为多发。

一、病因与发病机制

（一）病因

风湿病的病因和发病机制至今尚未完全清楚。一般认为本病的发生与 A 组乙型溶血性链球菌感染有关,其依据是:①多数患者发病前 2～3 周曾有咽喉炎、扁桃体炎等 A 组乙型溶血性链球菌感染病史;②发病时患者血中抗"O"抗体滴度增高;③风湿病的好发季节、多发地区与溶血性链球菌感染的流行季节、区域呈正相关;④抗链球菌治疗可有效降低风湿病的发病率和复发率。以上证据显示,风湿病的发生与 A 组乙型溶血性链球菌感染有密切关系。

但风湿病的发生并不是由该病菌感染直接导致的,其依据包括:①溶血性链球菌感染所致疾病属化脓性炎症,风湿病为非化脓性病变;②风湿病的发病在溶血性链球菌感染后 2～3 周,而非在其感染期;③典型病变不是位于链球菌感染的部位,而是在远离感染灶的心脏、关节、皮肤等部位;④在风湿病的病变区未直接检出或培养出链球菌。

因此,目前认为风湿病是一种与链球菌感染有关的变态反应性炎症。受寒、受潮湿及病毒感染有可能参与诱发本病。

（二）发病机制

风湿病的发病机制仍然不十分清楚,多数学者认为风湿病是抗原抗体交叉免疫反应引起,即链球菌细胞壁上的 C 抗原(糖蛋白)与结缔组织的糖蛋白发生交叉免疫反应;M 抗原(蛋白质)与心脏、关节等组织中的某些成分有共同抗原性,也可发生交叉反应,引起风湿病变。

二、基本病理变化

风湿病主要是结缔组织变态反应性炎症。不论发生于任何器官或部位,其基本病变相同。病变发展过程可分为三期。

1. 变质渗出期　病变部位结缔组织发生黏液样变性和纤维素样坏死,并有充血、浆液、纤维素渗出及淋巴细胞、单核细胞浸润。此期约持续1个月。

2. 增生期(肉芽肿期)　此期特点是在变质渗出基础上,出现局部细胞增生,形成具有诊断意义的特征性的风湿性肉芽肿,亦称风湿小体。它可小到仅由数个细胞组成,大到近1 cm以致肉眼可观。镜下观察:病灶中央有纤维素样坏死,周围出现较多的风湿细胞,外围有少量淋巴细胞和浆细胞等组成圆形或椭圆形的结节。风湿细胞亦称阿少夫细胞,是由增生的巨噬细胞吞噬纤维素样坏死物质转变而来。风湿细胞体积较大,圆形、卵圆形,胞浆丰富,核大圆形或卵圆形,核膜清晰,核染色质集中于中央,横切面呈枭眼状,纵切面呈毛虫(图14-18)。此期可持续1~2个月。

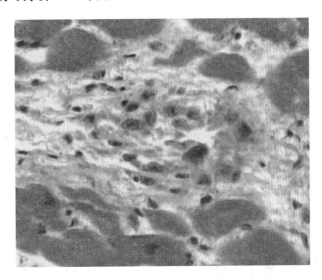

图14-18　风湿性心肌炎
心肌间质见梭形风湿小体

3. 纤维化期(愈合期)　风湿小体内的纤维素样坏死物被溶解吸收,风湿细胞逐渐转变为成纤维细胞,并产生胶原纤维,使风湿小体纤维化,最终成为梭形瘢痕。此期持续2~3个月。风湿病基本病变见表14-2。

表14-2　风湿病的基本病理变化

分期	变质渗出期	增生期	纤维化期
病变阶段	早期	中期	后期
病变特点	胶原纤维变性坏死及炎性渗出	巨噬细胞增生形成风湿性肉芽肿	风湿小体纤维化形成瘢痕
持续时间	1个月左右	1~2个月	2~3个月

上述典型病变自然病程4～6个月。风湿病常反复发作,受累器官或组织中可有新旧病变同时存在。若病变持续反复发展,可致较严重的纤维化和瘢痕形成。发生在浆膜或滑膜的风湿病变主要是浆液性或浆液纤维素性炎。

三、主要器官的病理变化及对机体的影响

(一)风湿性心脏病

风湿病引起的心脏损害可累及心脏各层(心内膜、心肌和心外膜),分别引起风湿性心内膜炎、风湿性心肌炎、风湿性心外膜炎。

1. 风湿性心内膜炎　病变主要侵犯心瓣膜,以二尖瓣最常见,其次为二尖瓣和主动脉瓣同时受累,三尖瓣和肺动脉瓣极少受累。

病变早期,受累瓣膜肿胀,瓣膜间质有黏液样变性和纤维素样坏死。瓣膜表面,尤其在闭锁缘处的内皮细胞变性肿胀,并容易因瓣膜开、关时的摩擦和血流冲击而脱落,使瓣膜闭锁缘的内膜损伤,暴露其下的胶原纤维,易使血小板在此处沉积、聚集,形成微小的白色血栓。肉眼可见在左房室瓣膜、主动脉瓣膜的闭锁缘上,形成粟粒大小(1～2 mm)、灰白色、半透明的疣状赘生物,常呈单行串珠状排列(图14-19、图14-20)。该赘生物与瓣膜结合紧密,不易脱落,又称疣状心内膜炎。病变后期,赘生物发生机化,瓣膜自身和腱索发生纤维化并有瘢痕形成。

由于病变反复发作,瓣膜因大量纤维组织增生而增厚、卷曲、变硬、短缩,瓣膜间可发生粘连,腱索增粗、短缩,使心瓣膜变形,形成瓣膜口狭窄或关闭不全,导致慢性心瓣膜病。

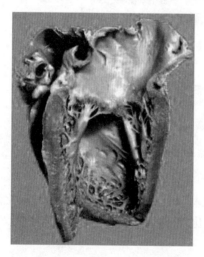

图14-19　风湿性心内膜炎
二尖瓣瓣膜闭锁缘上疣状赘生物

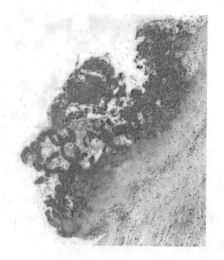

图14-20　风湿性心内膜炎
瓣膜缘上白色血栓镜下观察

2. 风湿性心肌炎　病变主要累及心肌间质结缔组织。常表现为心肌间质水肿,淋巴细胞浸润,在心肌间质小血管附近形成风湿小体,后期风湿小体纤维化而形成瘢痕。轻者可无明显症状,如病变较重而广泛,则可影响心肌的收缩力。风湿性心肌炎有时表现为心肌间质弥漫性水肿和炎细胞浸润,心肌细胞水肿及脂肪变性,呈非特异性炎性变化,这种情况

以儿童多见。

3. 风湿性心外膜炎　病变主要累及心包脏层,表现为浆液性或浆液纤维素性炎。当大量浆液渗出到心包腔内时,可形成心包积液。若渗出物以纤维素为主时,大量纤维素覆盖心包表面,因心脏搏动,心包的脏层和壁层相互摩擦使心脏表面呈绒毛状,称绒毛心。若渗出液以浆液为主且较多,形成心包积液,可使心界扩大,心音遥远。风湿性心包炎的结局与渗出物中的纤维素量有关,纤维素少时可完全吸收消散;量多时不能完全吸收,则可发生机化、粘连,甚至形成缩窄性心包炎,影响心脏收缩及舒张功能。各种风湿性心脏病的比较见表 14-3。

表 14-3　各种风湿性心脏病的比较

	好发部位	病变特点	后果
风湿性心内膜炎	二尖瓣及主动脉瓣	早期赘生物形成,以后机化	慢性心瓣膜病伴血流动力学变化
风湿性心肌炎	左心心肌间质小血管附近	形成风湿小体,心肌间质水肿(儿童)	心肌收缩力下降,心律失常
风湿性心外膜炎	心外膜脏层	浆液或浆液纤维素渗出	心包积液、绒毛心,心脏功能障碍

(二)风湿性关节炎

风湿病急性发作时约 75% 的患者可出现风湿性关节炎。主要为关节滑膜充血、肿胀,关节腔有大量浆液渗出,邻近软组织可以有不典型的风湿小体形成。病变常侵犯膝、肩、肘、髋等大关节,此起彼伏,相继发生。临床发病时可有各关节游走性、对称性疼痛,局部出现红、肿、热、痛和功能障碍。风湿性关节炎消退时,渗出物被吸收,关节无器质性改变。

(三)风湿性动脉炎

风湿性动脉炎可发生于冠状动脉、肾动脉、肠系膜动脉、脑动脉及肺动脉等处。主要病变是在急性期血管壁的黏液样变性和纤维素样坏死,伴有炎细胞浸润,可有风湿小体形成;后期,血管壁因瘢痕形成而不规则增厚,致使管腔狭窄,严重者管腔闭塞。

(四)皮肤病变

风湿病急性期,皮肤出现的环形红斑和皮下结节具有诊断意义。躯干和四肢出现的环形红斑属渗出性病变,为淡红色环状红晕,略微向皮肤表面隆起,发生于风湿病的急性期,1~2 日消退。镜下可见红斑处真皮浅层血管充血,血管周围水肿,有炎细胞浸润。皮下结节多见于肘、腕、膝、踝等关节附近的伸侧面皮下,结节直径为 0.5~2.0 cm,圆形或椭圆形,质地较硬,压之不痛,活动,属于增生性病变。镜下可见结节中央为大片纤维素样坏死物,周围是增生的成纤维细胞和组织细胞呈栅状排列,并伴有淋巴细胞和单核细胞浸润。后期结节逐渐纤维化,转变为瘢痕组织。

(五)风湿性脑病

风湿性脑病多见于 5~12 岁儿童,女孩较多。病变主要累及大脑皮质、基底节、丘脑及小脑皮质等部位,表现为脑血管壁的纤维素样坏死,炎细胞浸润,神经细胞变性及胶质细胞增生,胶质结节形成。当病变累及锥体外系时,患儿可出现不自主的肢体运动,称之为小舞蹈病。

第四节 慢性心瓣膜病

慢性心瓣膜病是指心瓣膜因先天发育异常或各种原因损伤后造成的器质性病变,表现为瓣膜口狭窄和(或)关闭不全,从而导致心功能不全,引起全身血液循环障碍,是常见的慢性心脏病之一。

瓣膜口狭窄是指瓣膜开放时不能充分张开,导致血流通过障碍。瓣膜关闭不全是指瓣膜关闭时瓣膜口不能完全闭合,使部分血液返流。瓣膜口狭窄或关闭不全可以单独存在,亦可合并存在,两个以上瓣膜同时或先后受累,称联合瓣膜病。受累瓣膜最常见于二尖瓣,其次为二尖瓣和主动脉瓣同时受累,再次为单独主动脉瓣,三尖瓣和肺动脉瓣较少受累。心瓣膜病早期通过心脏代偿,不出现明显的临床症状,若病变加重,心脏进入失代偿期,则可发生心力衰竭,患者出现肺循环和(或)体循环血液循环障碍的表现。

一、二尖瓣狭窄

二尖瓣狭窄大多数由风湿性心内膜炎反复发作引起,少数病例可由亚急性细菌性心内膜炎引起,偶见于先天性发育异常。正常成人二尖瓣口开放时面积约为 5 cm^2,可通过成人两个手指,狭窄时可缩小到 $1 \sim 2$ cm^2,显著狭窄时,瓣膜口仅为 0.5 cm^2 或只能通过医学探针。

二尖瓣膜狭窄依瓣膜病变可分为三型:①隔膜型,瓣膜轻度增厚,仍有弹性,瓣叶轻度粘连,瓣膜口轻度狭窄,一般不合并关闭不全,作瓣膜分离手术效果好;②增厚型,病变较重,瓣膜明显增厚,瓣叶间明显粘连,瓣膜口明显狭窄,偶可合并轻重不等的关闭不全;③漏斗型,病变最重,瓣膜由于大量纤维增生而极度增厚、变硬,瓣叶广泛粘连,使瓣膜口严重狭窄呈鱼口状,常合并关闭不全(图 14-21)。此型一般手术治疗效果不佳,严重时需作换瓣手术。

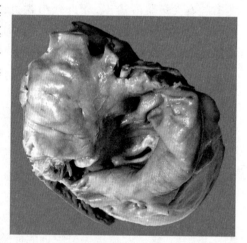

图 14-21 二尖瓣狭窄及关闭不全

二尖瓣狭窄可引起血液动力学和心脏形态的改变。其临床表现可分为:①左心房代偿期:早期,由于二尖瓣狭窄,左心室舒张期左心房流入左心室的血流受阻,舒张末期部分血液滞留于左心房内,左心房血容量比正常增多,左心房代偿性肥大,以维持相对正常的血液循环。听诊时,在心尖区可闻及舒张期隆隆样杂音,X线检查可见左心房影扩大。②左心房衰竭期:后期超过代偿极限,左心房收缩力减弱发生肌源性扩张。此时,左心房血液在舒张期不能充分排入左心室,左心房内严重淤血,肺静脉血液回流受阻,出现肺淤血、肺水肿及漏出性出血。临床上出现心悸、呼吸困难、发绀、咳嗽、咳白色(或粉红色)泡沫痰。③右心代偿和衰竭期:肺淤血、肺静脉压升高,神经反射引起肺内小动脉收缩,使肺动脉压升高,导致右心室代偿性肥大,以致后来发生肌源性扩张。当右心室高度扩张时,三尖瓣环扩大,可出现三尖瓣相对关闭不全,心脏收缩时一部分血液自右心室反流至右心房,加重了右心房负担,引起体循环淤血。临床表现有听诊时三尖瓣区可闻及收缩期吹风样杂音(三尖瓣相对关闭不全),下肢水肿、腹水、肝肿大和压痛,颈静脉怒张等。X线检查呈现"三大一小",即左心房、右心房和右心室均扩张,左室正常或相对缩小,呈倒置的"梨形心"。

二、二尖瓣关闭不全

二尖瓣关闭不全大多数是风湿性心内膜炎的后果,其次是亚急性细菌性心内膜炎、急性感染性心内膜炎引起。二尖瓣关闭不全半数为单纯性,半数合并二尖瓣狭窄(图14-22),如合并二尖瓣狭窄时,其病变与上述基本相同。

二尖瓣关闭不全时,左心室收缩时,部分血液反流到左心房,左心房内血容量增多,压力升高,久之左心房代偿性扩张肥大。左心室舒张时,左心房内大量血液流入左心室,左心室血容量增多,压力升高,负荷增加,导致左心室代偿性扩张和肥大。久之左心房、左心室均可发生失代偿,依次出

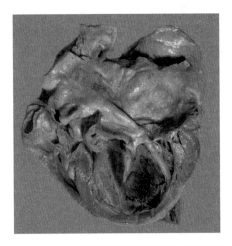

图 14-22 二尖瓣狭窄及关闭不全(已切开)

现肺淤血、肺动脉高压、右心衰竭及体循环淤血。听诊时在心尖区可闻及收缩期吹风样杂音。X线显示左右心房、左右心室均肥大扩张,呈"球形心"。

三、主动脉瓣狭窄

主动脉瓣狭窄主要由慢性风湿性主动脉瓣膜炎引起,少数由于先天发育异常或动脉粥样硬化引起主动脉瓣钙化所致。常与风湿性二尖瓣病变合并发生联合瓣膜病变。左心室收缩时,血液排出受阻,左心室因阻力性负荷升高而发生代偿性肥大,表现为左心室肥厚,但无心腔扩张,称向心性肥大。听诊时主动脉瓣区可闻及喷射性收缩期杂音。疾病后期,左心室失代偿而出现肌源性扩张,左心室淤血,继而发生左心房淤血、肺淤血、肺动脉高压及右心衰竭。临床上可先后出现心绞痛,眩晕和晕厥等供血不足的表现。X线检查心脏呈"靴形心"。

四、主动脉瓣关闭不全

主动脉瓣关闭不全由风湿性主动脉瓣炎、亚急性感染性心内膜炎、主动脉粥样硬化和梅毒性主动脉炎累及主动脉瓣所致。由于主动脉瓣关闭不全,在左心室舒张期,主动脉内血液反流入左心室,使左心室内血容量增加,左心室压力升高,导致左心室扩张、肥大。早期由于左心室高度肥大可以代偿,后期左心室发生失代偿,左心室淤血,继而依次发生左心房淤血、肺淤血、肺动脉高压、右心肥大、右心衰竭。听诊时在主动脉瓣区可闻及舒张期杂音,由于主动脉瓣关闭不全时心搏出量增加,使收缩压增高,而舒张期主动脉部分血液反流使舒张压下降,故脉压差增大。临床上可出现周围血管征,如颈动脉搏动,水冲脉和股动脉

枪击音等表现。

第五节　感染性心内膜炎

感染性心内膜炎是指由病原微生物直接侵犯心内膜而引起的炎症性疾病。病原微生物主要是细菌,故也称细菌性心内膜炎。按照病原微生物的毒力、临床经过长短和病理变化程度的不同,感染性心内膜炎可分为急性感染性心内膜炎和亚急性感染性心内膜炎两种。

一、急性感染性心内膜炎

急性感染性心内膜炎的病原菌主要是由毒力较强的化脓菌,其中大多数为金黄色葡萄球菌,其次是溶血性链球菌,肺炎球菌也可引起。病原菌在机体局部引起化脓性炎性疾病(如化脓性骨髓炎、痈、产褥热等),在机体抵抗力降低时,病原菌则侵入血流,引起败血症、脓毒血症并侵犯心内膜,引起心内膜炎。

急性感染性心内膜炎病变多发生于正常心内膜上,多单独侵犯二尖瓣或主动脉瓣,三尖瓣和肺动脉瓣很少受累。病变多发生在二尖瓣的心房面和主动脉瓣的心室面,这与血流冲击瓣膜发生机械性损伤有关。急性化脓性心内膜炎可致瓣膜溃烂、穿孔或破裂,瓣膜表面常形成巨大的、松脆的含大量细菌的疣状赘生物,呈灰黄色和浅绿色,易脱落形成带有细菌的栓子,引起远处器官的含菌性栓塞、感染性梗死和继发性脓肿。

本病起病急,发展快,在数日或数周内即可形成较大的赘生物,约50%病例于数日内或数周内死亡。部分患者经大量抗生素治疗后,炎症可逐渐消退,赘生物逐渐吸收和机化,导致慢性心瓣膜病。

二、亚急性感染性心内膜炎

亚急性感染性心内膜炎通常由毒力较弱的细菌感染所引起,又称为亚急性细菌性心内膜炎。病程6个月以上,可迁延数月乃至1~2年。

(一)病因及发病机制

最常见的病原菌为草绿色链球菌,其他如肠球菌、肺炎球菌、淋球菌乃至真菌也可引起本病。病原菌可自机体某一感染灶(如扁桃体炎、牙周炎、咽喉炎、骨髓炎等)入血,形成菌血症,再随血流侵袭瓣膜;病原菌也可通过拔牙、扁桃体摘除、心导管及心脏手术等操作进入血流,引起败血症,并侵犯心内膜。病变常发生在已有病变的心瓣膜上,50%~80%病例发生在风湿性心内膜炎的基础上,或并发于先天性心脏病(如室间隔缺损,Fallot四联症等)。但少数病例也可在原来无心内膜病变的心脏发生。

(二)病理变化

肉眼观察:在二尖瓣的心房面、主动脉瓣的心室面,有单个或多个大小不等,形态不规则呈鸡冠状或息肉状赘生物(图14-23)。赘生物呈污秽灰黄色,质松脆,易破碎、脱落。严重时,瓣膜可发生溃疡、穿孔和腱索断裂。

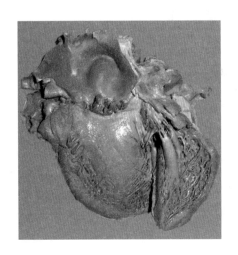 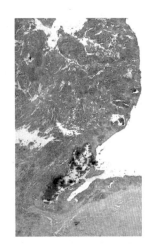

图 14 - 23 亚急性细菌性心内膜炎
主动脉瓣处呈鸡冠状赘生物

图 14 - 24 亚急性细菌性心内膜炎
血栓内可见蓝染的菌团和钙化

镜下观察:赘生物由纤维素、血小板、中性粒细胞、坏死组织和细菌团组成,溃疡底部可见肉芽组织,并有淋巴细胞和单核细胞浸润(图 14 - 24)。

第六节　心力衰竭

在各种致病因素作用下,心脏的收缩和(或)舒张功能发生障碍,心输出量下降,不能满足机体代谢需要的一种病理过程,称为心力衰竭。心力衰竭属于心功能不全的失代偿阶段,患者出现明显的临床症状和体征。心功能不全则是指从心泵功能下降但尚未出现症状和体征的代偿阶段直至失代偿阶段的整个过程。

一、心力衰竭的原因和诱因

(一)原因

1. 心肌损害　常见于病变严重的心肌炎、心肌梗死、心肌纤维化、冠心病、贫血及严重的维生素 B_1 缺乏等疾病时。

2. 心脏负荷过重

(1)容量负荷(前负荷)过重:心脏在舒张末期、收缩前期所承受的负荷增加,使心室壁压力增高。主要见于主(肺)动脉瓣或二(三)尖瓣关闭不全、房室间隔缺损时的血液逆流,严重贫血以及甲状腺机能亢进时的循环速度加快,单位时间内回心血量增加等。

(2)压力负荷(后负荷)过重:心脏收缩时所承受的负荷增加,使收缩期心腔压力增高。如高血压时,左心室压力加大,引起左心衰竭;肺动脉瓣狭窄、阻塞性肺病及肺动脉高压时,右心室负荷加重,引起右心衰竭。

心力衰竭的原因归纳于表 14 - 4。

表 14-4　心力衰竭的原因

原因	常见疾病
原发性心肌舒缩功能障碍	心肌细胞损伤 （心肌梗死、心肌病、心肌炎） 心肌能量代谢障碍 （缺血缺氧、维生素 B_1 缺乏）
心脏负荷过重	压力负荷过重 （高血压、肺动脉高压、主动脉狭窄） 容量负荷过重 （甲亢、严重贫血、瓣膜关闭不全）

（二）诱因

凡能增加心脏负担,使心肌耗氧增加或供氧减少的因素都可能是心力衰竭的诱因。

1. 感染　特别是呼吸道感染是最常见的诱因。感染可引起发热、心率加快、耗氧量增加以及内毒素对心肌收缩的抑制作用,均可加重心脏负荷而诱发心力衰竭。

2. 心律失常　心律失常时,心肌耗氧量增加,同时舒张期缩短影响冠状动脉血液灌流,心肌缺血而易诱发心力衰竭。

3. 水、电解质和酸碱平衡紊乱　高钾血症、酸中毒等,不但可直接或间接抑制心肌的舒缩功能,而且可引起心肌电活动异常诱发心律失常,从而导致心力衰竭。

4. 妊娠和分娩　妊娠期血容量增多,使心负荷加重;分娩时宫缩阵痛,精神紧张,交感-肾上腺髓质系统兴奋引起外周血管收缩,腹内压增高,使回心血量增加,可增加心脏的前、后负荷;妊娠和分娩时心率加快,使心肌耗氧量增加及冠脉灌流不足,从而诱发心力衰竭。

5. 其他　情绪激动、过度劳累、输液过多过快及手术等因素均可诱发心力衰竭。

二、心力衰竭的分类

心力衰竭有多种分类方法,常见的有（图 14-25）：

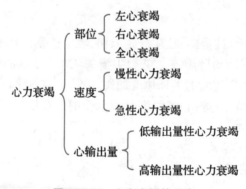

图 14-25　心力衰竭的分类

（一）按心力衰竭发生的过程分类

1. 急性心力衰竭　起病急,发展迅速,心输出量急剧下降,机体代偿机制来不及充分发挥。见于急性心肌梗死、严重的心肌炎等。

2. 慢性心力衰竭　起病缓慢,病程较长,机体有时间动员代偿机制。在代偿阶段临床症状可不明显,失代偿后可有心输出量减少、水肿、淤血等症状。这类心力衰竭临床常见于高血压病、肺动脉高压及心瓣膜病等。

（二）按心力衰竭发生的部位分类

1. 左心衰竭　主要因左心室负荷过重或受损,收缩力下降,引起的心力衰竭。常见于冠心病、高血压病、心肌病及二尖瓣关闭不全等。

2. 右心衰竭　常因肺动脉高压、慢性阻塞性肺病、肺栓塞等导致的右心后负荷加重而发生的心力衰竭。

3. 全心衰竭　是左心、右心功能都发生衰竭。常见于心力衰竭的后期,由一侧心衰逐渐发展形成,少数也可由于风湿性心肌炎、严重的贫血等直接引起全心衰竭。

（三）按心力衰竭时心输出量分类

1. 低输出量性心力衰竭　多见于冠心病、高血压病、心瓣膜病、心肌炎等引起的心力衰竭。特点是心力衰竭时心输出量低于正常水平。

2. 高输出量性心力衰竭　多见于甲状腺功能亢进、严重贫血、妊娠、维生素 B_1 缺乏等。此类心力衰竭发生时,心输出量高于或接近正常人水平,心脏负荷显著加大,但仍不能满足机体代谢需要而发生的心力衰竭。

三、心力衰竭时机体的代偿活动

（一）心脏本身的代偿活动

1. 心率加快　最迅速而有效的代偿形式。一定范围内的心率加快可增加每分心输出量,有助于维持血压和保证心脑血液供应。但当心率过快超过一定限度(如成人>180 次/分)时,由于心肌耗氧量增加,心舒张期过短,心室充盈不足,心输出量明显减少,冠状动脉供血不足,以致失去代偿作用。心率过快临床上多为心力衰竭失代偿的标志。心率加快的机制是:①心输出量减少,动脉血压下降,颈动脉窦和主动脉弓压力感受器冲动减少,心迷走神经紧张性减弱,心交感神经紧张性增强;②心输出量减少,心室舒张末期容积增大,刺激容量感受器,使交感神经兴奋,心率加快。

2. 心脏紧张源性扩张　是指伴有心肌收缩力增强的心腔扩张。心衰早期,心输出量减少,心室舒张末期容量增加,使心腔扩张、心肌纤维被拉长,在一定范围内使心肌收缩力增加。根据 Frank‐Starling 定律,在一定范围内,心肌收缩力和心搏出量与心肌纤维的初长度或心室舒张末期容积成正比。

3. 心肌肥大　心肌肥大是心脏负荷长期过度形成的一种持久而有效的代偿方式。

心肌肥大有两种形式:①向心性肥大是指心重量增加、室壁增厚,心腔无明显扩大。主要是由于心脏长期压力负荷过大,心肌纤维中肌节呈并联性增生,使心肌纤维增粗而导致心肌细胞肥大,室壁增厚;②离心性肥大是指心重量增加,心室腔扩大。主要是心脏长期容量负荷过度,心肌纤维呈串联性增生,心肌纤维长度增加而导致心腔扩张。向心性肥大如转变为离心性肥大,提示心储备能力逐渐降低。

（二）心脏外的代偿活动

1. 血容量增加　心力衰竭时交感-肾上腺髓质系统、肾素-血管紧张素-醛固酮系统、抗利尿激素等作用增强,心房利钠因子、前列腺素分泌减少,使体内钠、水潴留,血容量增加,静脉回流及心输出量增加。但血容量增加过多,心负荷过度超过心脏代偿能力时,可引起心输出量下降并促使心衰的发生。

2. 血液重新分布　心力衰竭时,交感-肾上腺髓质系统兴奋,使具有丰富 α 受体的皮肤、骨骼肌和腹腔脏器血管收缩,血流量减少,而心脑血管无明显收缩,可保证心脑血液供应。这样既能防止血压下降,又能保证重要器官的血液供应,具有代偿意义。

3. 红细胞增多　心力衰竭时血流缓慢可造成组织缺氧,刺激肾脏分泌促红细胞生成素,促进骨髓造血功能,使红细胞增多,提高血液的携氧能力,有助于改善周围组织的供氧。

4. 组织利用氧的能力增强　心功能不全时,因血流变慢而发生循环性缺氧。组织细胞的线粒体数目增多、呼吸链中酶活性增加,使组织细胞摄取和利用氧的能力增强。

四、心力衰竭的发生机制

心力衰竭的发病机制十分复杂,目前尚未完全清楚,但一般认为心肌收缩性减弱、心室舒张功能障碍和顺应性降低以及心室各部舒缩活动不协调,是心力衰竭发生的基本机制。

（一）心肌收缩性减弱

绝大多数心力衰竭发生的基础是心肌收缩性减弱,其直接后果是心输出量减少。心肌收缩性减弱主要与心肌结构被破坏、心肌能量代谢障碍及心肌兴奋-收缩耦联障碍三个方面有关(图 14-26)。

1. 心肌细胞的死亡　心肌细胞正常的收缩性依赖与收缩有关蛋白质的结构和功能正常。当心肌细胞死亡后,与心肌收缩有关的蛋白质随即被分解破坏,心肌收缩力也随之下降,导致心输出量减少。心肌细胞的死亡包括坏死与凋亡。

严重的心肌缺血、缺氧、感染、中毒等造成广泛的心肌细胞变性、坏死,使心肌收缩蛋白和调节蛋白大量破坏,从而引起心肌收缩性减弱而导致心力衰竭。临床上,引起心肌细胞坏死最常见的原因是急性心肌梗死,当梗死面积达左室面积 23% 时便可发生心力衰竭。凋亡是造成心肌细胞死亡的另一种形式。心肌细胞凋亡过度必将导致心肌收缩物质减少,传导系统细胞凋亡还将影响心脏的正常节律,在心力衰竭发生过程中也起着重要作用。

2. 心肌能量代谢障碍　心肌的舒缩过程中,Ca^{2+} 的转运和肌丝的滑行都需要能量。心肌能量代谢过程包括能量的释放(生成)、储存和利用三个阶段。凡是干扰能量生成、储存、利用的因素,都可影响到心肌收缩性。最常易发生障碍的是能量生成和利用阶段。

（1）心肌能量生成障碍:心肌缺血和(或)缺氧(见于冠心病、休克、严重贫血等)时,有氧代谢障碍,导致能量生成不足使心肌收缩性减弱。心肌缺血和缺氧对心肌的损伤程度有所不同,在心肌缺血时,不但有心肌缺氧造成的能量不足,而且因血液的灌流量减少,大量酸性代谢产物在体内蓄积,造成严重的酸中毒,加重心肌的损伤。

此外,维生素 B_1 缺乏时,焦磷酸硫胺素生成不足,导致丙酮酸氧化脱羧障碍,也可使 ATP 生成不足。

（2）心肌能量贮存障碍：甲状腺功能亢进时甲状腺素增多，使氧化磷酸化过程减弱，能量不能储存，而以热能的形式丢失。

（3）心肌能量利用障碍：在心肌收缩过程中，肌球蛋白横桥顶部 ATP 酶水解 ATP，将化学能转变为机械能，供肌丝滑行。过度肥大心肌的肌球蛋白 ATP 酶活性降低，对 ATP 水解作用减弱，不能为心肌提供足够的能量，导致心力衰竭。

3. 心肌兴奋-收缩耦联障碍　心肌"兴奋-收缩耦联"的关键是 Ca^{2+} 的正常转运。各种原因造成 Ca^{2+} 的转运和分布失常均可导致心肌兴奋-收缩耦联障碍，使心肌收缩力下降。

（1）肌浆网对 Ca^{2+} 的摄取、储存和释放障碍：①在过度肥大的心肌中，肌浆网 ATP 酶活性降低，因而在心肌复极化时，肌浆网摄取、储存的 Ca^{2+} 减少，除极化时肌浆网向胞浆释放 Ca^{2+} 量也减少。在肌浆网摄取 Ca^{2+} 减少的同时，线粒体摄取 Ca^{2+} 增加，但除极化时向胞浆释放 Ca^{2+} 的速度非常缓慢，导致胞浆内 Ca^{2+} 浓度下降。②心肌缺血缺氧可引起酸中毒，使 Ca^{2+} 与储钙蛋白结合牢固，不易解离，从而影响 Ca^{2+} 的释放。③肌浆网摄取是一个耗能的过程，各种原因造成 ATP 不足时，肌浆网通过钙泵摄取 Ca^{2+} 减少，心肌再次兴奋时释放 Ca^{2+} 也随之减少。

（2）Ca^{2+} 的内流受阻：①交感神经兴奋时，去甲肾上腺素与 β 受体结合，激活腺苷酸环化酶，使 ATP 变为 CAMP，进而激活心肌细胞膜上的 Ca^{2+} 通道，使细胞外 Ca^{2+} 内流增加。过度肥大的心肌内交感神经分布密度降低，去甲肾上腺素合成减少，同时心肌细胞膜 β 受体密度降低，从而导致 Ca^{2+} 内流减少。②心肌缺血缺氧时，引起 ATP 生成减少和酸中毒，通过影响膜电压依赖性钙通道，使细胞外 Ca^{2+} 内流减少。③酸中毒或高钾血症时，细胞外 K^+ 增多，竞争性地抑制细胞外 Ca^{2+} 的内流，而且酸中毒时 β 受体对去甲肾上腺素的敏感性降低，也使 Ca^{2+} 内流减少。

（3）肌钙蛋白与 Ca^{2+} 的结合障碍：由于 H^+ 与 Ca^{2+} 有竞争结合肌钙蛋白的作用，H^+ 与肌钙蛋白的亲和力比 Ca^{2+} 与肌钙蛋白的亲和力大。所以，在各种原因造成心肌细胞酸中毒时，大量 H^+ 和肌钙蛋白结合，从而 Ca^{2+} 与肌钙蛋白结合减少，阻碍了心肌兴奋-收缩耦联，使心肌收缩力下降。

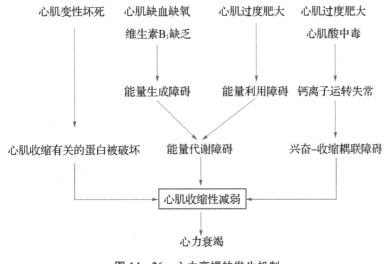

图 14-26　心力衰竭的发生机制

（二）心室舒张功能障碍

心脏射血不仅取决于心脏的收缩功能，而且取决于心的舒张功能。在心舒张功能障碍时，可使心室充盈量减少，进而心输出量不足，静脉淤血。发生机制如下：

1. 舒张期胞浆内 Ca^{2+} 浓度下降延缓　心肌细胞舒张的先决条件是胞浆内 Ca^{2+} 浓度迅速下降，并与肌钙蛋白解离。在心肌缺血缺氧时，ATP 供应不足，肌浆网和肌膜的钙泵功能降低，舒张期胞浆内 Ca^{2+} 浓度下降延缓，Ca^{2+} 与肌钙蛋白解离也延缓，从而使心舒张功能降低。

2. 肌球-肌动蛋白复合体解离障碍　心肌舒张时，肌球蛋白上的横桥与肌动蛋白解离，需要 ATP。任何原因造成心肌能量供应不足，都可能造成肌球-肌动蛋白复合体解离障碍，引起心肌处于持续性高度收缩状态，严重影响心的舒张充盈。

3. 心室舒张势能减少　心室肌的收缩形成了心室舒张势能，心室收缩越好，越能促进心室的舒张，舒张势能也越高。心力衰竭时，由于收缩性减弱，心脏几何构型改变不明显，舒张势能减少，使心室舒张不全。此外冠状动脉阻塞性病变、心率过快、室内压增大等，都能使冠状动脉血液灌流不足，影响心的舒张功能。

4. 心室顺应性降低　心室顺应性是指心室在单位压力变化下所产生的容积改变。室壁增厚（如心肌肥大）和（或）室壁成分改变（如心肌炎性细胞浸润、水肿、纤维化等）及心外因素（如心包炎、心包填塞和胸膜腔内压增高等），均可导致心室顺应性降低，妨碍心室舒张，导致心室充盈不足，进而引起静脉系统淤血。

（三）心脏各部舒缩活动不协调

各种类型的心律失常使心脏各部舒缩活动在空间上和时间上产生不协调，心室收缩不协调，心室的射血量减少；心室舒张不协调，影响心脏的扩张充盈。二者均使心输出量减少（图 14-27）。

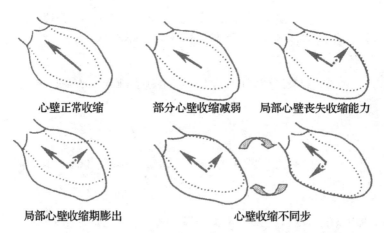

心壁正常收缩　　　部分心壁收缩减弱　　局部心壁丧失收缩能力

局部心壁收缩期膨出　　　　　　心壁收缩不同步

实线为舒张末期心腔容积，虚线为收缩末期心腔容积。实线箭头示心室收缩期指向流出道的射血向量，虚线箭头示心室收缩分流的射血向量

图 14-27　心脏各部舒缩活动不协调

五、心力衰竭时机体的主要功能和代谢变化

（一）心输出量不足

心力衰竭最具有特征性的血液动力学变化是心输出量的减少。心力衰竭初期，心输出量由于代偿可维持较为正常的水平。随着心衰加重，心输出量的明显下降，产生一系列外周血液灌流量不足的表现。

1. **皮肤**　心输出量的不足，加上交感神经兴奋，使皮肤血管收缩，血液灌流量减少。患者出现皮肤苍白、温度降低、冷汗等；随着血流缓慢，组织缺氧，血液中还原血红蛋白含量超过 50 g/L 时即可发生发绀。

2. **嗜睡、失眠及疲惫**　中枢神经系统对缺氧十分敏感，当发生心力衰竭时，心输出量下降可导致脑血流量不足，使中枢神经系统功能紊乱，患者出现头痛、烦躁、失眠等症状，严重者可发生嗜睡或昏迷。心力衰竭时，机体各部肌肉的供血量减少，能量代谢水平降低，因此患者常感觉疲乏无力。

3. **尿量减少**　心力衰竭时，由于心输出量的下降以及交感神经兴奋，肾动脉发生收缩，使肾血液灌流量减少，肾小球滤过率降低，而肾小管重吸收增加，致使尿量减少。

4. **心源性休克**　轻度的心力衰竭，通过心率加快、外周血管收缩等代偿作用，可维持动脉血压的相对正常。急性或严重的心力衰竭，由于心输出量的急剧下降，动脉血压随之迅速下降，导致组织、器官内微循环灌流量严重不足而发生休克。

（二）肺循环淤血

肺循环淤血是由左心衰竭引起，主要表现为呼吸困难和肺水肿。产生机制是由于左心的心力衰竭，左心室收缩力减弱，在左心室舒张末期压力升高，左心房压力随之增高，肺静脉血回流受阻，引发肺内毛细血管内压力升高，产生肺淤血及肺水肿。

1. **呼吸困难**

（1）劳力性呼吸困难：是指患者在进行体力活动后发生呼吸困难，休息后可减轻。其发生机制为：①体力活动时耗氧量增加，而由于左心衰竭，不能提供相应的输出量，使机体缺氧加重，病情加剧。②体力活动时，心率加快，心室舒张期缩短，致使冠状动脉血液灌流量不足，心肌缺血缺氧，加重心力衰竭病情。③体力活动时，回心血液量增多，肺淤血加重，使肺的顺应性降低，肺泡通气量减少，引发呼吸困难。

（2）端坐呼吸：心力衰竭的患者因平卧造成呼吸困难加重，被迫采取端坐位或半卧位以减轻呼吸困难的状态，称为端坐呼吸。端坐呼吸在一定程度上可缓解肺淤血及肺水肿，其发生机制为：①端坐时，部分血液因重力作用转移到身体的下部，肺内血液含量相对减少，肺淤血相对减轻。②端坐时，膈肌位置下移，肺与胸腔容积加大，可改善通气。③端坐时，身体下部水肿液吸收减少，使血容量相应减少，减轻心脏负荷，心衰可略缓解，肺淤血减轻。

（3）夜间阵发性呼吸困难：是指患者夜间入睡后，因突然感觉气闷而惊醒，被迫坐起，咳喘后呼吸困难减轻，又称为心源性哮喘。其发生机制为：①卧位时，体静脉血液回流量增加，肺淤血加重。②入睡后，迷走神经兴奋，支气管收缩使管腔狭窄，通气阻力加大。③入睡后中枢神经系统处于抑制状态，神经反射的敏感性降低，故只有当肺淤血比较严重，动脉血氧下降到一定程度时，才能刺激呼吸中枢，使患者发生呼吸困难而惊醒。夜间阵发性呼

吸困难是左心功能衰竭的典型临床表现(表 14 - 5)。

表 14 - 5　左心衰竭时呼吸困难的表现形式及机制

表现形式	发生机制
劳力性呼吸困难	体力活动加重心脏负担,肺淤血缺氧加重而引起呼吸困难
端坐呼吸	平卧时下半身血液易于回流,加重肺淤血,坐位则可减轻;坐位时膈肌下移,有利于呼吸运动的进行
夜间阵发性呼吸困难	平卧位下半身静脉血回流增多,加重肺淤血、肺水肿;平卧位时膈肌上移,肺活量变小;熟睡时神经敏感性降低,只有当肺淤血严重时,才足以刺激呼吸中枢,引发突然发作的呼吸困难

2. 肺水肿　是急性左心衰最严重的临床表现。其发病机制主要为毛细血管压升高和毛细血管壁通透性加大,肺毛细血管内血浆成分滤出形成水肿。

(三) 体循环淤血

当右心功能衰竭或全心衰竭时,可发生体循环淤血。其主要表现是体循环静脉系统血液充盈过度,静脉管腔压力增高,使内脏器官发生充血、水肿。

1. 静脉淤血和静脉压升高　体循环淤血时,静脉血液回流受阻,体循环静脉系统有大量血液淤积,静脉内压升高。临床表现为颈静脉怒张、肝颈静脉反流征阳性及臂肺循环时间延长等。

2. 肝肿大和肝功能异常　由于右心房内压力的增高和静脉系统淤血,导致肝静脉压升高,肝脏发生淤血、水肿,肝脏体积增大包膜紧张,可有压痛。持久的肝淤血、水肿,肝细胞可发生萎缩、变性,甚则引起淤血性肝硬化,同时伴有肝功能异常。

3. 水肿　心力衰竭时发生的水肿称为心性水肿,其发生机制主要有:由于心输出量减少,肾血流量降低,肾小球滤过率降低导致钠、水潴留;肾血流量降低,可通过肾素-血管紧张素-醛固酮系统的作用,使肾小管对钠、水的重吸收增加,引起钠、水潴留;体循环淤血使毛细血管压升高,导致血浆成分外渗引起水肿。水肿是全心衰竭,尤其是右心衰竭的主要表现之一。

心力衰竭时机体主要功能变化见图 14 - 28。

(四) 水、电解质代谢紊乱及酸碱平衡紊乱

1. 钠、水潴留　为慢性心力衰竭最重要的变化。由于心力衰竭时心输出量减少,交感神经兴奋,导致肾血流量减少、肾素-血管紧张素-醛固酮系统被激活和抗利尿激素分泌增加,使肾小球滤过率降低,肾小管重吸收加强,出现水、钠潴留。

2. 代谢性酸中毒和高钾血症　心力衰竭时心输出量减少,静脉系统淤血可引起机体缺血缺氧,使有氧氧化减弱,无氧酵解增强,酸性代谢产物增多,产生代谢性酸中毒,而酸中毒又可导致高钾血症。如伴有肾功能障碍,可促使代谢性酸中毒和高钾血症的发生,使心力衰竭加重。

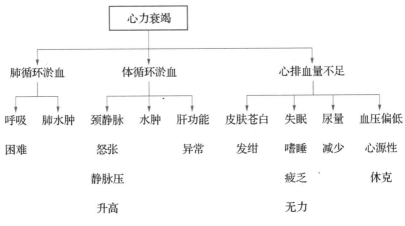

图 14－28　心力衰竭时机体主要功能变化

复习与思考

一、选择题

1. 原发性高血压时,全身细动脉的病变为　　　　　　　　　　　　　　　　　　　（　　）
A. 管壁玻璃样变性　　　　　　B. 内膜纤维组织增生　　　　　　C. 内膜脂质沉积
D. 中膜胶原纤维增生　　　　　E. 管壁坏死

2. 原发性高血压时,左心室壁增厚属于　　　　　　　　　　　　　　　　　　　　　（　　）
A. 化生　　　　　　　　　　　B. 肥大　　　　　　　　　　　　C. 增生
D. 再生　　　　　　　　　　　E. 变性

3. 原发性高血压时,脑出血的好发部位　　　　　　　　　　　　　　　　　　　　　（　　）
A. 基底节、内囊　　　　　　　B. 延髓　　　　　　　　　　　　C. 中脑
D. 桥脑　　　　　　　　　　　E. 间脑

4. 动脉粥样硬化主要累及　　　　　　　　　　　　　　　　　　　　　　　　　　　（　　）
A. 细动脉　　　　　　　　　　B. 小动脉　　　　　　　　　　　C. 大、中动脉
D. 微动脉　　　　　　　　　　E. 小静脉

5. 风湿性肉芽肿多见于　　　　　　　　　　　　　　　　　　　　　　　　　　　　（　　）
A. 心外膜　　　　　　　　　　B. 心肌间质　　　　　　　　　　C. 心瓣膜
D. 血管　　　　　　　　　　　E. 关节

6. 在亚急性感染性心内膜炎的瓣膜赘生物中,不具有的成分为　　　　　　　　　　　（　　）
A. 大量浆细胞　　　　　　　　B. 中性粒细胞　　　　　　　　　C. 细菌团
D. 肉芽组织　　　　　　　　　E. 纤维素

7. 心力衰竭时,血液灌注量减少最显著的内脏是　　　　　　　　　　　　　　　　　（　　）
A. 皮肤　　　　　　　　　　　B. 肝脏　　　　　　　　　　　　C. 脑
D. 骨骼肌　　　　　　　　　　E. 肾脏

8. 某患者,二尖瓣狭窄 5 年,近 1 年夜间有突然惊醒,端坐呼吸,最可能发生　　　　（　　）
A. 碱中毒　　　　　　　　　　B. 左心衰竭　　　　　　　　　　C. 右心衰竭

D. 合并肺炎　　　　　　E. 呼吸衰竭

二、思考题

1. 简述缓进型高血压的类型及其病理变化。

2. 简述风湿病的基本病理变化。

3. 简述心肌梗死的好发部位、类型及并发症。

4. 简述动脉粥样硬化的基本病理变化及其继发性病变。

三、病例分析

男，60岁，5年前经常出现头痛、头晕，在情绪激动及工作紧张时加重。近1年，胸闷、心悸，尿量增多，血压为200/120 mmHg，尿蛋白（＋）。X线显示：心脏增大呈靴形。1天前，上厕所时，突然昏倒，左侧肢体瘫痪，抢救无效死亡。

请思考：

1. 此患者的病理诊断及诊断依据是什么？

2. 该患者的死亡原因是什么？

（魏　清）

第十五章　消化系统疾病

消化系统由消化管和消化腺组成,前者包括口腔、食管、胃、小肠及大肠,后者包括唾液腺、肝、胰、消化管的黏膜腺体等。消化系统具有消化、吸收、解毒和内分泌等功能。本章介绍消化系统的常见病。

第一节　胃　炎

胃炎是胃黏膜的炎症性疾病,是消化系统最常见的疾病之一,根据病程不同可分为急性胃炎和慢性胃炎两类。

一、急性胃炎

急性胃炎多由理化因素和微生物感染引起,主要有下列四种:

1. 急性刺激性胃炎　又称单纯性胃炎,常因暴饮暴食、进食过冷过热、酗酒等引起。胃镜见胃黏膜充血、水肿,可有糜烂。

2. 急性出血性胃炎　多由不当服药、过度酗酒、严重创伤及较大手术引起的应激反应等所致。可见胃黏膜充血、出血、糜烂,严重者甚至可见多发性应激性浅表溃疡形成。

3. 腐蚀性胃炎　因吞食强酸强碱等腐蚀性化学物质所致,胃黏膜严重坏死,病变可累及深层组织甚至发生穿孔。

4. 急性感染性胃炎　较少见,由金黄色葡萄球菌、链球菌等经血道感染或胃外伤直接感染引起,可致急性蜂窝织炎性胃炎。

二、慢性胃炎

慢性胃炎是胃黏膜的慢性非特异性炎症,为临床上的常见病、多发病,发病率居胃病首位。

(一)病因和发病机制

慢性胃炎的病因和发病机制尚未完全明了,可能与下列因素有关:①幽门螺杆菌感染:

幽门螺杆菌存在于多数慢性胃炎患者的胃黏膜,可通过分泌尿素酶、细胞毒素相关蛋白等物质而致病。②长期慢性刺激:如喜食热烫、辛辣等刺激性食物,长期酗酒、吸烟、滥用水杨酸类药物等。③胆汁反流:胆汁从十二指肠反流至胃腔内,可严重破坏胃黏膜屏障,导致胃黏膜发生损伤。④自身免疫:自身免疫在部分慢性胃炎患者的发病中可能发挥作用。因为在其血中可检测出抗壁细胞抗体和抗内因子抗体。

(二)类型和病理变化

根据病理变化的不同,慢性胃炎分为四种类型,见表 15-1、图 15-1、图 15-2、图 15-3。

表 15-1　各种慢性胃炎比较

类型	好发部位	胃镜观察	镜下观察
慢性浅表性胃炎	胃窦部	胃黏膜充血、水肿、可见出血和糜烂	胃黏膜充血、水肿,固有层见淋巴细胞、浆细胞浸润
慢性萎缩性胃炎	A型:胃体、胃底部,临床有恶性贫血(我国少见) B型:胃窦部,与癌变关系较密切(我国多见)	胃黏膜变薄,灰白或灰黄色,黏膜皱襞变浅或消失	固有层内见淋巴细胞、浆细胞浸润,腺体小而少,腺上皮萎缩、化生
慢性肥厚性胃炎	胃底和胃体部	胃黏膜肥厚,皱襞粗大似脑回状	黏膜增厚,腺体增生,腺管延长
疣状胃炎	胃窦部	胃黏膜出现中心凹陷的疣状突起	病灶中心凹陷部胃黏膜上皮坏死、脱落,伴有急性炎性渗出物覆盖

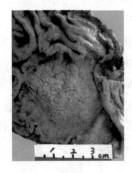

图 15-1　慢性萎缩性胃炎

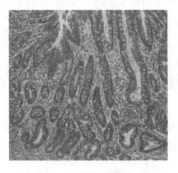

图 15-2　慢性萎缩性胃炎

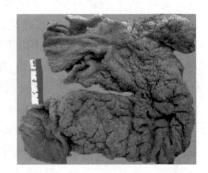

图 15-3　慢性肥厚性胃炎

1. 慢性浅表性胃炎　又称慢性单纯性胃炎,最常见,国内胃镜检出率高达 20%～40%。胃窦部最常受累,病变呈多灶性或弥漫性。大多数慢性浅表性胃炎经过治疗或合理饮食可痊愈,少数可转变为慢性萎缩性胃炎。

2. 慢性萎缩性胃炎　本病的病变特点是胃黏膜萎缩变薄、黏膜腺体减少甚至消失并伴有肠上皮化生,固有膜内大量淋巴细胞和浆细胞浸润。慢性萎缩性胃炎分为 A 型和 B 型。A 型的发生与自身免疫有关,病人血中可检出抗壁细胞抗体和抗内因子抗体,病变以胃体、胃底为主,临床上有恶性贫血但与癌变的关系不明显。B 型的病变以胃窦部为主,临床上无恶性贫血,但与癌变的关系较密切,我国以此型多见。A、B 两型萎缩性胃炎的胃黏膜病变基本相同。

第二节　消化性溃疡

消化性溃疡又称溃疡病,是以胃或十二指肠形成慢性溃疡为主要病变特点的一种常见病。据统计,十二指肠溃疡约占 70%,胃溃疡约占 25%,5% 的病例胃和十二指肠同时发生溃疡,称为复合性溃疡。消化性溃疡好发年龄为 25～50 岁,男性多于女性。本病易反复发作,临床上主要表现为周期性上腹部疼痛、反酸、嗳气等症状。

一、病因及发病机制

正常胃和十二指肠黏膜有屏障作用,其上皮还有快速更新的能力。当胃和十二指肠黏膜的这种自我保护作用减弱时,胃酸和胃蛋白酶可消化破坏胃十二指肠黏膜,从而发生消化性溃疡。消化性溃疡的病因和发生机制尚未完全阐明,可能是多种因素综合作用的结果。

1. 胃液的消化作用　多年的研究证明,溃疡病的发生是胃酸和胃蛋白酶消化胃和十二指肠黏膜的结果。十二指肠溃疡患者可见壁细胞总数明显增多,胃酸的分泌也明显增多。由于胃酸在消化性溃疡的发生中发挥了重要作用,所以临床上用药物减少胃酸分泌或中和胃酸,可促进溃疡愈合。

2. 幽门螺杆菌感染　幽门螺杆菌可分泌尿素酶促进游离氨的生成,还可分泌多种直接破坏黏膜上皮细胞的酶,结果导致上皮微绒毛减少、细胞间连接消失、细胞变性,从而降低了黏膜的防御能力或损伤胃、十二指肠黏膜。近年来的研究认为,消化性溃疡的发生与幽门螺杆菌的感染有密切的关系,大多数患者胃内可检出此菌。

3. 胆汁反流　胆汁可改变胃黏膜表面黏液层的特性而破坏其屏障作用,受损的胃黏膜更易受胃酸和胃蛋白酶的破坏。

4. 神经内分泌因素　由于长期的精神紧张、忧郁等导致神经内分泌功能紊乱,胃酸和胃蛋白酶分泌增多,引起自身消化,从而发生消化性溃疡。如十二指肠溃疡病人迷走神经兴奋性升高,通过直接兴奋壁细胞和主细胞以及通过促进胃泌素的分泌而导致胃酸和胃蛋白酶分泌增多;胃溃疡病人迷走神经兴奋性降低,胃蠕动减慢,食物在胃窦部潴留,引起胃泌素分泌增多,进而导致胃酸分泌增多。

5. 其他因素　水杨酸类等药物、烈性酒、吸烟等对胃和十二指肠黏膜屏障有破坏作用,与溃疡病的发生可能有关。另外,O 型血者消化性溃疡的发病率是其他血型的 1.5～2 倍,所以,溃疡病的发生还可能与遗传因素有关。

二、病理变化及对机体的影响

1. **病理变化** 肉眼观察:胃溃疡好发于胃小弯近幽门处,尤其是胃窦部小弯侧。溃疡多为单发,少数为2~3个;直径多在2 cm以内;溃疡呈圆形或椭圆形,边缘整齐,底部平坦,常深达肌层甚至浆膜层,溃疡周围黏膜皱襞呈放射状向溃疡集中(图15-4)。十二指肠溃疡多位于球部,前壁和后壁多见,直径多在1 cm以内。镜下观察:胃溃疡底部由内向外可见四层结构(图15-5)。第一层为渗出物层,主要为纤维素和中性粒细胞;第二层为坏死组织;再下一层为肉芽组织;最下层为瘢痕组织。瘢痕组织内的小动脉可发生增殖性动脉内膜炎,管壁增厚、硬化、管腔狭窄、闭塞或有血栓形成,这些变化可以防止出血,但同时也影响了局部组织的血液循环和再生,使溃疡不易愈合。溃疡底部神经纤维的断端可呈球状增生。

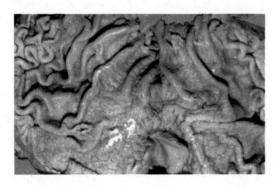

图15-4 慢性胃溃疡

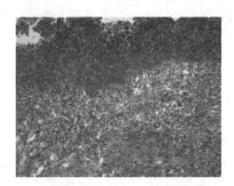

图15-5 胃溃疡底部

2. **对机体的影响**

(1)疼痛:消化性溃疡患者主要的临床表现是上腹部节律性疼痛,胃溃疡略偏左,十二指肠溃疡略偏右,疼痛为钝痛或烧灼感。疼痛常有周期性,与进食有明显的关系。胃溃疡的疼痛多发生在进食后半小时至2小时内,这是因为进食引起胃酸分泌增多,刺激溃疡面和局部的神经末梢,并导致胃壁平滑肌痉挛,从而引起疼痛。十二指肠溃疡患者的疼痛则常出现在饥饿时或夜间,进食后缓解。其原因可能是患者迷走神经兴奋性升高,空腹时也有较多的胃酸分泌,酸性的胃液刺激溃疡面引起疼痛。进食后,胃酸被食物中和或稀释,疼痛得到缓解。

(2)嗳气、上腹部饱胀、反酸、呕吐:嗳气和上腹部饱胀是因为胃排空困难,食物在胃内发酵所致;反酸、呕吐是由于幽门括约肌痉挛和胃肠逆蠕动,胃内容物反流至食管和口腔所致。

三、结局与并发症

消化性溃疡经过积极治疗可以愈合,愈合时,溃疡内的渗出物及坏死组织发生吸收和机化,溃疡亦由肉芽组织填充并最终形成瘢痕组织,溃疡面由周围再生的黏膜上皮覆盖。但本病呈慢性经过,且常反复发作,在病程中可出现下列并发症:

1. **出血** 出血是消化性溃疡最常见的并发症,由溃疡底部血管受侵蚀破裂所致,发生率为 10%～35%。小血管破裂引起少量出血,患者大便潜血试验阳性;大血管破裂导致大出血,患者表现为呕血和柏油样大便,严重者甚至可发生失血性休克。

2. 穿孔　10%～15%的消化性溃疡合并穿孔,其发生是因溃疡底部组织不断坏死,溃疡不断加深,最终穿透胃或十二指肠壁的结果。十二指肠溃疡穿孔更为常见。急性穿孔时,由于胃十二指肠内容物进入腹腔,引起急性弥漫性腹膜炎,患者出现腹部剧烈疼痛、板状腹,X 线检查,膈下有游离气体;慢性穿孔时,溃疡处胃十二指肠壁的浆膜层在穿孔前先与邻近器官(肝、脾、胰、结肠、网膜等)发生粘连,常引起局限性腹膜炎或腹腔脓肿。

3. 幽门梗阻　大约见于 3%的消化性溃疡患者。如为溃疡周围黏膜水肿以及幽门括约肌痉挛引起的幽门梗阻,经消炎、解痉后,梗阻得以解除,称为功能性梗阻;若为溃疡底部瘢痕收缩引起的梗阻,必须手术治疗才能解除梗阻,称为外科梗阻。幽门梗阻发生时,患者常有上腹部饱胀、呕吐酸性宿食以及水、电解质和酸碱平衡紊乱等临床表现。

4. 癌变　胃溃疡患者大约有 1%可发生癌变。十二指肠溃疡一般不癌变。

第三节　病毒性肝炎

病毒性肝炎是由肝炎病毒引起的以肝细胞变性、坏死为主要病变的变质性炎症。各种年龄均可发病,在我国尤其是乙型肝炎最为多见,乙型肝炎病毒携带者约达 1.2 亿人,约3 000 万人可发展为慢性乙型肝炎、肝硬化、甚至肝癌,严重危害人类的健康。

一、病因和发病机制

1. 病原体及传播途径　病原体为肝炎病毒,目前对甲型、乙型、丙型、丁型、戊型肝炎病毒(HAV～HEV)均已比较清楚,近期又报道了两种新病毒,即己型和庚型肝炎病毒(HFV和 HGV)。传染源是病毒性肝炎患者和病毒携带者。各型肝炎病毒的特点及传播途径不尽相同(表 15－2)。

表 15－2　各型肝炎病毒特点及传播途径

病毒类型	传播途径	病毒性质	转为慢性肝炎
甲型(HAV)	RNA	消化道	极少
乙型(HBV)	DNA	血源、注射、密切接触	5%～10%
丙型(HCV)	RNA	同上	50%～70%
丁型(HDV)	RNA	常与乙型病毒伴行感染	小于 5%
戊型(HEV)	RNA	消化道	少
庚型(HGV)	RNA	血液与体液	不详

2. 发病机制　病毒性肝炎的发病机制尚未完全清楚,目前认为,肝炎病毒是通过两种

机制损害肝细胞,一种是病毒侵入肝细胞,在细胞浆内复制繁殖,直接损伤肝细胞,如甲型、丙型和丁型肝炎;另一种是由免疫机制所致,如乙型肝炎。乙型肝炎病毒(图 15-6)进入肝细胞复制繁殖,然后释放入血,同时在肝细胞表面留下病毒抗原成分(主要是 HBsAg)。病毒入血后则刺激机体免疫系统,产生致敏 T 淋巴细胞和特异性抗体,引起细胞免疫和体液免疫(以细胞免疫为主)。致敏的 T 淋巴细胞和抗体能识别和攻击附着在肝细胞表面的病毒抗原,在杀伤病毒的同时损伤肝细胞,导致肝细胞变性、坏死。

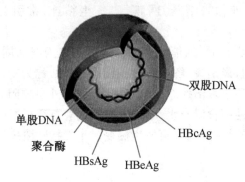

图 15-6 乙型肝炎病毒示意图

知 识 拓 展

病毒性肝炎的预防措施

(1)注意隔离,控制传染源:①肝炎病人应隔离治疗,病人使用过的物品要进行消毒;②病人使用的生活用品要与健康人分开;③加强对餐饮、托幼和献血人员的检查。

(2)切断传播途径:①勤洗手,不使用他人生活用具;②不与病人共进食物;③避免注射、输血及血制品传染。

(3)保护易感人群:①注射人体免疫球蛋白;②注射肝炎疫苗。

二、基本病理变化

各型病毒性肝炎的病理变化基本相同,都是以肝细胞变性、坏死为主,伴有炎细胞浸润、肝细胞再生和纤维组织增生。

(一)肝细胞变性、坏死

1. 肝细胞变性

(1)细胞水肿:是由于肝细胞受损后细胞内水分增多所致,为最常见的变性,多呈弥漫性分布。肝细胞肿胀,胞浆疏松呈网状、半透明,称为胞浆疏松化。病变进一步发展,肝细胞高度肿胀,由多角形变为圆球形,胞浆几乎完全透明,称气球样变(图 15-7)。

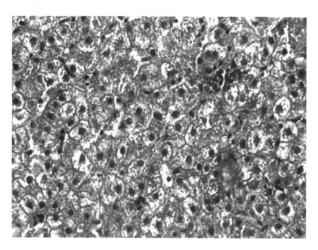

图 15 - 7　肝细胞水肿、点状坏死

（2）嗜酸性变：由肝细胞胞浆脱水引起。一般仅累及单个或数个肝细胞,散在于肝小叶内。病变肝细胞体积变小,胞浆嗜酸性染色增强,细胞核染色亦较深。

2. 肝细胞坏死

（1）嗜酸性坏死：为单个肝细胞的死亡,属细胞凋亡,是由嗜酸性变发展而来,胞浆进一步浓缩,核也浓缩消失,最终形成深红色浓染的圆形小体,称为嗜酸性小体(图 15 - 8)。

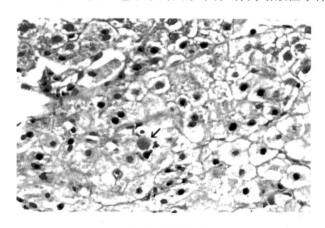

图 15 - 8　嗜酸性小体

（2）液化性坏死：由细胞水肿发展而来。不同类型的病毒性肝炎此种坏死的范围和分布情况不同,可分为:①点状坏死:指单个或数个肝细胞坏死而形成的微小坏死灶,常见于急性普通型肝炎(图 15 - 7);②碎片状坏死:指肝小叶周边部界板肝细胞的灶性坏死和崩解,常见于慢性肝炎(图 15 - 9);③桥接坏死:指中央静脉与汇管区之间、两个汇管区之间或两个中央静脉之间出现的互相连接的坏死带,常见于中度与重度慢性肝炎(图 15 - 10);④大片坏死:指几乎累及整个肝小叶的大范围肝细胞坏死,常见于重型肝炎(图 15 - 11)。

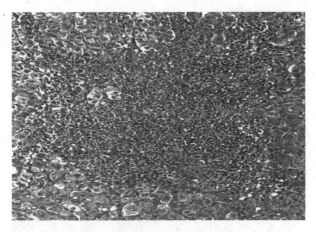

图 15-9　界板肝细胞呈碎片状坏死

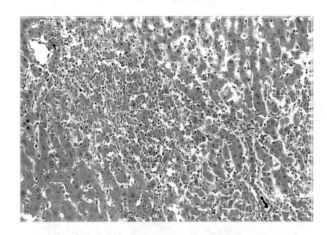

图 15-10　中央静脉与汇管区间的桥接坏死

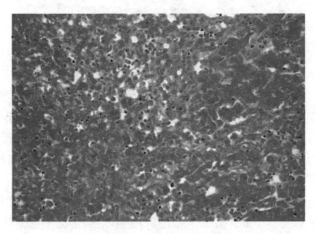

图 15-11　肝细胞大片坏死

（二）炎细胞浸润

在肝小叶坏死区和汇管区内有多少不等的炎细胞浸润，主要为淋巴细胞和单核细胞。

（三）间质反应性增生和肝细胞再生

1. 枯否细胞增生　可脱入窦腔内变为游走的吞噬细胞，参与炎细胞浸润。

2. 间叶细胞和成纤维细胞增生　参与损伤的修复。

3. 小胆管增生　慢性且坏死较严重的病例，在汇管区或大片坏死灶内，可见小胆管增生。

4. 肝细胞再生　肝细胞变性坏死后，由周围的肝细胞分裂再生而修复。这种再生的肝细胞可沿原有的网状支架排列。如坏死严重，肝小叶内的网状支架塌陷，再生的肝细胞则呈团块状排列，称为结节状再生。

三、临床病理类型

病毒性肝炎的临床病理类型如图 15-12。

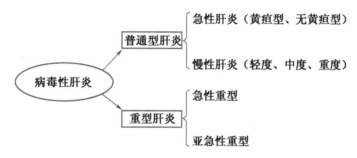

图 15-12　病毒性肝炎的临床病理类型

（一）急性（普通型）肝炎

急性普通型肝炎最多见，分为黄疸型和无黄疸型，但两者病理变化大致相同。前者病变略重，病程较短，多见于甲型、丁型、戊型肝炎；我国以无黄疸型肝炎居多，其中多为乙型肝炎，部分为丙型肝炎。

1. 病理变化　镜下观察：肝小叶内肝细胞广泛变性而坏死轻微。变性多为肝细胞胞浆疏松化，气球样变，坏死多为点状坏死。在坏死区及汇管区内有淋巴细胞、单核细胞浸润（图 15-7）。黄疸型肝炎可见明显淤胆，在毛细胆管内有胆栓形成。肉眼观察：肝脏体积增大，被膜紧张，质软，表面光滑。

2. 对机体的影响　①肝大、肝区疼痛：由于肝细胞弥漫变性，使肝脏体积增大，被膜紧张所致；②血清氨基转移酶等增高：是因为肝细胞坏死，细胞内的酶释放入血引起；③黄疸：因肝细胞坏死较多时，胆红素的摄取、结合和分泌发生障碍，加之毛细胆管受压或胆栓形成等所致。

3. 结局　大多数急性肝炎在半年内可治愈；少数病例可发展为慢性肝炎；极少数病例可恶化为重型肝炎。

（二）慢性普通型肝炎

病毒性肝炎病程持续半年以上者称为慢性肝炎，其中乙型肝炎居多，约占 80%。

1. 病理变化　根据肝细胞变性、坏死及纤维组织增生的程度分为轻、中、重三型。

(1) 轻度慢性肝炎:特点为点状坏死,偶见轻度碎片状坏死,汇管区周围有少量纤维组织增生及炎细胞浸润,肝小叶结构仍较完整(图 15-13)。

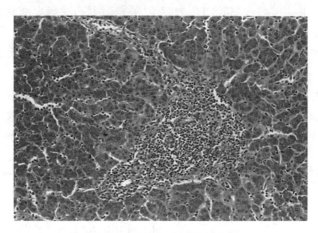

图 15-13　轻度慢性肝炎

(2) 中度慢性肝炎:特点为中度碎片状坏死,出现桥接坏死。小叶内及汇管区纤维组织增生及炎细胞浸润,肝小叶内有纤维间隔形成,但多数肝小叶结构完整(图 15-10)。

(3) 重度慢性肝炎:特点为重度碎片状坏死与大范围桥接坏死,坏死区及汇管区见多量淋巴细胞、单核细胞浸润,出现肝细胞不规则再生,增生的纤维组织将肝小叶分隔。随着时间延长可逐步发展成为肝硬化。

2. 对机体的影响　①肝大、肝区疼痛:因肝细胞肿胀及结缔组织增生引起;②肝功能异常:除血清氨基转移酶升高外,因肝细胞坏死程度较重,肝细胞合成清蛋白障碍,使血浆清蛋白减少,而球蛋白常增多;③黄疸:出现皮肤、巩膜黄染,尿三胆阳性等。

3. 结局　轻度慢性肝炎可治愈,如病变加重或反复发作,最终可演变为肝硬化,甚至肝癌。

(三) 重型肝炎

1. 急性重型肝炎　少见,起病急骤,病程短,大约十天左右。病情凶险,死亡率高。临床上又称暴发型肝炎。

(1) 病理变化:镜下观察:病变特点为肝细胞弥漫性大片坏死,从小叶中央开始,仅小叶周边残留少量变性的肝细胞;肝窦明显扩张充血,枯否细胞增生、肥大,并吞噬细胞碎屑及色素;肝细胞再生不明显;坏死区及汇管区内有多量淋巴细胞及单核细胞浸润(图 15-11)。肉眼观察:肝体积明显缩小,尤以左叶为甚,重量减轻,质地柔软,被膜皱缩,切面呈黄色或红褐色,称为急性黄色(或红色)肝萎缩(图 15-14)。

(2) 对机体的影响:由于大量肝细胞迅速溶解坏死,可引起:①大量胆红素入血导致肝细胞性黄疸;②凝血因子合成障碍而发生出血倾向;③对各种代谢产物的解毒功能障碍,导致肝性脑病;④胆红素代谢障碍及血循环障碍等,引起肾衰竭;⑤严重的肝细胞坏死及毛细血管内皮损伤,可引起 DIC。

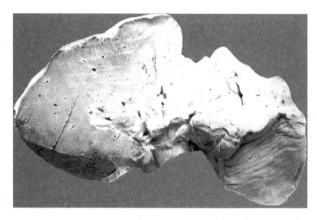

图 15 - 14　急性重型肝炎

（3）结局：大多数患者在两周内因肝性脑病、消化道大出血、急性肾衰竭及继发感染而死亡。少数病例如能渡过急性期，可发展为亚急性重型肝炎。

2. 亚急性重型肝炎　起病较急性重型稍缓，病程较长，可达一至数月。亚急性重型肝炎多由急性重型肝炎迁延而来，亦可由急性普通型肝炎恶化进展而来。

（1）病理变化：镜下观察：既有大片肝细胞坏死，又可见肝细胞结节状再生，坏死区的肝小叶结构破坏，并有明显的淋巴细胞、单核细胞浸润。较陈旧的病变区有明显的结缔组织增生，小叶周边的小胆管增生及胆汁淤积。肉眼观察：肝体积不同程度缩小，被膜皱缩，质地软硬程度不一，部分区域呈大小不一的结节状。切面见坏死区呈红褐色或土黄色，称为亚急性黄色肝萎缩。

（2）对机体的影响：临床表现较急性重型肝炎轻。

（3）结局：如治疗得当，病变可停止发展并有可能治愈，如病变继续发展，迁延时间较长（如一年），则可演变为坏死后性肝硬化。

各型肝炎病变特点见表 15 - 3。

表 15 - 3　各型肝炎的病变特点比较

	急性肝炎	慢性肝炎			重型肝炎	
		轻度	中度	重度	急性重型	亚急重型
肝细胞变性、坏死	广泛变性、点状坏死	点状坏死、轻度碎片状坏死	中度碎片坏死、出现桥接坏死	重度碎片坏死、桥接坏死广泛	大片坏死	大片坏死
炎细胞浸润	明显	较轻	较明显	明显	明显	明显
间质增生及肝细胞再生	不明显	较轻	较明显	明显	不明显	明显

第四节 肝硬化

肝硬化是由多种原因引起的反复交替发生的肝细胞变性、坏死、肝细胞结节状再生和纤维组织增生，最终肝脏结构破坏和血液循环改建，肝脏变形变硬的慢性进行性肝疾病。大多数肝硬化的发病年龄在20～50岁，男女发病率无明显差异。肝硬化的病程可长达数年至十几年或更长。由于肝脏的代偿，早期肝硬化患者可无明显症状，晚期则出现肝功能障碍和门脉高压的表现。

肝硬化有多种分类方法。WHO根据形态变化把肝硬化分为四类：小结节型（结节直径<3 mm）、大结节型（结节直径>3 mm）、大小结节混合型和不完全分隔型。在我国，采用结合病因和病理变化的方法，将肝硬化分为门脉性、坏死后性、胆汁性、淤血性、寄生虫性等类型。

一、门脉性肝硬化

门脉性肝硬化是临床上最多见的一种肝硬化，相当于国际分类中的小结节型肝硬化。

（一）病因及发病机制

1. **病毒性肝炎** 是我国门脉性肝硬化最常见的病因，以乙型和丙型病毒性肝炎引起者较多见。

2. **慢性乙醇中毒** 近年来，我国由此引起的肝硬化逐渐增多。乙醇的代谢产物乙醛可直接损伤肝细胞，引起肝细胞变性、坏死，长期作用，可发展为肝硬化。

3. **营养缺乏** 动物实验发现，饲料中缺乏胆碱或蛋氨酸等营养物质，实验动物在发生脂肪肝的基础上可发展为肝硬化。

4. **毒物中毒** 多种化学物质如氯仿、二甲基氨基偶氮苯、黄磷等和一些药物如异烟肼等对肝脏有损伤，长期作用可引起肝硬化。

门脉性肝硬化的发病机制是各种病因首先引起肝细胞变性、坏死，坏死区网状纤维支架塌陷、融合并胶原化，贮脂细胞转变为成纤维细胞以及汇管区的成纤维细胞增生并产生胶原纤维。然后，由于肝小叶内网状支架塌陷，再生的肝细胞不能沿原有支架排列，形成不规则的再生肝细胞结节。病变进一步发展，肝小叶中央区和汇管区以及坏死灶内形成的纤维组织互相连接，分隔正常的肝小叶形成假小叶。这些病变反复进行，最终使肝小叶结构破坏和肝组织血液循环改建而发展为肝硬化。

（二）病理变化及对机体的影响

1. **病理变化** 肉眼观察：早、中期肝脏体积正常或稍大，质地稍硬；晚期肝体积明显缩小，重量可减轻至1 000 g以下，质地明显变硬。肝表面及切面见弥漫性小结节，结节大小较一致，最大一般不超过1 cm（图15-15）。结节周围为薄而均匀的灰白色纤维组织包绕。镜下观察：正常肝小叶结构破坏，代之以假小叶（图15-16）。假小叶是由增生的纤维组织分割包绕再生的肝细胞结节而形成的大小不等的、圆形或椭圆形的肝细胞团。假小叶内肝细胞排列紊乱，可有不同程度的变性和坏死，再生的肝细胞核大、染色较深、可见双核；中央静脉缺如、偏位或有两个以上。有时可见汇管区也被包绕在假小叶内。小叶内常见淤胆现象。小叶外增生的纤维组织内见炎细胞浸润以及小胆管增生。

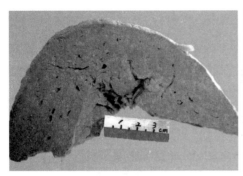 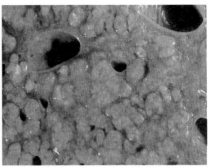

图 15-15 肝硬化

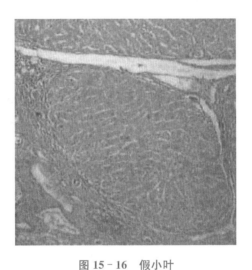

图 15-16 假小叶

表 15-4 正常肝小叶与假小叶比较

	正常肝小叶	假小叶
中央静脉	单个,居中	无或 2~3 个,偏位
肝细胞索	放射状排列,肝细胞正常	排列紊乱,肝细胞变性、坏死、再生
汇管区结构	位于肝小叶外	见于假小叶内
纤维组织	位于肝小叶外,量少	大量增生形成纤维间隔

2. 对机体的影响 肝硬化早期,由于肝脏的代偿,患者常无明显症状;晚期,主要表现为门脉高压和肝功能障碍。

(1)门脉高压症:肝硬化时,门静脉压可由正常的 0.8~1.2 kPa 升高至 3.0~5.0 kPa。其原因为:①肝内增生的纤维组织收缩牵拉以及假小叶的压迫使得门静脉和肝静脉肝内小分支扭曲及管腔闭塞,门静脉血液回流受阻;②肝细胞坏死后网状纤维支架塌陷,肝窦闭塞,肝内血管网减少,门静脉血液回流阻力增大;③肝内门静脉和肝动脉小分支之间出现异

常吻合,压力高的肝动脉血流入门静脉,提高了门静脉压力。门脉高压引起的临床表现主要有:

1) 脾大、脾功能亢进:因脾淤血所致,见于70%～85%患者。脾重量可达400～500 g,严重者可达800～1 000 g。脾被膜增厚、质韧。脾小体萎缩或消失。长期脾淤血后可发生脾功能亢进,对血细胞破坏增多,导致外周血中红细胞、白细胞和血小板减少,表现为贫血和出血倾向。

2) 胃肠道症状:因胃肠道淤血水肿所致。病人消化吸收功能受到影响,表现为腹胀、食欲不振、消化不良等。

3) 腹水:为腹腔内淡黄色透明的漏出液,量大,以致患者腹部明显膨隆,是肝硬化晚期突出的表现。腹水的发生机制是:①门静脉高压引起肠及肠系膜等处毛细血管血压升高以及因淤血、缺氧引起毛细血管壁通透性升高,液体漏入腹腔;②由于消化吸收功能受到影响以及肝功能受损,肝脏合成白蛋白减少,患者出现低蛋白血症,血浆胶体渗透压下降;③由于肝窦内血压升高,肝淋巴液生成增多,部分经肝被膜和肝门淋巴管漏入腹腔;④肝功能受损,血中醛固酮和抗利尿激素因灭活减少而增多,导致钠、水潴留,促进了腹水的形成。

4) 侧支循环形成:由于门静脉血液回流受阻,部分门静脉血绕过肝脏而回流至右心(图15－17)。门静脉高压时,侧支循环主要有以下几个途径:①食管静脉丛曲张:门静脉→胃冠状静脉→食管静脉丛→奇静脉→上腔静脉。曲张的静脉可发生破裂,从而发生上消化道大出血(图15－18);②直肠静脉丛(痔静脉丛)曲张:门静脉→肠系膜下静脉→直肠静脉丛→髂内静脉→下腔静脉。直肠静脉丛曲张则导致痔疮,可引起便血;③脐周静脉丛曲张:门静脉→附脐静脉→脐周静脉网→腹壁上静脉、胸腹壁静脉和腹壁下静脉、腹壁浅静脉→上腔静脉和下腔静脉。脐周静脉曲张严重时状如"海蛇头"(图15－19)。

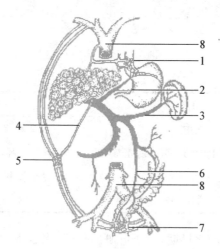

图 15－17　肝硬化侧支循环模式图

1—食管静脉丛　2—胃冠状静脉　3—脾静脉　4—附脐静脉　5—脐周静脉

6—肠系膜下静脉　7—直肠静脉丛　8—上、下腔静脉

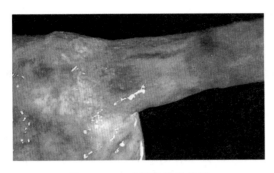
图 15-18　食管静脉丛曲张

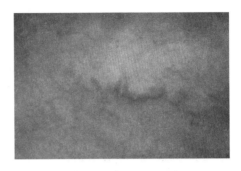
图 15-19　脐周静脉丛曲张

（2）肝功能障碍：是肝细胞长期受损、肝组织结构破坏以及肝血液循环改变的结果，主要表现为：

1）蛋白质合成障碍：肝细胞损伤后，合成白蛋白的功能降低，因此血清白蛋白浓度降低。同时，由于胃肠道吸收来的一些抗原物质未经肝脏处理直接进入了体循环，刺激免疫系统合成球蛋白增多，白蛋白与球蛋白比值减小甚至倒置。

2）出血倾向：由于肝脏合成多种凝血因子减少以及脾功能亢进引起的血小板减少，病人有出血倾向，表现为鼻出血、牙龈出血、皮肤黏膜淤斑等。

3）黄疸：为肝细胞性黄疸，主要因肝细胞坏死对胆红素的处理障碍以及肝内淤胆所致，患者血中未结合胆红素和结合胆红素均增多。

4）对雌激素的灭活作用减弱：患者血中雌激素水平升高，引起男性患者乳房发育、睾丸萎缩、性功能减退；女性患者月经不调、闭经、不孕等。部分患者因皮肤小动脉末梢扩张而在颈部、面部、胸部出现蜘蛛痣；还有部分患者两手鱼际发红，称为肝掌。

5）肝性脑病：肝性脑病是肝功能严重障碍的后果，是肝硬化晚期最严重的并发症，也是病人死亡的重要原因之一。

二、坏死后性肝硬化

坏死后性肝硬化多是在亚急性重型肝炎或某些毒物中毒引起的肝组织发生大面积坏死的基础上形成的，相当于国际分类中的大结节型和大小结节混合型肝硬化。

肉眼观察：肝体积明显缩小（尤以左叶为甚），重量减轻，质地变硬，变形明显，表面见大小悬殊的较大结节，大者直径可达 6 cm。切面见结节周围有较宽的纤维组织间隔，且宽窄不均。

镜下观察：肝正常组织结构破坏，代之以形态大小不一的假小叶。较大的假小叶内包绕有一个或数个肝小叶，并可见残存的汇管区集中现象。假小叶内的肝细胞常有程度不等的变性、坏死和淤胆。假小叶周围的纤维间隔较宽且宽窄不一，其内有较多的炎细胞浸润和显著的小胆管增生。

结局：坏死后性肝硬化肝组织坏死严重，因而肝功能障碍明显且出现较早。另外，此型肝硬化癌变可能性比门脉性肝硬化高，故病程常较短，预后较差。

三、胆汁性肝硬化

胆汁性肝硬化是因胆道阻塞、胆汁淤积而引起的肝硬化,患者突出的临床表现是阻塞性黄疸,同时,由于进入肠道的胆汁减少,还可有脂溶性维生素缺乏、消化不良等表现。胆汁性肝硬化按其病因可分为原发性和继发性两种。

原发性胆汁性肝硬化在我国少见,其发生可能与自身免疫有关。

继发性胆汁性肝硬化的发生与长期的肝外胆道阻塞和感染有关。一方面,由于长期的胆道阻塞和胆汁淤积,肝细胞变性、坏死;另一方面,在胆汁淤积的基础上发生逆行性细菌感染,引起胆管炎和胆管周围炎。最终导致肝硬化。

肉眼观察:早期肝体积增大,中等硬度,表面较平滑或有较小结节。晚期肝体积缩小,硬度增大,表面呈结节状,颜色深绿或绿褐,切面见结节较小,结节周围纤维间隔较窄。

镜下观察:肝细胞明显淤胆;坏死的肝细胞肿大,胞浆疏松呈网状,核消失,称为网状或羽毛状坏死。毛细胆管可见淤胆、胆栓形成。汇管区小胆管增生和扩张。纤维组织增生较轻,假小叶呈不完全分割型。

胆汁性肝硬化在临床上主要有明显的阻塞性黄疸和因胆汁刺激而引起的皮肤瘙痒等表现。

第五节　消化系统常见肿瘤

一、食管癌

食管癌是起源于食管黏膜上皮或腺上皮的恶性肿瘤,是我国最常见的恶性肿瘤之一,男性多于女性,发病年龄多在 40 岁以上,尤其好发于 50～60 岁年龄段。

（一）病因

食管癌的病因尚未完全明了,可能与下列因素有关:

1. 饮食及行为习惯　长期食用过热、过硬、粗糙的饮食以及饮酒、吸烟等,可损伤或刺激食管黏膜,进而引起黏膜癌变。在某些食管癌高发地区,居民喜食的腌制酸菜中含有较多的亚硝酸盐,而亚硝酸盐在体内可合成具有强烈致癌作用的亚硝胺类化合物。

2. 环境因素　流行病学研究发现,我国食管癌高发地区土壤中某些微量元素如钼、锌、铜等较低,尤其是钼的含量显著偏低,而钼是硝酸盐还原酶的成分,可降低植物中硝酸盐的含量;当地成年人体内某些维生素如维生素 A、维生素 C 及核黄素等水平较低。

3. 遗传因素　某些高发地区食管癌的家族聚集现象、病理类型等提示本病的发生可能与遗传因素有一定的关系。

（二）病理变化

食管癌好发于三个生理狭窄处,中段最多,下段次之,上段最少。

1. 早期癌　是指癌组织尚未侵犯肌层,又无淋巴结转移的食管癌。肉眼观察病变处黏膜轻度糜烂或呈颗粒状、微小的乳头状。镜检几乎均为鳞状细胞癌,多为原位癌或黏膜内癌。临床上常无明显症状,X 线钡餐检查食管黏膜正常或仅见轻度僵硬,若及时治疗,预后较好,五年生存率可达 90％以上。

2. 中晚期癌 此期患者多出现吞咽困难等临床症状。按大体形态可分为四型:

(1)髓质型:癌组织在食管壁内浸润性生长,常累及食管全周或大部分,管壁增厚,管腔狭窄;切面癌组织色灰白,质软,似脑髓。此型最多见。

(2)蕈伞型:肿瘤呈扁圆形蘑菇状肿块突向食管腔,表面可有浅溃疡,底部常累及食管肌层浅部。

(3)溃疡型:肿瘤表面形成形状不规则、边缘隆起、底部凹凸不平的溃疡,溃疡较深,常深达肌层。癌组织可浸润至食管周围组织和器官。

(4)缩窄型:由于癌组织内有大量的纤维组织增生并浸润食管壁全周,食管腔呈环形狭窄,狭窄上端食管腔则明显扩张。

镜下观察:90％以上为鳞状细胞癌,少部分为腺癌等类型。

(三)扩散

1. 直接蔓延 癌组织穿透食管壁后可浸润至周围组织和器官。上段癌可侵入喉、气管等部位。中段癌可侵入支气管,形成食管-支气管瘘;也可蔓延到胸膜、肺、脊椎等处;少数还可侵入主动脉,形成食管-主动脉瘘。下段癌常侵犯心包、贲门、膈肌等处。

2. 淋巴道转移 是食管癌常见的转移方式。上段癌可转移到颈及上纵隔淋巴结;中段癌常转移到食管旁或肺门淋巴结;下段癌常转移到食管旁、贲门旁或腹腔上部淋巴结。晚期,各部位癌肿均可转移到锁骨上淋巴结。

3. 血道转移 主要发生于晚期患者,以肝、肺转移最常见,也可转移到肾、骨、肾上腺等处。

(四)对机体的影响

早期食管癌常无明显症状,部分患者可有轻微的胸骨后疼痛、烧灼感或噎哽感;中晚期患者因食管腔狭窄而出现进行性吞咽困难,甚至不能进食,最终导致恶病质及全身衰竭而死亡。部分患者还可死于食管-主动脉瘘引起的大出血。

二、胃癌

胃癌是起源于胃黏膜上皮和腺上皮的恶性肿瘤。在我国不少地区,胃癌的发病率和死亡率均居恶性肿瘤的首位。好发年龄在 40～60 岁,男性多于女性。

(一)病因

胃癌的病因尚未完全阐明,目前认为可能与饮食习惯(如喜食熏制的鱼肉类食品、用滑石粉处理大米、饮食过热等)、环境因素(如缺乏某种元素)、化学性因素(如黄曲霉毒素、亚硝酸盐等)、幽门螺杆菌感染等有关。慢性萎缩性胃炎、胃溃疡病、胃息肉可伴有胃黏膜上皮不典型增生和肠上皮化生,因而被视为胃癌的癌前病变。

(二)病理变化

胃癌好发于胃窦部,尤其以胃窦部小弯侧多见(约占 75％)

1. 早期胃癌 癌组织尚未浸润至肌层。早期胃癌中直径小于 0.5 cm 者称为微小胃癌;直径 0.6～1.0 cm 者称为小胃癌。内镜检查时经钳取活检确诊为癌,但手术切除标本经节段性连续切片却未发现癌,则称为一点癌。早期胃癌有三种大体类型。

（1）隆起型：肿瘤从黏膜面明显隆起甚至呈息肉状。

（2）表浅型：肿瘤呈扁平状或略隆起于黏膜表面。

（3）凹陷型：有溃疡形成，此型最多见。

组织学上，早期胃癌以原位癌和高分化管状腺癌多见，其次为乳头状腺癌，未分化癌最少见。

2. 中晚期胃癌　又称进展期胃癌，癌组织浸润深度超过黏膜下层，常有扩散和转移。一般地，浸润越深，预后越差。中晚期胃癌有以下几种大体类型：

（1）息肉型或蕈伞型：癌组织向黏膜表面生长，呈息肉状或蕈状突入胃腔内。

（2）溃疡型：癌组织表面形成溃疡，溃疡一般比较大，呈皿状或边缘隆起的火山口状，底部凹凸不平（图15-20），与胃溃疡病的区别见表15-5。

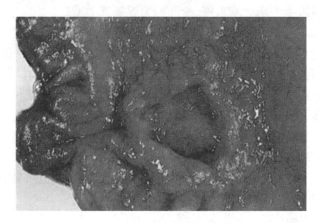

图15-20　溃疡型胃癌

表15-5　胃溃疡与溃疡型胃癌的肉眼形态区别

	胃溃疡	溃疡型胃癌
外形	圆形或椭圆形	不整形，皿状或火山口状
大小	直径常小于2 cm	直径常大于2 cm
深度	较深	较浅
边缘	整齐、不隆起	不整齐、隆起
底部	较平坦	凹凸不平
周围黏膜	黏膜皱襞向溃疡集中	黏膜皱襞中断，呈结节状肥厚

（3）浸润型：癌组织在胃壁内呈局限性或弥漫性浸润，与正常组织界限不清楚，其表面胃黏膜皱襞大多消失，有时可形成浅表的溃疡。弥漫性浸润时，可导致胃壁增厚、变硬，状如皮革，称为"革囊胃"。

胶样癌：上述各型胃癌如癌组织产生大量黏液而呈胶冻状外观则成为胶样癌。

中晚期胃癌的组织学类型以腺癌最常见，主要有：

（1）乳头状腺癌：癌细胞呈高柱状，形成乳头状突起，恶性程度较低。

（2）管状腺癌：癌组织形成腺样结构，分化较好，恶性程度较低。

（3）低分化腺癌：癌组织腺样结构不明显，癌细胞常呈实性条索状或片块状排列，异型性明显，恶性程度较高。

（4）黏液细胞癌：癌细胞因胞浆内的大量黏液将核挤至一侧而呈印戒状，故又称印戒细胞癌，此型胃癌恶性程度高。

（5）黏液腺癌：癌细胞分泌大量的黏液到细胞外或充溢于间质内，形成大片的"黏液湖"，癌细胞漂浮于黏液中。

（6）未分化癌：此型胃癌的癌细胞小，胞浆少，大小一致，弥漫成片，恶性程度最高。

除上述类型外，胃癌还有鳞癌、腺鳞癌等少见类型。

（三）扩散

1. 直接蔓延 癌组织穿透胃壁浸润至周围的组织和器官，如肝、胰腺、大网膜等处。

2. 淋巴道转移 是胃癌主要的转移方式。大多首先转移到胃幽门下和胃小弯局部淋巴结，然后转移到主动脉旁、肝门、肠系膜根部等淋巴结，晚期还可经胸导管转移至左锁骨上淋巴结。

3. 血道转移 多发生于晚期，可转移到肝、肺、骨、脑等部位。

4. 种植性转移 癌组织浸润至浆膜面时，癌细胞可脱落种植于腹壁和腹腔器官。黏液癌若种植性转移至卵巢，则称为 Krukenberg 瘤。

（四）对机体的影响

早期胃癌患者症状多不明显，随病变的进展，可出现上腹部不适、疼痛、呕血、便血、消瘦、贫血等临床表现。若癌肿侵蚀大血管，可发生上消化道大出血；位于贲门或幽门部的肿块可引起梗阻的表现。X 线钡餐检查可呈现充盈缺损或龛影的征象。晚期患者可有恶病质。

近年来，由于纤维胃镜的广泛应用，早期胃癌的发现和诊断率有了很大提高。早期胃癌手术后的五年生存率可达到 $80\%\sim90\%$，而中晚期胃癌手术后的五年生存率只有 20%，因此，胃癌的早期诊断和早期治疗具有重要意义。

三、大肠癌

大肠癌是起源于大肠黏膜上皮或腺上皮的恶性肿瘤。近年来，由于饮食结构的变化，我国的大肠癌发病率呈逐渐上升的趋势。患者多为老年人，男性多于女性。如能早期发现并进行手术治疗，五年存活率可达 90%。

（一）病因

大肠癌的病因尚未完全明确，但可能与下列因素有关：

1. 饮食因素 高营养少纤维的饮食与本病的发生有关。其原因可能是这种饮食不利于有规律的排便，延长了大肠黏膜与食物中可能含有的致癌物质的接触时间。

2. 遗传因素 遗传性家族性多发性息肉病是一种常染色体显性遗传病，患者大肠内有大量的腺瘤性息肉，如不治疗，40 岁左右常发生癌变。另外，曾有报告存在有家族性的非息肉病性大肠癌高发现象。

3. 其他　大肠腺瘤、慢性溃疡性结肠炎、慢性血吸虫病等常有大肠黏膜的增生，属于大肠癌的癌前病变。

（二）病理变化

大肠癌以直肠最为多见，其余依次为乙状结肠、盲肠和升结肠、横结肠、降结肠。大肠癌按大体形态可分为四种类型：

1. 隆起型　肿瘤呈息肉状、扁平盘状或菜花状向肠腔内突起，可伴有浅表的溃疡形成。此型右侧结肠癌多见。

2. 溃疡型　肿瘤表面形成火山口样较深的溃疡，溃疡底部不平。此型多见。

3. 浸润型　癌组织向肠壁浸润性生长，可累及肠管全周，以致肠壁增厚、变硬，肠腔狭窄。左侧结肠癌此型多见。

4. 胶样型　肿瘤表面及切面呈半透明胶冻状。此型少见，但多为青年人，预后较差。

组织学上，大肠癌的类型有：①乳头状腺癌：癌组织呈细乳头状，乳头内间质较少；②管状腺癌：癌细胞形成腺管状结构，按分化程度可分为三级；③黏液腺癌和印戒细胞癌；④未分化癌；⑤腺鳞癌：主要见于直肠。其中，以高分化管状腺癌和乳头状腺癌最为多见。

（三）分期

大肠癌的分期对判断预后有一定的意义。目前广泛应用的分期方法由 Astler‐Coller 于 1954 年提出，经 Dukes 修改后又经过几次修改而成，其依据是癌组织浸润的深度、淋巴结转移情况以及远隔脏器转移情况。大肠癌的分期及其与预后的关系见表 15‐6。

表 15‐6　大肠癌的分期及预后

分期	肿瘤生长范围	手术后五年存活率（%）
A	癌组织未穿透肌层，无淋巴结转移	90 以上
B	肿瘤穿透肌层，无淋巴结转移	70
C	有淋巴结转移	30
D	有远隔脏器转移	极低

（四）扩散

1. 直接蔓延　大肠癌穿透肠壁后可蔓延到邻近的组织或器官，如前列腺、膀胱、腹膜等。

2. 淋巴道转移　大肠癌穿透肌层后，淋巴结转移率明显上升。不同部位的大肠癌一般首先都是转移至局部淋巴结，再沿淋巴引流方向转移至远处淋巴结。

3. 血道转移　大肠癌晚期患者可发生血道转移，常转移至肝、肺、骨、脑等处。

（五）对机体的影响

大肠癌早期症状不明显，中晚期则可出现下列表现。

1. 排便习惯改变及便血　常是大肠癌较早出现的症状，这是肿瘤坏死形成溃疡以及继发感染所致。直肠癌患者还可有直肠刺激症状，如便意频繁、里急后重、排便不尽、便前肛门下坠等。

2. 腹痛　常为定位不明确的持续性隐痛,或仅为腹部不适。出现肠梗阻时腹痛加重或为阵发性绞痛。

3. 腹部包块　癌肿较大时,可触及包块。若为乙状结肠癌或横结肠癌,包块可有一定的活动度。

4. 肠梗阻　是晚期大肠癌的表现。

5. 全身症状　因癌肿坏死、出血造成慢性失血,加上感染、毒素的吸收等患者可发生贫血、乏力、低热、消瘦等,晚期可出现恶病质。

临床上,右侧结肠癌由于局部肠腔较宽,较少出现肠梗阻,但癌肿通常体积较大,故常可在右下腹部触及肿块。另外,由于易继发坏死、出血和感染,患者常有贫血及中毒症状。而左侧结肠癌由于局部肠腔较小且癌肿常呈环状浸润性生长,患者容易发生肠腔狭窄而出现肠梗阻的表现,如腹痛、腹胀、便秘、肠蠕动亢进等。如肿瘤破溃出血,则大便可带鲜血。

大肠癌癌细胞可产生癌胚抗原(CEA),可在患者血中检出。CEA 的动态检测,可以作为判断大肠癌手术后是否复发或转移的一个指标。

四、原发性肝癌

原发性肝癌是由肝细胞或肝内胆管上皮发生的恶性肿瘤,为我国常见的恶性肿瘤之一。患者发病年龄多在中年以后,男性多于女性。肝癌发病隐匿,早期常无临床症状,故临床发现时多已为晚期,预后差。

(一)病因

肝癌的病因尚未完全清楚,相关因素有:

1. 病毒性肝炎　有资料显示,$60\% \sim 90\%$的肝癌患者有 HBV 感染;有人发现,肝癌患者常见有 HBV 基因整合到肝癌细胞基因组内。因此认为,HBV 是肝癌发生的重要因素。近年来,有人认为丙型肝炎也与肝癌的发生有关,在日本已发现 70％肝癌患者 HCV 抗体阳性。

2. 肝硬化　肝硬化与肝癌之间的关系非常密切,据统计,将近 85％的肝癌患者合并有肝硬化。肝硬化发展为肝癌一般需 7 年左右的时间,以坏死后性肝硬化最为常见。

3. 黄曲霉毒素　动物实验证明黄曲霉毒素可诱发肝癌,尤其是黄曲霉毒素与肝细胞肝癌的密切关系受到高度重视。

4. 亚硝胺类化合物　流行病学研究发现在我国肝癌高发地区的土壤中硝酸盐和亚硝酸盐的含量明显高于低发地区;用二甲基亚硝胺和二乙基亚硝胺可诱发动物肝癌。

5. 寄生虫感染　寄生在肝内胆管的华支睾吸虫能刺激胆管上皮增生,进而可能发展为胆管细胞癌。

(二)病理变化

1. 肉眼观察

(1)早期肝癌:指单个癌结节最大直径小于 3 cm 或两个癌结节合计最大直径小于 3 cm 的原发性肝癌,又称小肝癌。癌结节多呈球形,边界清楚,切面均匀一致,无出血坏死。

(2)晚期肝癌:肝脏体积常明显增大,重量增加,因淤胆而呈黄绿色或棕褐色。癌肿可位于肝的一叶，也可弥漫于整个肝脏，且大多合并有肝硬化。可分为三型：①巨块型：肿瘤可形成直径超过 10 cm 的巨大肿块，多位于肝右叶，癌肿中央常有出血坏死，周围有多少不一的卫星状癌结节。此型较少合并肝硬化。②多结节型：肿瘤形成多个圆形或椭圆形的癌结节，散在分布，结节直径多不超过 5 cm，但若相互融合则可形成较大结节。此型肝癌最常见，且常合并有肝硬化。③弥漫型：癌组织在肝内弥漫分布，无明显结节或结节较小。若在肝硬化的基础上发生，则癌结节与肝硬化的结节难以区分。此型较少见。

2. 镜下观察　原发性肝癌按其起源可分为以下三种组织学类型：

（1）肝细胞肝癌：起源于肝细胞，最常见。癌细胞呈条索状、腺管状或实体团块状排列，间质少，但血管多。分化较好者癌细胞似肝细胞，可分泌胆汁。分化差者癌组织异型性大，可见瘤巨细胞和小细胞。

（2）胆管上皮癌：起源于肝内胆管上皮，较少见。癌细胞与胆管上皮细胞相似，常呈腺管样排列，间质较多。一般不合并肝硬化。

（3）混合细胞型肝癌：此型肝癌具有肝细胞肝癌和胆管上皮癌两种成分，最为少见。

（三）扩散

1. 肝内蔓延或转移　肝癌常首先在肝内直接蔓延而使癌肿范围不断扩大；也可沿门静脉分支在肝内形成多处转移性癌结节；还可逆行至门静脉主干，形成癌栓，阻塞管腔，引起门静脉高压。

2. 肝外转移　晚期肝癌除发生肝内转移外，还可经血道转移到肺、脑、骨等处；经淋巴道转移到肝门、上腹部及腹膜后等处淋巴结。癌细胞从肝表面脱落可种植于腹膜及腹部器官表面而发生种植性转移。

（四）对机体的影响

早期肝癌常无明显的临床症状。随着癌肿的不断增大以及肝组织破坏，患者可出现肝区疼痛、肝区肿块、食欲减退、消瘦、乏力、黄疸、腹水等表现。血清甲胎蛋白（AFP）含量持续升高是诊断肝癌的重要依据之一。近年来，由于血清 AFP 检测、CT 及肝穿刺活检等技术的广泛应用，早期肝癌的诊断率大大提高，经手术治疗可取得较好的效果。晚期肝癌预后差，死亡率极高，死亡原因多为全身广泛转移、肝功能衰竭、癌结节破裂引起的大出血等。

第六节　肝性脑病

肝性脑病是由严重的肝疾病引起的以中枢神经系统功能障碍为主要表现的精神神经症状的综合证，习惯上也称为肝昏迷。

临床上，根据患者病情的轻重程度，肝性脑病可分为四期：一期（前驱期），表现为轻微的性格和行为改变，表情欣快或沉默寡言、淡漠、反应迟钝、注意力不易集中、易怒、烦躁、轻度的扑翼样震颤；二期（昏迷前期），出现精神错乱、行为失常、嗜睡、定向障碍、理解力减退，还可有腱反射亢进、经常出现扑翼样震颤等；三期（昏睡期），表现为昏睡、木僵和明显的精神错乱，神经体征可加重；四期（昏迷期），患者意识丧失、昏迷、扑翼样震颤消失。

一、分类和病因

肝性脑病主要见于严重的肝脏疾患,如晚期肝硬化、急性重型病毒性肝炎、晚期肝癌、急性中毒性肝炎、药物性肝病的急性或暴发性肝功能衰竭阶段、妊娠期急性脂肪肝等,其中以晚期肝硬化最常见。

可根据肝性脑病的原因、发生速度及血氨是否升高进行分类(图 15 - 21)。

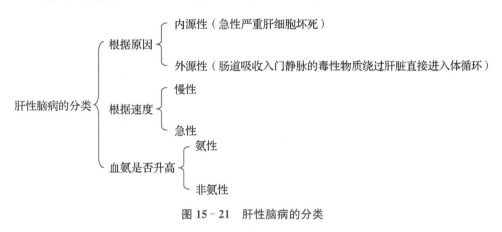

图 15 - 21　肝性脑病的分类

二、发病机制

肝性脑病的发病机制尚未完全清楚,可能是多因素综合作用的结果。目前的几种学说虽然都有一定的片面性,但在临床工作中却有着重要的理论指导意义。

(一)氨中毒学说

临床上发现,大多数肝性脑病患者血液及脑脊液中氨水平升高;慢性肝病及有门-体静脉分流患者如摄入高蛋白饮食,易诱发肝性脑病;采用降血氨的措施治疗肝性脑病有疗效。以上事实提示肝性脑病的发生与血氨升高有密切的联系。

1. 血氨升高的原因　正常情况下,血氨的生成与清除保持着动态平衡。当血氨的生成增多而清除不足时,血氨水平升高。

(1)血氨清除不足:这是肝性脑病患者血氨升高的根本原因。当各种严重肝脏疾病导致肝功能障碍时,肝脏不能将氨经由鸟氨酸循环转变为尿素,致血氨清除减少。若同时存在有门脉高压以及门-体侧支循环形成,来自于肠道的氨则可绕过肝脏直接进入体循环而使血氨升高。

(2)氨生成增多:血氨主要来自于肠道内含氮物质的分解,少部分来自于肾、肌肉等组织器官。

1)肠道产氨增多:①肝硬化时,门静脉血液回流受阻,肠黏膜因此发生淤血、水肿,加上胆汁分泌减少,患者消化吸收功能障碍,未经消化吸收的蛋白质成分增多,经细菌分解,产氨增多。②肝硬化晚期常常合并肾功能障碍,患者出现氮质血症甚至尿毒症,血中尿素弥散进入肠腔增多,经细菌产生的尿素酶分解而产氨增多。③肝硬化患者并发上消化道大出血,血浆蛋白在肠腔内被细菌分解可增加产氨。

2) 肾脏产氨增加:正常情况下,肾小管上皮细胞内谷氨酰胺在谷氨酰胺酶催化下分解为谷氨酸和 NH_3,一部分 NH_3 进入肾小管与 H^+ 结合成 NH_4^+ 从尿中排出体外,另一部分 NH_3 弥散入血液。NH_3 进入肾小管或弥散入血的多少主要取决于原尿的 pH,当原尿呈碱性时,弥散入血的 NH_3 增多。肝硬化腹水患者使用排钾利尿药或碳酸酐酶抑制药,可以使肾小管排 H^+ 减少,NH_3 弥散入血增加。

3) 肌肉产氨增加:肝性脑病患者昏迷前常有躁动不安、震颤的表现,此时,肌肉组织腺苷酸分解代谢增强,产氨增加。

2. 氨对脑的毒性作用　氨在血液中主要以 NH_4^+ 的形式存在,但 NH_4^+ 不易通过血-脑屏障;游离氨(NH_3)仅有 1%,但其因为脂溶性,可通过血-脑屏障进入脑组织。NH_4^+ 与 NH_3 之间保持着动态平衡。当血液 pH 增高时,游离氨增多。当游离氨升高或血-脑屏障通透性升高时,进入脑组织的氨增多,并且通过以下途径影响脑的功能:

(1) 干扰脑细胞的能量代谢:氨主要通过影响生物氧化(三羧酸循环)过程而影响脑细胞的能量代谢,具体环节有:①氨与 α-酮戊二酸结合,生成谷氨酸,消耗大量的 α-酮戊二酸,使三羧酸循环障碍,ATP 生成减少;②氨可抑制丙酮酸脱羧酶的活性,妨碍丙酮酸的氧化脱羧,使乙酰辅酶 A 生成减少,从而影响三羧酸循环的正常运行,ATP 生成减少;③氨与谷氨酸结合生成谷氨酰胺的过程要消耗大量的 ATP;④氨与 α-酮戊二酸结合生成谷氨酸的过程消耗大量的还原型烟酰胺腺嘌呤二核苷酸(NADH),妨碍了呼吸链中氢的传递,使得 ATP 生成减少。

由于氨干扰了脑细胞的能量代谢,ATP 生成减少而消耗增多,患者可出现大脑功能紊乱的症状,甚至昏迷。

(2) 干扰脑组织递质代谢:血氨升高时,可影响脑组织的递质代谢,脑组织内兴奋性递质减少而抑制性递质增多,递质代谢失去了平衡,进而导致中枢神经系统功能发生紊乱。肝性脑病患者初期的狂躁、精神错乱、抽搐等症状可能与抑制性递质 γ-氨基丁酸的减少有关;而晚期患者初期的嗜睡及昏迷与兴奋性递质减少和 γ-氨基丁酸的增多有关。氨影响递质代谢的具体机制为:①乙酰辅酶 A 生成减少导致兴奋性递质乙酰胆碱的生成减少;②氨与 α-酮戊二酸结合生成谷氨酸,谷氨酸再与氨结合形成谷氨酰胺,使得兴奋递质谷氨酸先增多后减少,而抑制性递质谷氨酰胺增多;③γ-氨基丁酸减少后增多,由于谷氨酸减少,经谷氨酸脱羧酶催化生成的 γ-氨基丁酸减少,晚期,高浓度的氨可抑制 γ-氨基丁酸转氨酶的活性,γ-氨基丁酸因分解减少而增多。

(3) 影响神经细胞膜的功能:氨可影响神经细胞上 Na^+-K^+-ATP 酶的活性。从而影响神经细胞内外 Na^+、K^+ 的分布和细胞膜的静息电位和动作电位,导致大脑功能的紊乱。

(4) 其他:氨可以兴奋海马、杏仁核等大脑边缘系统,这可能与患者的某些精神神经错乱症状有关。

临床上,少部分肝性脑病患者的血氨并不升高,而且,患者病情的严重程度并不与血氨浓度成正相关。因此,氨中毒学说不能完全解释肝性脑病的发生。

（二）假性神经递质学说

1. 假性神经递质的产生　正常情况下,食物中的蛋白质在胃肠道内经消化分解成氨基酸,其中的苯丙氨酸和酪氨酸经肠腔内细菌脱羧酶的作用,分别生成苯乙胺和酪胺,两者吸收后经门静脉到肝脏,在肝内被单胺氧化酶催化分解而解毒。当功能障碍以及存在门-体静脉侧支循环时,苯乙胺和酪胺经血液循环并透过血-脑屏障进入脑组织,在脑细胞内经β-羟化酶的作用,形成了苯乙醇胺和羟苯乙醇胺,这两种物质与正常递质去甲肾上腺素和多巴胺的化学结构非常相似,可取代去甲肾上腺素和多巴胺被肾上腺素能神经元摄取并贮存在突触小体的囊泡中,但其释放后产生生物效应极其微弱,使神经传导功能发生障碍,因而被称为假性神经递质。

另外,肝功能障碍时血中的苯丙氨酸和酪氨酸因肝脏降解减少而增多,它们可以透过血-脑屏障进入脑组织。在脑干神经细胞内,高浓度的苯丙氨酸可抑制酪氨酸羟化酶的活性,酪氨酸不能生成多巴和多巴胺而生成大量的酪胺,后者再经β-羟化酶的作用生成羟苯乙醇胺。苯丙氨酸也可经脱羧和β-羟化酶作用生成苯乙醇胺。

2. 假性神经递质对大脑的毒性作用　当苯乙醇胺和羟苯乙醇胺取代去甲肾上腺素和多巴胺时,脑干网状结构上行激动系统传导功能异常,大脑皮质受到抑制,患者出现意识障碍甚至昏迷。

假性神经递质学说的根据之一是应用左旋多巴治疗肝性脑病有明显疗效。其机制是左旋多巴可以进入脑组织并转化为多巴胺和去甲肾上腺素,由于正常神经递质增多,可以与假性神经递质竞争,使神经传导功能恢复正常,促进患者的苏醒。

（三）血浆氨基酸失衡学说

肝性脑病病患者常见血浆中芳香氨基酸增多而支链氨基酸减少,两者的比值可由正常时的 3～3.5 下降至 0.6～1.2。引起血浆氨基酸代谢失衡的原因是:①肝功能障碍和门-体侧支循环的形成,肝脏灭活胰高血糖素明显减少,血中胰高血糖素显著增高,肝和肌肉分解代谢增强,释放大量的芳香族氨基酸,致血中芳香族氨基酸增多;②肝功能障碍,肝分解芳香族氨基酸以及将芳香族氨基酸转化为糖都减少,血中芳香族氨基酸因此增多;③由于胰岛素的灭活减少,血中胰岛素水平有所升高,促使肌肉组织摄取了较多的支链氨基酸,使得血中支链氨基酸减少。

当进入脑组织内的苯丙氨酸和酪氨酸增多时,正常递质去甲肾上腺素和多巴胺合成减少,同时,还可以生成假性神经递质苯乙醇胺和羟苯乙醇胺,大脑功能因此发生紊乱。进入脑组织的色氨酸增多,除因为血中色氨酸增多外,还与严重肝病时血中清蛋白减少有关,因为没有与清蛋白结合的游离色氨酸易进入脑内。在脑细胞内的色氨酸羟化酶作用下,色氨酸先转变为 5-羟色氨酸,再脱羧生成 5-羟色胺。5-羟色胺是一种抑制性神经递质,同时也可作为假性神经递质被肾上腺素能神经元摄取和释放,还可抑制酪氨酸转化为多巴胺。

综上所述,血中氨基酸代谢的失衡,使脑组织正常递质生成受到抑制,同时产生了大量的假性神经递质。因此,血浆氨基酸失衡学说可看作是假性神经递质学说的补充和发展。

三、肝性脑病的诱发因素

外源性肝性脑病大多是在一些诱因的作用下发生的,所以,了解并尽可能消除这些因素对防治肝性脑病具有重要的意义。肝性脑病常见的诱因见表 15 - 7：

表 15 - 7 肝性脑病的诱因

诱因	诱发肝性脑病的机制
上消化道出血	肠道蛋白↑→产氨↑、血容量减少→损害肝脑肾功能
高蛋白饮食	肠道产氨↑
碱中毒	血 NH_3↑血 NH_4^+↓
感染	组织分解代谢增强产氨↑、损害肝功能
镇静剂、麻醉剂	抑制脑功能、损害肝功能
大量放腹水	损害肝功能
便秘	肠道的氨和其他毒物的产生和吸收↑
氮质血症	肠道产氨↑

注：↑表示增多；↓表示减少

复习与思考

一、选择题

1. 胃溃疡的好发部位是 　　　　　　　　　　　　　　　　　　　　　　　　　(　)
A. 胃前壁　　　　　　　　B. 胃的后壁　　　　　　　　C. 胃大弯及胃底
D. 胃小弯近贲门处　　　　E. 胃小弯的幽门处

2. 胃黏膜活检报告为肠上皮化生，很可能是 　　　　　　　　　　　　　　　　(　)
A. 先天性肠黏膜异位　　　B. 慢性萎缩性胃炎　　　　　C. 慢性浅表性胃炎
D. 胃溃疡病　　　　　　　E. 急性胃炎

3. 门脉性肝硬化最严重的并发症是 　　　　　　　　　　　　　　　　　　　　(　)
A. 脾肿大　　　　　　　　B. 腹水　　　　　　　　　　C. 肝性脑病
D. 睾丸萎缩　　　　　　　E. 痔静脉曲张

4. 我国引起门脉性肝硬化的主要原因是 　　　　　　　　　　　　　　　　　　(　)
A. 化学毒物　　　　　　　B. 黄曲霉毒素　　　　　　　C. 乙醇中毒
D. 营养缺乏　　　　　　　E. 病毒性肝炎

5. 肝硬化时蜘蛛痣发生的主要原因是 　　　　　　　　　　　　　　　　　　　(　)
A. 低蛋白血症　　　　　　B. 血管内压增高　　　　　　C. 雌激素增多
D. 门脉压增高，侧支循环形成　　E. 肝功能不全，凝血机制障碍

6. 关于十二指肠溃疡的叙述哪项是错误的 　　　　　　　　　　　　　　　　　(　)
A. 一般比胃溃疡小　　　　B. 溃疡为圆形或椭圆形　　　C. 比胃溃疡易穿孔
D. 比胃溃疡易癌变　　　　E. 胃腺的壁细胞总数增多比胃溃疡明显

二、思考题

1. 试述胃溃疡与溃疡型胃癌的主要鉴别点。
2. 简述门脉性肝硬化的主要临床表现。

3. 说出假小叶的结构特点。

4. 试述肝性脑病的主要诱因。

三、病例分析

病例摘要：

患者，男，61 岁，退休工人。突然呕血 1 小时入院。患者去年 7 月份在某医院诊断为"肝硬化失代偿期"，患者于 1 小时前进食晚餐后出现恶心，呕出鲜红色血液，量约 300 ml，无血凝块。伴头晕、心悸、口干。入院后又呕鲜血约 500 ml，头昏、乏力，次晨共解柏油样便 2 次，每次约 150 g。患者有乙肝病史多年，确诊"肝硬化"1 年余。入院体检：体温 36.9 ℃，脉率 80 次/分，呼吸 22 次/分，血压 105/70 mmHg，慢性病容，颈侧见 2 处蜘蛛痣，巩膜清，有肝掌、腹膨软，肝肋下未及，脾肋下 3 cm，腹部移动性浊音阳性。实验室检查：肝肾功能：总蛋白 48.1 g/L，白蛋白 27.6 g/L，球蛋白 20.5 g/L，A/G 1.3，总胆红素 27.9 μmol/L，直接胆红素 8.5 μmol/L，丙氨酸氨基转移酶 120 U/L，尿素氮 8.10 mmol/L，肌酐 120 μmol/L，葡萄糖 7.60 mmol/L。乙肝标志物测定（ELISA 法）：HBsAg 阳性、HBcAg 阳性、抗 HBc 阳性。胃镜：食管中下段静脉中-重度曲张。B 超：提示肝硬化，门静脉高压，脾肿大，中等量腹水。腹水常规为漏出液。腹水病理：未见癌细胞。住院后因再次大出血抢救无效死亡。

讨论题：

1. 根据提供的病史及检查结果，你诊断是什么？诊断依据是什么？

2. 用病理知识解释患者所出现的主要临床表现。

3. 如何进行尸体解剖？死者的肝脏会有哪些变化？

（马汉军）

第十六章　泌尿系统疾病

学习要点

1. 肾小球肾炎的主要病理类型的形态学改变、病理临床联系及转归。急慢性肾盂肾炎的病变特点及病理临床联系。

2. 肾小球肾炎、肾盂肾炎的概念、病因及发病机制。

3. 各种肾衰竭的概念、病因及发病机制，急、慢性肾衰竭的功能代谢变化。

4. 肾癌、膀胱癌的病变特点。

泌尿系统由肾脏、输尿管、膀胱和尿道组成。肾脏是人体重要的排泄器官，主要生理功能是通过排尿而排泄出体内的代谢产物，调节体内水、电解质和酸碱的平衡；并具有内分泌功能，通过分泌促红细胞生成素、肾素、前列腺素、1,25 二羟胆钙化醇等生物活性物质，参与红细胞的生成、血压的调节和钙的代谢等。与上述功能相适应的是，肾脏具有较为复杂的组织结构，其中肾小球的结构在肾脏病理中具有很重要的意义。

肾小球可分为血管球和肾球囊两个部分：

1. 血管球　起自入球动脉，进入小球后分为 5～8 个初级分支，每支又分出数个分支，形成 20～40 个盘曲的毛细血管襻。肾小球毛细血管壁为滤过膜，其结构如图 16-1 所示：

（1）毛细血管内皮细胞：胞质薄而不连续，细胞表面布满直径 70～100 nm 的窗孔，并富含带负电荷的唾液酸糖蛋白。

（2）肾小球基底膜（GBM）：中间为致密层，两侧为疏松层。主要成分包括胶原（主要是Ⅳ型胶原）、层粘连蛋白和纤维连接蛋白等糖蛋白、多聚阴离子蛋白多糖（主要是硫酸肝素）。

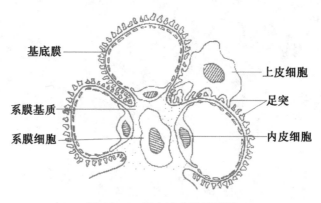

图 16-1　肾小球小叶示意图

（3）脏层上皮细胞（足细胞）：胞体伸出几个大的初级突起，之后分成指状的次级突起（足突），相邻细胞的足突相互交叉，紧贴于基底膜外侧。相邻足突之间有 20～30 nm 宽的滤过隙膜。细胞表面也富含带负电荷的唾液酸糖蛋白。

肾小球血管系膜由系膜细胞和基底膜样的系膜基质构成，位于毛细血管之间，并构成毛细血管小叶的中轴，具有支持作用。肾小球的滤过作用除了受滤过膜形态结构的调节外，还与滤过膜各层所带的电荷有关。肾小球基底膜、脏层上皮细胞和内皮细胞表面均带有大量负电荷，对带负电荷的血浆蛋白分子有排斥作用。

2. 肾球囊（鲍曼囊）　由脏层上皮细胞及附着于球囊基底膜的壁层上皮细胞构成。

临床上肾的疾病或病理过程较常见且对机体有较严重的影响，本章主要介绍常见的几种疾病及其病理过程。

第一节　肾小球肾炎

肾小球肾炎简称肾炎，是以肾小球损害为主的变态反应性疾病。临床表现主要为蛋白尿、血尿、少尿、水肿和高血压等。肾小球肾炎可分为原发性和继发性两类：原发性肾炎是原发于肾脏的独立性疾病，肾是唯一或主要受累的脏器；继发性肾炎是全身性疾病的一部分或继发于其他疾病。通常所说的肾炎一般是指原发性肾炎，本节重点介绍原发性肾炎。

一、病因及发病机制

肾小球肾炎的病因及发病机制尚未完全明了。大量临床和实验研究表明，大多数肾炎是由免疫因素引起的变态反应。

（一）病因

能引起肾炎的抗原种类很多，可分为两大类：

1. 外源性抗原　主要为病原微生物如细菌、病毒、真菌、螺旋体、寄生虫等感染的产物；以及青霉胺、磺胺、汞制剂等药物、类毒素和异种血清等。

2. 内源性抗原　分为肾小球性如肾小球基底膜抗原、足细胞足突抗原、毛细血管内皮细胞膜抗原、系膜细胞膜抗原等和非肾小球性如 DNA、核抗原、肿瘤抗原、免疫球蛋白和甲状腺球蛋白等。

（二）发病机制

1. 抗原和抗体反应，形成免疫复合物　免疫复合物主要通过以下两种方式引起肾炎：

（1）肾小球原位免疫复合物形成：抗体可与肾小球内固有或植入的抗原直接发生反应，形成免疫复合物，引起肾小球损伤。①肾小球本身的成分如肾小球基底膜的结构改变，形成自身抗原，刺激机体产生相应抗体，抗原和抗体反应形成免疫复合物；或基底膜与一些病原微生物具有共同的抗原性，当病原微生物刺激机体产生抗体时，相应抗体可与基底膜发生交叉免疫反应形成免疫复合物（图 16 - 2）。②植入肾小球的抗原，如带正电荷的分子、DNA、细菌产物和聚合的大分子蛋白等非肾小球抗原成分，可与相应抗体在肾小球发生反应，形成免疫复合物而引起肾小球损害。

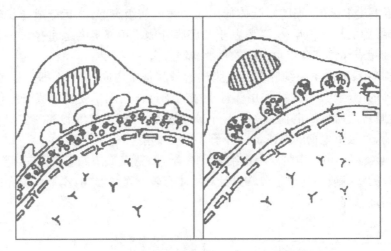

图 16-2　肾小球肾炎原位免疫复合物形成机制示意图

（2）循环免疫复合物沉积于肾小球：外源性可溶性抗原或非肾小球性内源性抗原与相应抗体在血液循环内结合后，形成免疫复合物，随血液流经肾小球时沉积于基底膜内、系膜区、内皮细胞与基底膜之间（内皮下）、基底膜与足细胞之间（上皮下），继而引起免疫损伤（图 16-3），有时沉积物也可同时出现于不同的部位。

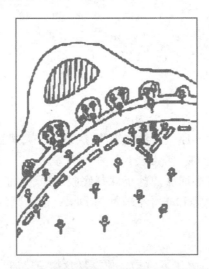

图 16-3　肾小球肾炎循环免疫复合物沉积机制示意图

　　免疫复合物在肾小球内的沉积主要受其体积大小和所携带电荷的影响，还与肾小球血液动力学、系膜细胞功能、滤过膜电荷等因素有关。①沉积作用与免疫复合物体积大小有关：当抗体量明显多于抗原量时可形成体积较大的不溶性免疫复合物，常在循环中被单核巨噬细胞吞噬清除，不易沉积于肾小球；当抗原量明显多于抗体量时则形成体积较小的可溶性免疫复合物，不能结合补体而易通过肾小球滤出；当抗原量稍多于抗体量或两者量相当时，形成的免疫复合物在血中保存时间长而易沉积于肾小球引起损伤。②沉积部位与免疫复合物所携带的电荷有关：含大量阳离子的免疫复合物易穿过基底膜沉积于上皮下；含大量阴离子时不易穿过基底膜,可沉积于内皮下,但不引起损伤;电荷中性的免疫复合物易沉积于系膜区。

2. **补体的作用** 免疫复合物形成后,必须通过激活补体系统才能导致肾的炎症损害:①免疫复合物通过 C_1(经典)途径和(或)C_3(旁路)途径激活补体。②细菌和组织细胞释放的细菌内毒素、组织蛋白酶、脂多糖等以 C_3 旁路途径激活补体。激活的补体系统可产生多种具有生物活性的片段,引起局部炎症反应;使肥大细胞释放组胺,损伤毛细血管内皮细胞和基底膜,增加血管通透性,促进免疫复合物沉积于肾小球;引起渗出性病变,使内皮细胞、系膜细胞及上皮细胞增生而引起肾炎;引起肾小球基底膜降解、细胞损伤、肾小球滤过率降低等。

3. **血管内凝血和纤维蛋白溶解障碍** 免疫复合物通过激活补体,使血管内皮细胞损害,从而激活Ⅻ因子,产生凝血,导致肾血管内血栓形成及阻塞。纤溶致活物减少和抗纤溶酶活性增强时可引起纤维蛋白溶解障碍,纤维蛋白在血管内、系膜、肾小球囊内沉积,引起肾小球硬化。

肾小球肾炎的发病是一个复杂的过程,其机制归纳如图 16-4 所示。

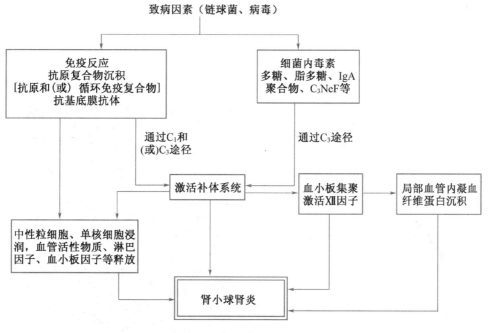

图 16-4 肾小球肾炎发病机制

二、肾小球肾炎的分类

原发性肾小球肾炎的分类较复杂:①病理学分类:急性弥漫性增生性肾小球肾炎、快速进行性(新月体性)肾小球肾炎、膜性肾小球肾炎(膜性肾病)、轻微病变性肾小球肾炎(脂性肾病)、局灶性节段性肾小球肾炎、膜性增生性肾小球肾炎、系膜增生性肾小球肾炎、IgA 肾病、慢性肾小球肾炎;②临床分类:急性肾小球肾炎、快速进行性肾小球肾炎、隐匿性肾小球肾炎、慢性肾小球肾炎和肾病综合征等。

肾小球肾炎病变分布的范围有以下几种:弥漫性指50%以上的肾小球受累,局灶性指50%以下的肾小球受累;球性指整个肾小球受累,节段性指肾小球部分小叶或毛细血管襻受累。

(一)急性弥漫性增生性肾小球肾炎

急性弥漫性增生性肾小球肾炎以肾小球毛细血管内皮细胞和系膜细胞增生为主,又称毛细血管内增生性肾炎,简称急性肾炎。通常在扁桃体炎等上呼吸道感染1~2周后发病,主要与A组乙型溶血性链球菌感染有关,又称感染后或链球菌感染后肾小球肾炎。为临床最常见的类型,多发生于儿童、青少年,成人也可发生。主要表现为急性肾炎综合征,即血尿、蛋白尿、少尿、水肿及高血压等,预后良好。

1. 病理变化　肉眼观察:双侧肾脏对称性轻到中度弥漫性肿大,表面光滑,包膜紧张,因充血而颜色较红,故称为"大红肾";有时肾表面和切面有散在粟粒大小的出血点,状如跳蚤咬过,又称"蚤咬肾"(图16-5)。肾切面皮质增厚,纹理模糊,皮髓质分界清楚。

镜下观察:①肾小球毛细血管内皮细胞和系膜细胞明显肿大和增生,中性粒细胞及单核细胞浸润,使肾小球体积增大,细胞数明显增多,肾小球血管管腔受压狭窄甚至闭塞,从而导致肾小球缺血。严重时毛细血管内微血栓形成,管壁节段性纤维素样坏死,血管破裂引起出血。肾小球囊内可有红细胞、浆液、纤维素等渗出。②肾小管上皮细胞因缺血而发生变性、坏死,管腔内可见由红细胞、白细胞、蛋白及其凝集形成的各种圆柱状管型。③肾间质充血、水肿,并有少量炎细胞浸润(图16-6)。

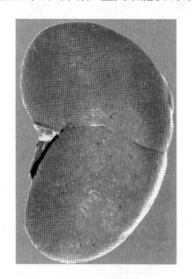

图16-5　急性弥漫性增生性肾小球
肾炎肉眼观察

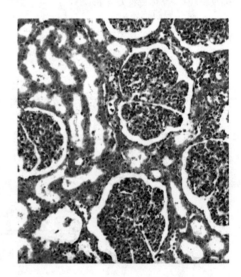

图16-6　急性弥漫性增生性肾小球
肾炎镜下观察

2. 病理临床联系　临床上常表现为急性肾炎综合征,即尿的变化、水肿和高血压。

(1)尿的变化:①血尿、蛋白尿、管型尿:由于肾小球毛细血管受损,通透性增高而引起尿的改变。血尿通常为主要表现,并反映毛细血管受损的程度,轻者为镜下血尿,重者为肉眼血尿,可见尿为鲜红色或棕红色。多数病人尿中有少量蛋白质,一般不严重。尿中还可见到各种管型。②少尿或无尿：肾小球毛细血管管腔由于受压而狭窄或闭塞，导致肾小球滤过率下降，但因肾小管重吸收功能无明显障碍而引起少尿，造成钠、水潴留。严重者可因无尿而致氮质血症。

（2）水肿：因肾小球滤过率降低、钠、水潴留，或因变态反应引起毛细血管通透性增高，出现轻到中度水肿，常首先出现于眼睑等组织疏松部位，重者可累及全身。

（3）高血压：因钠、水潴留，血容量增加，常出现轻或中度高血压，血浆肾素水平一般不增高。少数严重者可引起心力衰竭或高血压脑病。

3. 结局　大多数儿童患者预后良好，95％以上的患儿发病4～6周后症状减轻和消失，病变逐渐消退。1％～2％的患儿因病变反复发作，缓慢进展而转为慢性肾炎。不到1％的患儿症状无改善，转化为新月体性肾炎。成人患者预后较差，15％～50％的患者易转为慢性肾炎。

（二）弥漫性新月体性肾小球肾炎

弥漫性新月体性肾小球肾炎又称快速进行性肾小球肾炎，较少见，多发生于青壮年。起病急、进展快、病情重、预后差。可由蛋白尿、血尿等改变迅速发展为严重的少尿和无尿，肾功能进行性障碍，如治疗不及时，常在数周至数月内因肾衰竭而死亡。

本型肾炎多数为原发性，原因不明，少数可由其他肾小球疾病转变而来。根据免疫学检查结果可分为三个类型：Ⅰ型为抗肾小球基底膜性疾病（约占原发性的25％），Ⅱ型为免疫复合物性疾病（约占原发性的25％），Ⅲ型为免疫反应不明显型（约占原发性的5％）。

1. 病理变化　肉眼观察：双侧肾脏弥漫性肿大，颜色苍白，切面可见肾皮质增厚，纹理模糊，皮髓质分界尚清，皮质表面常有点状出血（图16-7）。

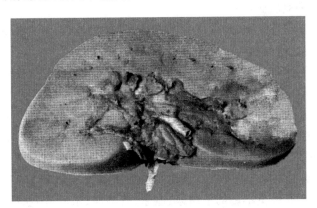

图16-7　弥漫性新月体性肾小球
肾炎肉眼观察

镜下观察：①肾小球：特征性病变为大部分（通常50％以上）肾小球内有新月体形成，早期为细胞性新月体，之后形成纤维细胞性新月体，最终为纤维性新月体。新月体早期主要由增生的肾球囊壁层上皮细胞和渗出的单核细胞构成，还可有中性粒细胞和淋巴细胞，增生的细胞在球囊壁层呈环形或新月状分布，细胞间有较多的纤维素。随着病变的进一步发展，新月体内纤维成分增多，压迫毛细血管丛，使肾小球缺血，肾小球球囊狭窄或闭塞。最终导致整个肾小球萎缩、纤维化和玻璃样变，使肾小球功能丧失。②肾小管：上皮细胞变性、坏死。肾小球纤维化后,所属肾小管上皮细胞发生萎缩、消失。③肾间质:水肿、炎细胞浸润,晚期纤维组织增生(图16-8)。

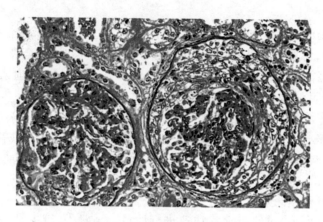

图16-8 弥漫性新月体性肾小球
肾炎镜下观察

2. 病理临床联系　临床表现为快速进行性肾炎综合征,即在出现血尿和蛋白尿等改变后,迅速发生少尿、无尿和氮质血症,从而引起急性肾衰竭。

(1)血尿、蛋白尿:由于肾小球毛细血管坏死,基底膜缺损及肾小球囊内出血,血尿通常比较明显,而蛋白尿相对较轻。

(2)少尿、无尿、氮质血症:由于大部分肾小球内形成新月体,使肾球囊发生阻塞,导致迅速出现少尿、无尿和氮质血症。

(3)高血压:随着病变进展,大量肾小球纤维化及玻璃样变,肾小球缺血,在肾素血管紧张素的作用下出现持续性高血压。

3. 结局　发展迅速,预后较差。预后与新月体形成的数量和病变程度有关,肾小球出现80%以上的新月体者预后不佳,小于80%者预后稍好。

(三)慢性硬化性肾小球肾炎

慢性硬化性肾小球肾炎是各种不同类型肾炎发展的最后阶段,简称慢性肾炎。也有一部分慢性肾炎起病隐匿,无肾炎史,发现时已呈慢性改变。由于损伤严重,大量肾小球发生纤维化、硬化、玻璃样变的特征性病变,而起始的病变类型通常难以辨认。主要见于中青年,男多于女。临床上有轻重不一的蛋白尿、血尿、管型尿、水肿、高血压、贫血和肾衰竭等,预后差。

1. 病理变化　肉眼观察:两侧肾脏对称性缩小,表面呈弥漫性细颗粒状,颜色苍白,质地变硬,称为继发性颗粒性固缩肾(图16-9),以区别于高血压时的原发性颗粒性固缩肾。切面见肾皮质明显萎缩变薄,皮髓质分界不清,小动脉壁增厚变硬,断面呈哆开状。肾盂周围脂肪增多。

镜下观察:病变早期表现出原肾炎类型的病变,较复杂。病变后期:①大量肾小球萎缩、纤维化、玻璃样变,所属的肾小管萎缩、消失,并因间质的纤维化而使病变的肾小球相互靠拢、集中。②不同肾单位的病变程度不一致,残存的肾单位呈代偿性改变,肾小球体积增大,肾小管代偿性扩张,管腔内可见各种管型。因纤维化硬化而收缩的肾单位和代偿扩张的肾单位相互交错,使肾脏表面呈细颗粒状。③肾间质纤维组织明显增生,有较多的淋巴细胞和少量的浆细胞浸润。细小动脉出现明显的硬化(图 16-10)。

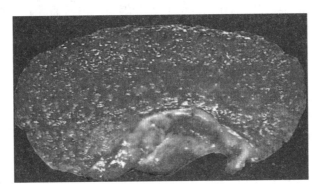

图 16-9　慢性硬化性肾小球肾炎肉眼观察

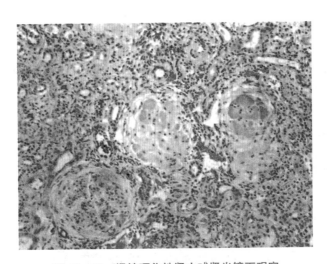

图 16-10　慢性硬化性肾小球肾炎镜下观察

2. 病理临床联系　慢性肾炎患者临床表现多样化,有的起病隐匿,早期轻微蛋白尿、镜下血尿;有的有明显肉眼血尿、蛋白尿、水肿、高血压或氮质血症。晚期主要表现为慢性肾炎综合征,出现多尿、夜尿、低比重尿、高血压、氮质血症和尿毒症。

(1)多尿、夜尿、低比重尿:由于大量肾单位结构破坏、功能丧失,血液在通过残存的肾单位时因代偿而速度加快,肾小球滤过率增加,但肾小管重吸收能力有限,尿浓缩功能降低,因而导致多尿、夜尿、低比重尿。

(2)高血压:大量肾小球纤维化使肾脏缺血严重,肾素分泌增加,引起高血压;血压升高又使肾细小动脉硬化,肾脏缺血进一步加重,导致血压持续性升高,并可引起左心室肥大。

(3)贫血:由于肾单位的大量破坏,促红细胞生成素分泌减少;以及体内代谢产物蓄积抑制骨髓造血功能而发生贫血。

(4)氮质血症:由于残存的肾单位逐渐减少,肾功能障碍不断加重,肾小球滤过率逐渐降低,各种代谢产物因不能及时排出而在体内蓄积,出现水、电解质和酸碱平衡紊乱,导致氮质血症和尿毒症。

3. 结局　慢性肾炎病情进展的速度有很大差异,病程长短不一,但预后均极差。患者晚期常因尿毒症、严重感染或高血压引起的心力衰竭和脑出血而死亡。有效的治疗方法是长期的血液透析或肾移植。

第二节　肾盂肾炎

肾盂肾炎是由细菌感染引起的,主要累及肾盂、肾间质和肾小管的化脓性炎症,是常见的肾脏疾病。按病程及特点可分为急性和慢性两种。可发生于任何年龄,多见于女性,发病率可达男性的9～10倍。临床症状有发热、腰部酸痛、血尿、脓尿等,并可出现尿频、尿急、尿痛等膀胱刺激症状,晚期可出现肾衰竭和高血压,甚至尿毒症。

一、病因及发病机制

(一)病因

肾盂肾炎主要由细菌感染引起,最常见的致病菌是寄生于肠道的大肠埃希菌,占60%～80%,其次为变形杆菌、产气杆菌、肠杆菌、葡萄球菌等,也可由其他细菌或真菌引起。急性肾盂肾炎常为单一细菌感染,而慢性则可为两种或以上细菌的混合感染。

(二)发病机制

肾盂肾炎的细菌感染常通过以下两种途径发生:

1. 上行性感染　是最常见的感染途径。下尿路发生尿道炎、膀胱炎等炎症时,细菌可沿着输尿管或其周围的淋巴结上行到一侧或两侧肾的肾盂、肾盏和肾间质,导致化脓性病变。致病菌以大肠埃希菌为主。

2. 血源性或下行性感染　为较少见的感染途径。细菌从身体某处感染灶侵入血液,随血流到达肾脏引起化脓性病变,多为双侧性。致病菌以金黄色葡萄球菌为主。

正常机体有一定的防御功能,比如正常时膀胱和膀胱内尿液是无菌的,且不断流动冲洗或排空;膀胱黏膜分泌的有机酸和分泌型IgA具有抗菌作用;膀胱黏膜内的白细胞也能吞噬杀灭细菌。因此肾盂肾炎的发生常有一定的诱因,容易发生于有尿路阻塞、衰弱或免疫抑制等状况的机体。

当尿路结石、前列腺增生、肿瘤、妊娠子宫等引起下尿路阻塞,尿道炎症及损伤后致瘢痕狭窄,或肾盂输尿管畸形、发育不全以及膀胱功能障碍等各种因素造成尿液排出受阻,膀胱不能完全排空,残存的尿液增加,由于尿液为良好的培养基而使入侵的细菌繁殖引起感染。先天性输尿管开口异常等因素引起的膀胱输尿管尿液反流也可引起肾盂肾炎。膀胱输尿管反流可导致排尿后残存的尿液增加,有利于细菌繁殖,而且含菌的尿液可反流进入肾盂、肾盏,甚至肾实质,形成肾内反流。此外,膀胱镜检查、导尿、其他尿道手术及器械操作时如将细菌带入或损伤膀胱和尿道黏膜,也易引起肾盂肾炎,尤其是留置导尿时感染的危险性更大。

女性尿路感染较男性多见,原因可能是由于女性尿道短,缺乏前列腺液中的抗菌物质,激素的变化等均有利于细菌对黏膜的黏附及黏膜容易损伤等,使女性经上行性感染发生肾盂肾炎的机会明显多于男性。

二、类型

(一)急性肾盂肾炎

急性肾盂肾炎是由细菌上行感染引起的肾盂、肾盏及肾间质的急性化脓性炎症,为泌尿系统常见的感染性疾病,常与膀胱炎、前列腺炎、尿道炎等有密切关系。

1. 病理变化 肉眼观察:病变可为单侧性,也可为双侧性。肾脏体积增大、充血、质软,表面可见散在大小不等稍隆起的黄白色脓肿(图16-11),周围有紫红色充血带。切面可见肾盂黏膜充血水肿,黏膜表面有脓性渗出物,肾髓质内有黄色条纹,向皮质延伸,条纹融合处有脓肿灶形成,病变严重时破坏肾组织。

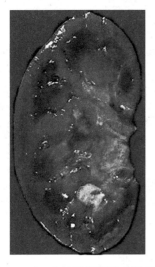
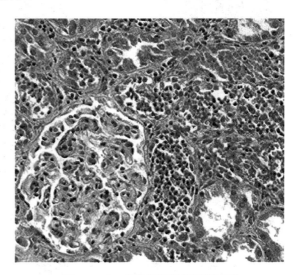

图16-11 急性肾盂肾炎肉眼观察　　　　图16-12 急性肾盂肾炎镜下观察

镜下观察:肾组织化脓性炎性改变或脓肿形成,病变的分布因感染途径不同而异。①上行性感染引起的病变首先累及肾盂,使黏膜充血水肿,并有大量中性粒细胞浸润,炎症沿肾小管及周围组织播散,导致肾间质化脓性病变(图16-12),脓肿累及肾小管时管腔内充满脓细胞和细菌菌落,可形成白细胞管型。病变较少累及肾小球。②血源性感染引起的病变常先累及肾皮质的肾小球及其周围的间质,以后病灶逐渐扩大,破坏邻近组织,并蔓延到肾盂。

2. 临床病理联系 急性肾盂肾炎起病急,出现发热、寒战、白细胞增多、头痛、乏力、食欲减退等全身症状。也可出现腰部酸痛、肾区叩击痛,脓尿、菌尿、蛋白尿、管型尿、血尿等泌尿道的症状。化脓性病变刺激膀胱三角区时,可出现尿频、尿急、尿痛等膀胱刺激症。由于肾盂肾炎的病变呈灶状分布,且较少累及肾小球,因此一般无高血压、氮质血症和肾功能障碍。

3. 结局 急性肾盂肾炎经及时彻底的治疗,大多数可在短期内治愈,如不出现并发症,一般预后较好。治疗不彻底或尿路阻塞未缓解,可反复发作转为慢性,严重尿路阻塞、伴有糖尿病或肾脏受损严重且扩展时,可出现急性坏死性乳头炎(肾乳头坏死)、肾盂积脓、肾周围脓肿等合并症。

(二)慢性肾盂肾炎

慢性肾盂肾炎可因急性肾盂肾炎治疗不彻底转变而来,也可因尿路梗阻、膀胱输尿管反流,病变反复发作而转为慢性。

1. 病理变化　肉眼观察:肾脏体积缩小,质地变硬,表面高低不平,一侧或双侧肾脏出现不规则凹陷性瘢痕(图16-13),由于病变分布不均,两侧肾脏大小不等且不对称。切面见皮髓质界限不清,肾乳头萎缩,肾盂黏膜粗糙,肾盂、肾盏因瘢痕收缩而变形。瘢痕多少不等,多见于肾的上下极,与这些部位易发生肾内反流有关。

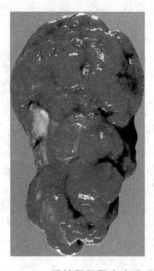

图16-13　慢性肾盂肾炎肉眼观察

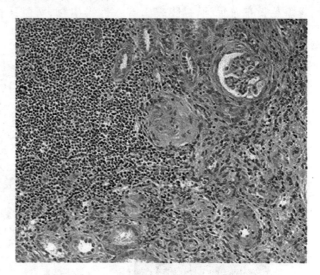

图16-14　慢性肾盂肾炎镜下观察

镜下观察:慢性肾盂肾炎的病理特征是肾间质炎症,肾组织形成瘢痕,并伴明显肾盂和肾盏的纤维化和变形。肾内病变不规则分布于相对正常的肾组织之间,多数肾小管和肾小球萎缩、坏死、纤维化,有的肾小管代偿性扩张,管腔内有均质红染的胶样管型,上皮细胞扁平状,形态与甲状腺滤泡相似,称为甲状腺样变。早期肾小球无明显改变,肾球囊周围发生纤维化,后期肾小球纤维化和玻璃样变,其他肾小球代偿性肥大。肾盂黏膜增厚,上皮细胞发生坏死脱落、增生、鳞状上皮化生等。肾间质有较多淋巴细胞、浆细胞及单核细胞浸润,纤维组织增生,小血管内膜增厚,管腔狭窄(图16-14)。有时慢性肾盂肾炎可出现急性发作,伴大量中性粒细胞浸润,并形成小脓肿。

2. 临床病理联系　慢性肾盂肾炎可逐渐发病或表现为反复发作的急性肾盂肾炎的症状,出现腰痛、发热、脓尿、菌尿等。由于肾小管受累,病变出现早且重,因此肾小管功能障碍出现早而明显。肾小管浓缩功能下降,导致多尿、夜尿明显,蛋白尿较轻。电解质丧失过多,可出现低钠、低钾及代谢性酸中毒。之后因肾组织纤维化及小血管硬化,肾组织缺血使肾素分泌增加而引起高血压。晚期肾组织大量破坏,出现氮质血症和尿毒症。

3. 结局　慢性肾盂肾炎病程长,常反复发作。如及时治疗和消除诱因,可控制病变发展,不致引起严重后果。如病变累及双肾且严重而广泛,患者可出现高血压、氮质血症和尿毒症,则预后不良。

第三节　泌尿系统常见肿瘤

一、肾细胞癌

肾细胞癌,简称肾癌,因起源于肾小管上皮细胞,又称肾腺癌,是最常见的肾脏恶性肿瘤,占肾脏恶性肿瘤的90％。好发于60～70岁的老年人,男女发病之比为(2～3)：1。始发症状多为无症状性的血尿,逐渐出现腰痛、触及肿块。

(一)病因

化学性致癌物是常见的病因,此外,烟草也是引起肾癌的重要危险因素,据统计,吸烟者肾癌的发病率是非吸烟者的2倍。其他危险因素还有肥胖(尤其是女性)、高血压、接触石棉、石油产物及重金属等。慢性肾衰竭和结核病病人的发病率也较高。绝大多数肾癌为散发性,约4％的患者为家族性发病,且病人常较年轻,这表明在肾癌的发生中遗传因素和基因改变也起一定的作用。

(二)病理变化

1. **肉眼观察**　肿瘤多为单发,球形,可发生于肾的任何部位,但以上、下两极,尤以上极多见,常导致肾脏变形。肿瘤边缘常形成假包膜,与周围组织分界清楚。切面可见肿瘤灰黄或灰白色,多为实性,少数为囊性,常有灶状出血、坏死、软化、钙化等改变,并常表现出红、黄、灰、白等多种颜色的相互交错(图16-15)。

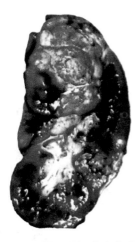

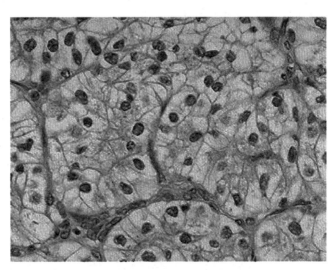

图16-15　肾透明细胞癌肉眼观察　　　　图16-16　肾透明细胞癌镜下观察

2. **镜下观察**　肾癌的组织学分类为:

(1)透明细胞癌:是最常见的类型,占肾癌的70％～80％。肿瘤细胞圆形或多角形,胞质丰富、透明或颗粒状,核小而圆,位于细胞中央或边缘。肿瘤细胞排列成片状、梁状或管状,无乳头结构(图16-16)。大多数瘤细胞分化好,有的具有明显异型性,出现畸形核和瘤巨细胞。

(2)乳头状癌:占肾癌的 10%～15%。肿瘤细胞立方形或矮柱状,瘤细胞特征性地排列成乳头状结构。间质常有明显中性粒细胞、泡沫状组织细胞浸润。

(3)嫌色细胞癌:占肾癌的 5%。肿瘤细胞有明显的胞膜,胞质淡嗜碱性染色,核周常有空晕,瘤细胞排列为实性片状或腺泡状。血管周围常有大细胞围绕。

3. 临床病理联系　肾癌早期症状多不明显,多在肿瘤体积很大时才被发现。具有诊断意义的三个典型症状是腰部疼痛、肾区包块、血尿,但也仅见于部分病例。其中最具意义的症状是血尿,常为间歇性,并可能是镜下血尿。全身症状有发热、乏力、体重减轻等。由于肿瘤产生的异位激素和激素样物质的作用,病人可出现多种副肿瘤综合征,如红细胞增多症、高钙血症、Cushing 综合征、高血压等。

4. 结局　肾癌具有广泛转移的特点,常在无局部症状和体征之前就已发生了转移,大多转移至肺和骨,也可转移至局部淋巴结、肝、肾上腺、脑等。肾癌的预后较差,平均 5 年生存率约为 45%,如无转移可达 70%,如肿瘤侵及肾静脉或肾周组织,则五年生存率仅为5%～20%。治疗的关键是早期诊断并及时进行手术切除。

二、膀胱癌

膀胱癌是泌尿系统最常见的恶性肿瘤,多发生于 40～60 岁,男多于女。

(一)病因

膀胱癌的病因主要是化学性致癌物,如长期接触苯胺染料类物质较多的纺织、印染、橡胶、电缆、制革等行业的人员发病率较高。此外,长期吸烟、病毒感染、膀胱黏膜慢性炎症及结石的长期刺激也可诱发。

(二)病理变化

移行细胞癌占膀胱癌的 90%,是膀胱癌的主要组织学类型,其他类型如鳞状细胞癌、腺癌、未分化癌,均很少见。

1. 肉眼观察　膀胱癌好发于膀胱侧壁和膀胱三角区近输尿管开口处。肿瘤可单发或多发,大小不等,直径多为数毫米至数厘米。切面灰白色,有时可见坏死等改变。分化好的肿瘤多呈乳头状或息肉状,有蒂与膀胱黏膜相连;分化较差的肿瘤常呈扁平状突起,无蒂,基底宽,并可向深层肌组织及周围浸润,可伴出血、感染。

2. 镜下观察　根据肿瘤细胞的分化程度,可将移行细胞癌分为三级:

(1)移行细胞癌Ⅰ级:肿瘤具有典型的乳头状结构,但形状不规则,常彼此粘连,乳头的中轴为纤维结缔组织。细胞有一定的异型性,但分化较好,核分裂象少见。细胞层次增多,常达 5 层以上,但极性无明显紊乱(图 16-17)。

(2)移行细胞癌Ⅱ级:肿瘤除具有乳头状结构外,还可出现多少不等的实性癌巢,并可侵及邻近的上皮下固有膜,甚至肌层。细胞异型性较明显,大小形态不一,核深,核分裂象多见,可见瘤巨细胞。细胞层次明显增多,且极性消失(图 16-18)。

(3)移行细胞癌Ⅲ级:肿瘤细胞分化差,异型性明显,移行上皮结构特征完全消失。核分裂象多见,有较多瘤巨细胞,可见病理性核分裂象。细胞大小不一,排列分散,极性消失(图 16-19)。癌细胞浸润常达深层肌组织,并可侵及邻近的如前列腺、精囊或子宫、阴道等器官。

　　膀胱鳞状细胞癌较少见,占膀胱癌的 6%~7%,常在移行上皮的鳞状上皮化生基础上发生,病理表现与其他部位发生的鳞癌相同,可呈现不同的分化程度。膀胱腺癌很少见,占膀胱癌的 1%~2%,病理表现与其他部位发生的腺癌相似。

　　3. 临床病理联系　膀胱癌最常见和突出的症状是无痛性血尿,这是由于乳头状癌的乳头断裂、肿瘤表面坏死、溃疡形成或并发膀胱炎而引起的。如肿瘤侵犯膀胱壁,因刺激膀胱黏膜或并发感染,可出现尿频、尿急、尿痛等膀胱刺激症状。肿瘤如阻塞输尿管开口,可导致肾盂积水、肾盂肾炎、肾盂积脓等。膀胱癌主要经淋巴道转移至局部淋巴结,并可累及子宫旁、髂动脉旁和主动脉旁淋巴结。分化差者晚期可发生血道转移,转移至肝、肺、骨髓、肾和肾上腺等处。

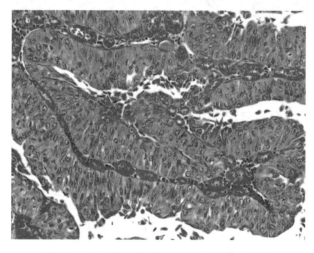

图 16‐17　膀胱移形细胞癌(Ⅰ级)镜下观察

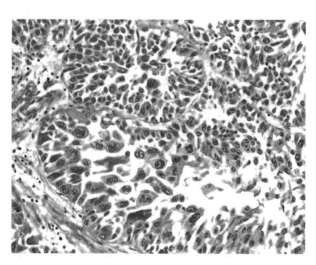

图 16‐18　膀胱移形细胞癌(Ⅱ级)镜下观察

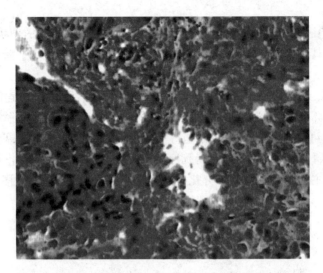

图 16 - 19　膀胱移形细胞癌(Ⅲ级)镜下观察

4. 结局　膀胱移行细胞癌不论分化程度如何,手术后均易复发,而且复发后肿瘤的分化可能较手术前的差。膀胱移行上皮乳头状瘤和分化较好的乳头状癌约有 50% 术后复发,而分化差的移行细胞癌的复发率可高达 80%～90%。患者的预后与肿瘤的组织学分级和肿瘤浸润深度密切相关,Ⅰ级虽可复发但患者的 10 年生存率高达 98%,而Ⅲ级时患者的 10 年生存率仅为 40%。

第四节　肾衰竭

肾脏是人体生命活动的重要器官,具有多种生理功能。①排泄功能:通过尿液排出体内的代谢产物、药物及毒物。②调节功能:调节体内水、电解质和酸碱的平衡,维持血压。③内分泌功能:通过产生肾素、促红细胞生成素、1,25 二羟维生素 D_3、前列腺素等维持机体内环境的稳定。

肾衰竭是指各种原因引起肾功能严重障碍时,由于代谢产物、毒物不能充分排出而在体内蓄积,出现水、电解质和酸碱平衡紊乱,以及肾脏内分泌功能障碍的病理过程。肾功能不全与肾衰竭没有本质上的区别,只是程度上的差别。肾功能不全包括肾功能障碍由轻到重的全过程,而肾衰竭则是肾功能不全的晚期阶段。肾衰竭可分为急性和慢性两类,二者发展到严重阶段都可出现尿毒症。

一、急性肾衰竭

(一) 概念

急性肾衰竭是指各种原因在短时间内引起肾脏泌尿功能急剧降低,以致机体内环境严重紊乱,从而导致水、电解质、酸碱平衡紊乱以及代谢产物在体内蓄积的病理过程。临床表现主要有少尿或无尿、水中毒、氮质血症、高钾血症和代谢性酸中毒等。

（二）原因及分类

1. 肾前性急性肾衰竭　常见于大失血、休克、感染、严重脱水、烧伤等,因肾脏血液灌流量严重不足,肾小球滤过率明显降低,而导致急性肾衰竭。此时因肾脏仅有缺血而未发生器质性病变,为功能性肾衰竭,如果及时治疗,改善肾脏的血液灌流量,肾脏的泌尿功能可以恢复。但是如果肾脏的缺血为持续性,则可能形成器质性肾衰竭。

2. 肾性急性肾衰竭　常见于肾缺血及肾毒物引起的急性肾小管坏死、急性肾小球肾炎、红斑狼疮性肾炎、恶性高血压、急性肾盂肾炎等肾脏本身的器质性病变。

3. 肾后性急性肾衰竭　常见于双侧尿路结石、前列腺增生、盆腔肿瘤等引起的尿路梗阻。早期无肾实质的损伤,因尿路梗阻导致肾小囊内压升高,引起肾小球滤过率降低而出现肾衰竭。如果及时解除梗阻,肾功能有可能恢复。

（三）发生机制

各种原因所致急性肾衰竭的机制不尽相同,但中心环节都是肾小球滤过率下降,临床表现即为少尿或无尿等。现以最常见的肾缺血或肾毒物引起的急性肾衰竭的发生机制为例,如图 16-20。

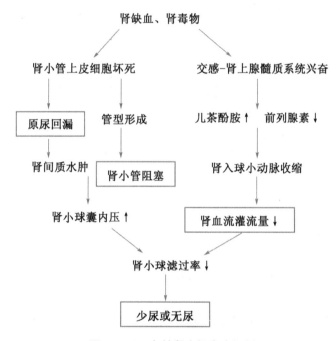

图 16-20　急性肾衰竭发生机制

（四）临床病理联系

根据发病后尿量的变化,可分为少尿型和非少尿型两种。

1. 少尿型急性肾衰竭　多见,根据发展过程分为少尿期、多尿期和恢复期三个阶段。

（1）少尿期:是最危重的阶段,平均持续 7～12 天,持续的时间越长,预后越差。如及时抢救则可能趋于好转而进入多尿期。

1）尿的变化:多数出现少尿(尿量<400 ml/24 h)或无尿(尿量<100 ml/24 h);因肾小

管上皮细胞重吸收功能障碍而尿相对密度低（1.010～1.012）；因肾小管重吸收钠障碍而导致尿钠高（＞40 mmol/L）；由于肾小球和肾小管的损伤，尿中可出现血尿、蛋白尿、管型尿等。

2）水中毒：由于肾排尿减少、分解代谢增强致内生水生成增加、摄入过多液体等，导致水潴留、细胞内外低渗，严重可出现急性肺水肿、脑水肿和心衰等。

3）高钾血症：由于尿量减少致排钾减少，组织损伤、分解代谢增强、酸中毒等致细胞内钾离子外逸而引起高钾血症，是少尿期最危险的并发症，也是死亡的主要原因。

4）氮质血症：由于肾排泄功能障碍、体内蛋白质分解增强致血中非蛋白氮含量高于正常。

5）代谢性酸中毒：由于肾小球滤过功能降低致酸性代谢产物排泄障碍，肾小管产氨和泌氢功能降低使 HCO_3^- 重吸收减少，分解代谢增强致产酸增多，引起代谢性酸中毒。

（2）多尿期：当尿量增加至 400 ml/24 h 以上时，即标志进入多尿期，肾功能开始恢复，每日尿量可增加至 3 000 ml，持续 1～2 周后进入恢复期。尿量增加的机制可能为：①肾血流量和肾小球滤过功能逐渐恢复；②肾小管上皮细胞重吸收功能低下；③肾间质水肿消退、管型冲走、阻塞消失；④少尿期潴留的代谢产物产生渗透性利尿作用。早期仍有氮质血症、高钾血症和代谢性酸中毒，后期才逐渐正常，尿量明显增多时可引起脱水、低钾血症和低钠血症，严重时血压下降、休克。

（3）恢复期：尿量开始减少并逐渐恢复正常，内环境紊乱得到纠正，但肾小管的浓缩功能恢复较慢，需数月甚至更长时间才能恢复，少数恢复不完全可转变为慢性肾衰竭。

2. 非少尿型急性肾衰竭 临床表现轻，病程短，预后好。肾脏的损害较轻，肾小球的滤过功能和肾小管的重吸收功能都降低，表现为：尿量减少不明显，常为 400～1 000 ml/24 h（一般＞800 ml/24 h）；尿比重低而固定，尿钠含量低；氮质血症。

二、慢性肾衰竭

（一）概念

慢性肾衰竭是指各种慢性肾脏疾病晚期，随着病情恶化，肾单位进行性破坏，残存有功能的肾单位因逐渐减少而不能充分排出代谢废物，从而导致泌尿功能下降和内环境紊乱的病理过程。病变呈渐进性发展，常因尿毒症而导致死亡。

（二）原因和发生机制

1. 原因 凡是能引起肾实质进行性破坏的疾病，均可引起慢性肾衰竭。最常见的原因是慢性肾小球肾炎（占 50％～60％），其他如高血压病、糖尿病、肾小动脉硬化症、慢性肾盂肾炎、全身性红斑狼疮、肾结核、多囊肾、尿路结石、前列腺增生等。

2. 发生机制 慢性肾衰竭的发生机制尚不完全清楚，可能与健存肾单位日益减少、矫枉失衡等学说有关。

（1）健存肾单位学说：慢性肾脏疾病时，由于肾实质进行性受损，一部分肾单位不断破坏而丧失功能，其他未受损的残存或健存肾单位发生代偿，肾小球滤过和肾小管重吸收功能代偿性增强，在一段时间内可维持内环境的基本稳定。但是随着病变的发展，由于肾单位不断受损，健存肾单位逐渐减少，不能充分排出代谢废物，从而导致机体出现内环境紊乱。

(2)矫枉失衡学说:肾功能障碍时,机体通过分泌某些体液因子来抑制健存肾单位对某些溶质的重吸收,对促进这些溶质的排出起到了"矫正"的作用。但是随着肾脏损害的加重,矫正功能逐渐降低,而血中溶质和体液因子的增多可对机体产生不良影响,导致内环境进一步紊乱。

(三)病理临床联系

1. 尿的变化　患者早期常出现多尿、夜尿,晚期出现少尿或无尿、等渗尿等。

(1)多尿:尿量>2 000ml/24 h,由于流经健存肾单位的血流量增多致肾小球滤过率增加,尿中较多溶质引起的渗透性利尿,肾脏浓缩功能下降而引起。

(2)夜尿:正常夜间尿量占总尿量的1/3,如果夜间排尿增多,尿量接近甚至超过白天的尿量为夜尿。机制不清。

(3)尿相对密度的变化:早期由于肾小管浓缩功能降低,出现低渗尿,尿相对密度固定在1.008~1.012,终尿渗透压接近血浆渗透压为等渗尿。

2. 水、电解质和酸碱平衡紊乱

(1)水肿或脱水:由于肾对水的调节能力障碍,当水摄入过多时引起水肿,甚至水中毒;当严格限制水摄入而又不能减少水的排泄时则发生脱水。

(2)低钠或高钠血症:由于肾对钠的调节能力障碍,当钠摄入过多时引起高钠血症;当过多限制钠的摄入而肾脏持续丢钠时易引起低钠血症。

(3)低钾或高钾血症:早期由于多尿、长期使用排钾利尿剂、饮食减少或呕吐、腹泻等,使钾摄入不足和丢失过多而导致低钾血症;晚期因尿量减少、代谢性酸中毒、感染、长期使用保钾利尿剂等导致高钾血症。

(4)高磷血症:早期不明显,晚期由于肾单位明显减少,使肾脏排磷减少而导致血磷增高。

(5)低钙血症:由于血磷和血钙的乘积是个常数,血磷升高则血钙降低;因肠道内磷酸根增多和食物中钙结合形成不溶解的磷酸钙而使血钙降低;以及因肾实质破坏,使1,25二羟维生素 D_3 生成减少,肠对钙的吸收减少,而导致血钙降低。

(6)代谢性酸中毒:晚期由于肾小球滤过率降低,体内固定酸排出减少;肾脏排酸保碱功能障碍,肾小管产氨、排氢减少,对碳酸氢盐重吸收障碍,而导致代谢性酸中毒。

3. 氮质血症　早期不明显,晚期由于肾小球滤过率下降,含氮的终末产物排出减少,导致血中尿素、肌酐、尿酸等非蛋白氮含量升高(>28.6 mmol/L),高蛋白饮食或感染后可加重。

4. 肾性高血压　是指因肾实质病变引起的高血压,主要由于肾素血管紧张素醛固酮系统活性增高、钠水潴留和肾脏降压物质生成(前列腺素等)减少而引起血压升高。

5. 肾性骨营养不良　由于钙磷代谢障碍、继发性甲状旁腺功能(溶骨作用)亢进,维生素 D_3 活化(促进肠钙吸收和骨钙沉积)障碍及代谢性酸中毒(溶骨作用)等而引起成人的骨质软化、纤维性骨炎、骨质疏松和儿童的肾性佝偻病等。

6. 肾性贫血　贫血的程度与肾功能损害的程度一致。因肾单位的大量破坏而使促红细胞生成素生成减少,体内的毒性物质抑制骨髓的造血功能并引起溶血、出血,使红细胞减少而导致贫血。

7. 出血倾向　由于体内蓄积的毒性物质抑制血小板的功能,导致出现皮下出血、鼻出血、胃肠道出血等。

三、尿毒症

（一）概念

尿毒症是指急、慢性肾衰竭发展到晚期严重阶段,由于体内代谢产物和内源性毒物蓄积,引起水、电解质、酸碱平衡紊乱和肾脏内分泌功能失调,从而产生的一系列自身中毒症状。

（二）发生机制

尿毒症患者血浆中有 200 多种代谢产物或毒性物质,其中 100 多种可引起尿毒症症状。引起尿毒症的毒性物质主要有:尿素、胍类、胺类、甲状旁腺激素、肌酐等。

（三）病理临床联系

1. 神经系统　出现头痛、头晕、烦躁不安、理解力和记忆力减退,严重时嗜睡、昏迷;下肢疼痛、乏力,甚至麻痹。

2. 消化系统　消化系统症状是最早和最突出的症状,表现为食欲不振,消化不良、厌食、呕吐、腹泻等。

3. 心血管系统　早期出现心律失常、心肌损伤甚至心力衰竭,晚期出现纤维性心包炎。

4. 呼吸系统　出现呼吸加深加快、呼气有氨味、尿毒症肺炎、纤维素性胸膜炎、肺水肿等。

5. 免疫系统　出现免疫功能障碍,并以细胞免疫异常为主。

6. 皮肤变化　出现皮肤瘙痒、干燥、脱屑、尿素霜等。

知 识 拓 展

尿毒症的治疗方法

1. 血液透析（血透、人工肾、洗肾）　借助人工半透膜、溶质的浓度梯度及静水压,促使血液中的有害物质及代谢废物通过半透膜进入透析液中而排出体外,以达到净化血液,纠正水、电解质和酸碱平衡的目的。

2. 腹膜透析　以人体腹膜为半透膜,通过腹透管将透析液注入腹腔并保留一定的时间,透析液与血液通过腹膜进行物质交换,然后借助虹吸作用将交换过的透析液排出。通过不断更换腹腔透析液,以达到净化血液的作用。

3. 肾脏移植　是目前最理想的治疗方法。在 A、B、O 血型配型和 HLA 配型合适的基础上,利用健康人的异体肾脏进行移植,用来替代病人病变的肾脏,一般移植手术后数周新的肾脏可逐渐恢复功能。

复习与思考

一、选择题

1. 绝大多数能治愈的肾炎是　　　　　　　　　　　　　　　　　　　　（　　）
A. 膜性增生性神小球肾炎　　　　　　　　　B. 新月体肾小球肾炎
C. 弥漫性毛细血管内增生性肾小球肾炎　　　D. 膜性肾小球肾炎
E. 慢性肾盂肾炎

2. 早期弥漫性膜性肾小球肾炎大体呈　　　　　　　　　　　　　　　　（　　）
A. 大红肾　　　　　　　　B. 大白肾　　　　　　　　C. 蚤咬肾
D. 多囊肾　　　　　　　　E. 固缩肾

3. 下列哪项属于生理性蛋白尿　　　　　　　　　　　　　　　　　　　（　　）
A. 肾淤血引起的蛋白尿　　　　　　　　　　B. 肾动脉粥样硬化引起的蛋白尿
C. 体位性蛋白尿　　　　　　　　　　　　　D. 高热引起的蛋白尿
E. 血管内溶血引起的蛋白尿

4. 急性肾小球肾炎的常见病因为　　　　　　　　　　　　　　　　　　（　　）
A. 甲型肝炎病毒感染　　　B. 乙型肝炎病毒感染　　　C. 葡萄球菌感染
D. 溶血性链球菌 A 组 12 型　　　E. 乙族甲组溶血性链球菌感染

5. 急进型肾小球肾炎临床主要特征是　　　　　　　　　　　　　　　　（　　）
A. 较早出现少尿性急性肾衰竭为特征
B. 以急性起病,重症血尿为特征
C. 以进行性贫血为特征
D. 以高度水肿为特征
E. 以高血压脑病为特征

6. 肾病综合征不含哪些表现　　　　　　　　　　　　　　　　　　　　（　　）
A. 高脂血症　　　　　　　B. 高血压　　　　　　　　C. 大量蛋白尿
D. 低血浆白蛋白　　　　　E. 尿路感染

7. 尿蛋白在 3＋以上,应考虑以下哪种疾病　　　　　　　　　　　　　（　　）
A. 肾小球疾病　　　　　　B. 肾小管疾病　　　　　　C. 肾血管疾病
D. 肾间质疾病　　　　　　E. 尿路感染

8. 急性肾炎综合征是指哪类临床表现　　　　　　　　　　　　　　　　（　　）
A. 血尿、水肿、肾功能减退　　　　　　　　B. 血尿、蛋白尿、高血压、水肿
C. 水肿、少尿、高血压、管型尿　　　　　　D. 蛋白尿、低蛋白血症、水肿、高脂血症
E. 血尿、高尿酸血症、水肿、肾功能减退

9. 诊断急性肾盂肾炎最重要的依据是　　　　　　　　　　　　　　　　（　　）
A. 尿频、尿急、尿痛　　　B. 脓尿和菌尿　　　　　　C. 高热、寒战、腰痛
D. 肾区叩击痛和肋脊点压痛　　　E. 肉眼血尿

10. 尿中出现何种管型对诊断肾盂肾炎有帮助　　　　　　　　　　　　（　　）
A. 红细胞管型　　　　　　B. 上皮细胞管型　　　　　C. 白细胞管型
D. 颗粒管型　　　　　　　E. 透明管型

二、思考题

1. 简述急性肾小球肾炎的病理变化和临床表现。

2. 简述新月体性肾小球肾炎的病理变化和临床表现。

3. 简述慢性肾小球肾炎的病理临床联系。

4. 简述肾盂肾炎的病因和发病机制。

5. 比较急、慢性肾小球肾炎和急、慢性肾盂肾炎的异同。

三、病例分析

病例一　王某,女性,18 岁。感冒一周后出现颜面及双下肢水肿。查体:血压 160/100 mmHg,尿蛋白（2＋）,尿沉渣:红细胞（3＋）。

请思考:

1. 该患者最可能的诊断是什么?

2. 本病的基本病理变化有哪些?

病例二　李某,女性,30 岁。突然寒战、高热,腰痛伴尿频、尿急、尿痛三天就诊。查体:肾区有叩击痛,尿液检查尿蛋白（－）,镜检:白细胞满视野。

请思考:

1. 该患者首先考虑诊断什么?

2. 本病的基本病理变化有哪些?

（朱　勤）

女性生殖系统和乳腺疾病种类繁多,包括各种炎症、肿瘤、内分泌紊乱等引起的疾病。积极防治女性生殖系统和乳腺疾病,对提高人类健康水平具有重要意义。本章主要介绍子宫、卵巢及乳腺常见的一些疾病。

第一节　子宫疾病

一、慢性子宫颈炎

慢性子宫颈炎为生育期妇女最常见的妇科疾病,多见于经产妇。临床上主要表现为白带增多,伴有下腹坠胀、腰骶部酸痛等症状。

（一）病因和发病机制

病原体多为链球菌、肠球菌、大肠埃希菌及葡萄球菌,少数可为沙眼衣原体、淋球菌、结核杆菌、人类乳头状瘤病毒、寄生虫及放线菌等。常因分娩、流产或手术引起宫颈损伤以及阴道内酸性环境改变等诱发,造成病原体入侵引起炎症。

（二）类型和病理变化

镜下观察：子宫颈黏膜充血水肿,间质内有淋巴细胞、浆细胞和单核细胞等慢性炎细胞浸润(图 17 - 1)；可伴有子宫颈腺上皮的增生及鳞状上皮化生。

根据病变特点分为以下几种类型。

1. 子宫颈糜烂　分为真性糜烂和假性糜烂两种。慢性子宫颈炎时,子宫颈阴道部表面的部分鳞状上皮坏死、脱落留下的浅表缺损,称真性糜烂,较少见。临床上常见的子宫颈糜烂实际上

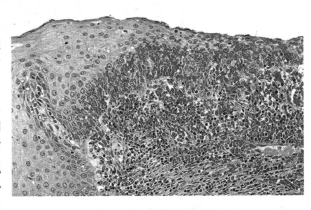

图 17 - 1　慢性子宫颈炎

是子宫颈损伤的鳞状上皮被子宫颈管黏膜柱状上皮增生下移取代。由于柱状上皮较鳞状上皮薄，上皮下的血管较易显露而呈红色，肉眼观察子宫颈外口周围黏膜呈大小不等、边界清楚的红色糜烂样区，故称为"假性糜烂"，其实际上不是真正的糜烂，而是成年女性的正常表现。随后，糜烂部位柱状上皮下的储备细胞增生并化生为鳞状上皮，取代原有的柱状上皮，称为糜烂愈合。

2. 子宫颈腺囊肿　又称纳博特囊肿，在子宫颈外口可见单个或多个大小不等灰白色半透明囊泡，囊内含无色透明黏液或黏液脓性渗出物。是因慢性子宫颈炎时，腺体开口被增生纤维组织压迫，或被化生的鳞状上皮、黏液阻塞，使腺体分泌物潴留，腺体逐渐扩张形成囊状。

3. 子宫颈息肉　子宫颈黏膜上皮、腺体及间质纤维组织呈局限性增生，形成向黏膜表面突起、带蒂的肿物，称为子宫颈息肉，常伴有充血、水肿及炎细胞浸润。息肉可单发或多发，鲜红色，质地柔软湿润，易出血，直径数毫米至数厘米。子宫颈息肉属良性病变，切除可治愈，极少恶变。

4. 子宫颈肥大　慢性子宫颈炎时，子宫颈腺体增生，间质充血、水肿，淋巴细胞等炎细胞浸润和纤维组织增生，使子宫颈体积增大、变硬。

慢性子宫颈炎的各种病变类型可单独出现，也可两种或两种以上类型同时出现，如子宫颈息肉合并腺体囊肿。慢性子宫颈炎若长期不愈，病变持续存在，化生的鳞状上皮可出现不典型增生，有癌变的潜在可能性。目前将子宫颈上皮不典型增生至原位癌这一连续病变过程统称为子宫颈上皮内瘤变(CIN)。CIN 可分为三级：①CIN1 级(轻度不典型增生)：异型细胞局限于上皮层的下 1/3；②CIN2 级(中度不典型增生)：异型细胞占上皮层的下 2/3，细胞核异型较 1 级明显；③CIN3 级(重度不典型增生及原位癌)：异型细胞超过上皮层的 2/3 为重度不典型增生；达全层者为原位癌(图 17 - 2)。CIN 级别越高越易发生癌变。

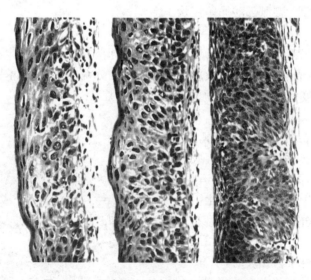

图 17 - 2　子宫颈上皮内瘤变(CIN)1,2,3 级

二、子宫内膜增生症

子宫内膜增生症是由于内源性或外源性雌激素水平增高,孕激素减少而引起的子宫内膜过度增生性疾病,又称子宫内膜增生过长。临床主要表现为功能性子宫出血,主要症状为不规则子宫出血。月经过多、经期延长等,多见于青春期或更年期妇女。

（一）病因和发病机制

子宫内膜增生症主要是由于卵巢滤泡不排卵所致。由于卵巢持续分泌雌激素,一方面引起子宫内膜增生,另一方面抑制垂体前叶卵泡雌激素的分泌,终致卵泡因失去卵泡雌激素的支持而发生退化,雌激素分泌因而急剧下降,增生的子宫内膜由于雌激素突然不足而发生坏死脱落,引起子宫出血。

此外,子宫内膜增生症也可见于产生雌激素的卵巢肿瘤存在或使用雌激素药物等情况下,过劳、精神紧张、环境和气候变化等可促进发病。

（二）病理变化

肉眼观察:一般可见子宫内膜普遍增厚,可达 0.5～1 cm,表面光滑,柔软,也可呈不规则形或息肉状。基于细胞形态和腺体结构增生和分化程度的不同,分型如下:

1. 单纯性增生　以往称为轻度增生或囊性增生,内膜腺体和间质增生,腺体数量增加,部分腺体扩张成小囊,形状不规则。衬覆腺体的上皮一般为单层或假复层,细胞呈柱状,无异型性,细胞形态和排列与增生期子宫内膜相似(图 17-3)。约 1% 的单纯性子宫内膜增生可进展为子宫内膜腺癌。

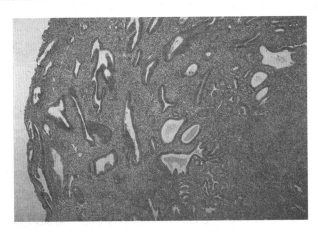

图 17-3　子宫内膜单纯性增生

2. 复杂性增生　以往称腺瘤型增生,腺体明显增生,相互拥挤,腺体之间的间质明显减少而出现背靠背现象。腺体结构复杂且不规则,由于腺上皮细胞增生,可向腺腔内呈乳头状或向间质内出芽样生长,无细胞异型性。约 3% 可发展为腺癌。

3. 非典型增生　在复杂性增生的基础上,伴有上皮细胞异型性,细胞极性紊乱,体积增大,核浆比例增加,核染色质浓聚,核仁明显,常见核分裂象(图 17-4)。子宫内膜非典型增生有时很难与高分化腺癌鉴别,主要鉴别点是前者不见间质浸润。有人认为它是子宫内膜腺癌的癌前变化。约 1/3 的患者可发展为腺癌。

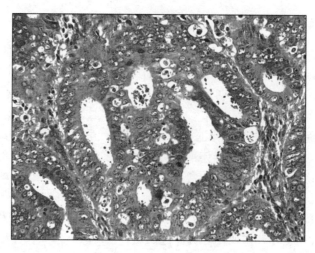

图 17 - 4　子宫内膜非典型增生

三、子宫内膜异位症

子宫内膜异位症是指子宫内膜腺体和间质出现于正常子宫内膜以外的部位。若子宫内膜异位于子宫肌层称为子宫腺肌病,异位于子宫外器官称为子宫外子宫内膜异位症。

本病病因未明,组织发生主要有两种学说:一为种植及移植学说,认为在月经期子宫内膜反流至输卵管,进入盆腔,使子宫内膜碎片种植在盆腔及腹膜表面;或经淋巴道、血道带到淋巴结和远隔部位;或在子宫切开或切除手术时人为地将子宫内膜移植到腹壁切口所致。另一种是体腔上皮化生学说,认为异位的子宫内膜组织是由于器官本身局部的体腔上皮化生而来。

（一）子宫腺肌病

子宫腺肌病是指子宫肌壁内出现子宫内膜腺体及间质,在异位的腺体及间质周围有增生肥大的平滑肌纤维。多发生于育龄期妇女。

主要临床表现为子宫增大,痛经及月经过多。肉眼观察:分弥漫型及局灶型两种。弥漫型表现为子宫均匀增大;局灶型者子宫呈不规则增大,多见于子宫后壁,呈球形增大又称腺肌瘤。异位的子宫内膜也具有周期性变化,因而切面可见在增厚的子宫壁中散在大小不等的小腔,有些小腔含血性浆液或巧克力样液体,周围可见平滑肌纤维呈漩涡状排列。镜下观察:异位的子宫内膜呈岛状或弥漫分布于肌层内(至少距子宫内膜基底层 2～3 mm 以上)腺体往往呈增生期改变,其周围有肥大的平滑肌纤维(图 17 - 5)。

（二）子宫外子宫内膜异位症

子宫外子宫内膜异位症是指子宫内膜异位于子宫以外的组织及器官,如卵巢、子宫直肠窝、输卵管、子宫韧带、直肠、膀胱、阴道、腹部手术瘢痕、盆腔淋巴结等。主要症状为痛经。最多见的子宫外子宫内膜异位症为卵巢子宫内膜异位症,常见于卵巢表面,且多为双侧性。因引起局部纤维组织增生而常形成结节状肿物。异位的子宫内膜在卵巢激素作用下,可发生周期性变化,随月经反复出血,在局部形成充满"血液"的囊性肿物,即所谓子宫内膜异位囊肿。囊内含棕红色黏稠的变性血性液体,似巧克力糊,又称巧克力囊肿。镜下观察:在其囊壁内往往可找到子宫内膜腺体及间质。若病程较长,可见增生的纤维组织和含铁血黄素沉积。

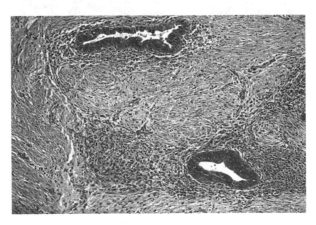

图 17－5　子宫腺肌病

四、子宫颈癌

子宫颈癌是女性生殖系统最常见的恶性肿瘤,发病年龄以 40～60 岁居多。近年来,由于子宫颈脱落细胞学检查的普及,使许多癌前病变和早期癌得到及时治疗,子宫颈癌的发病率和死亡率较过去有明显降低。

（一）病因

一般认为与下列因素有关:①早婚、早育、多产、宫颈撕裂和性生活紊乱等;②配偶的包皮垢和雌激素的刺激等;③病毒,近年来发现单纯疱疹病毒Ⅱ型(HSVⅡ)和人类乳头瘤病毒(HPV)感染与子宫颈癌的发病有关,其中 HPV16、HPV18 型为高危险亚型。

（二）病理变化

1. 肉眼观察　分为四型:

(1) 糜烂型:大体观察与子宫颈糜烂相似,黏膜潮红、粗糙或细颗粒状,质脆,触之易出血。多属于原位癌或早期浸润癌。

(2) 外生菜花型:此型最常见,癌组织主要向子宫颈表面生长,形成乳头状或菜花状,质脆易出血,表面可有坏死、溃疡和继发感染(图 17－6)。

(3) 内生浸润型:癌组织主要向子宫颈深部浸润生长。早期可使子宫颈前唇或后唇增厚变硬,以后子宫颈呈不均匀增大或呈结节状隆起。临床检查容易漏诊。

(4) 溃疡型:癌组织除向深部浸润外,表面还出现大块坏死脱落,形成火山口样溃疡。

2. 镜下观察　子宫颈癌组织学类型以鳞状细胞癌居多,约占 90%,其次为腺癌,其他类型少见。

(1) 子宫颈鳞状细胞癌:子宫颈鳞状细胞癌起源于子宫颈外口鳞状上皮与柱状上皮的交界处或其附近的黏膜上皮,多是通过该处鳞状上皮的不典型增生逐渐发生癌变,即上皮的不典型增生→原位癌→早期浸润癌→浸润癌。

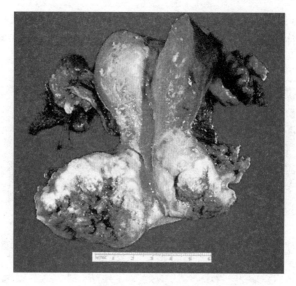

图 17-6　子宫颈癌

根据子宫颈鳞状细胞癌发展过程可分为以下几种：

1）原位癌：又称上皮内癌。上皮全层极性消失，细胞显著异型，核大，深染，染色质分布不均，有核分裂相。但病变仍限于上皮层内，未穿透基底膜，无间质浸润。癌细胞还可沿着宫颈腺腔开口进入移行带区的宫颈腺体，致使腺体原有的柱状细胞为癌细胞所替代，但腺体基底膜仍保持完整，这种情况称为原位癌累及腺体。原位癌与重度不典型增生没有明确的界限，现在统一归入宫颈上皮内瘤变(CIN)Ⅲ级。

2）早期浸润癌或微小浸润性鳞状细胞癌：癌细胞穿破基底膜向固有膜间质内浸润，浸润的深度不超过 5 mm，宽不超过 7 mm。早期浸润癌一般肉眼观察不到肿块，只有在显微镜下观察才能确诊。

3）浸润癌：当癌细胞穿透上皮基底膜，侵犯间质深度超过 5 mm，称为鳞状上皮浸润癌。在间质内可出现树枝状、条索状，弥漫状或团块状癌巢。按癌细胞分化程度可以分为高分化、中分化和低分化鳞状细胞癌(图 17-7)。

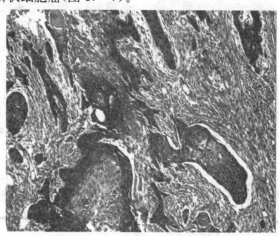

图 17-7　子宫颈中分化鳞状细胞癌

（2）子宫颈腺癌：少见，发病率仅占子宫颈癌的 5％ 左右，近年来发病率有上升趋势。组织学表现为一般腺癌形态结构。如果同时含有鳞状细胞癌成分称为腺鳞癌。子宫颈腺癌对放疗和化疗均不敏感，预后较差。

（三）扩散

1. 直接蔓延　癌组织向上浸润破坏整段子宫颈，但很少累及子宫体，向下蔓延到阴道壁，向两侧侵及子宫颈旁和盆壁组织，向前可侵及膀胱，向后可累及直肠。

2. 淋巴道转移　是子宫颈癌最常见、最重要的转移途径。首先转移至子宫旁淋巴结，然后达髂内、髂外、闭孔等淋巴结。

3. 血道转移　少见，多发生于晚期子宫颈癌患者，经血道转移至肺、肝、骨及脑等处。

知 识 拓 展

子宫颈癌疫苗

2008 年法国研制出 HPV 疫苗，进行预防子宫颈癌的临床试用观察，对未婚女性注射疫苗可能效果更佳。被认为是人类第一个用于"预防癌症的疫苗"。实际上并非针对肿瘤抗原的疫苗，而是抗病毒疫苗，通过预防 HPV 感染而起到预防子宫颈癌的作用。我国科学家也已于 2012 年成功研制出 HPV 疫苗，目前正在进行三期临床试验，即将用于人群子宫颈癌的预防。

第二节　滋养层细胞疾病

滋养层细胞疾病是胎盘绒毛滋养层细胞异常增生的一组疾病。根据滋养细胞增生程度、侵袭能力以及是否有绒毛结构等特点，将其分为葡萄胎、侵袭性葡萄胎、绒毛膜癌及胎盘部位滋养细胞肿瘤。

一、葡萄胎

葡萄胎又称水泡状胎块是胎盘绒毛的良性病变。形成累累成串、细蒂相连的水泡，状如葡萄而名。葡萄胎可发生于育龄期的任何年龄，以 20 岁以下和 40 岁以上的女性多见，这可能于卵巢功能不足或衰退有关。葡萄胎分为完全性葡萄胎和部分性葡萄胎两类，多数是完全性，而且转为恶性者较多。

（一）病因和发病机制

确切病因尚不清楚，近年来葡萄胎染色体研究表明，90％ 以上完全性葡萄胎为 46XX，可能在受精时，父方的单倍体精子 23X 在丢失了所有母方染色体的空卵中自我复制成纯合子 46XX，两组染色体均来自父方，缺乏母方功能性 DNA。10％ 为空卵在受精时与两个精子结合（23X 和 23Y），染色体核型为 46XY，提示完全性葡萄胎均为男性遗传起源，因而不见胚胎发育。部分性葡萄胎的核型常是三倍体，绝大多数为 69XXX 或 69XXY，极偶然的情况下为 92XXXY。由带有母方染色体的正常卵细胞(23X)与一个没有发生减数分裂的双倍体精子(46XY)或两个单倍体精子(23X 或 23Y)结合所致,能见到胚胎的部分发育。

(二)病理变化

葡萄胎分为完全性和部分性。绝大多数葡萄胎发生于子宫内,局限于子宫腔,致使子宫增大,不侵入肌层。个别可发生在异位妊娠的所在部位。多数为完全性葡萄胎,累及所有绒毛,形成透明或半透明的水泡,小的如米粒,大的直径可达 1.0 cm,内含清亮液体,有蒂相连成串,形似葡萄(图 17-8),无胎儿。部分性葡萄胎仅胎盘的一部分绒毛水肿,保留部分正常绒毛,两者分界明显,伴有死胎。

镜下,葡萄胎有 3 个特点:①绒毛间质血管消失,或见少量无功能的毛细血管内无红细胞;②绒毛因间质高度疏松水肿、黏液变性而增大;③滋养层细胞不同程度增生,增生的细胞包括合体滋养层细胞和细胞滋养层细胞,两者以不同比例混合存在,可有轻度异型。在这些特点中以滋养层细胞增生最为重要。完全性葡萄胎往往增生明显,部分性葡萄胎常为局限性轻度增生。

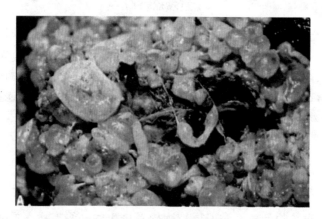

图 17-8　完全性葡萄胎

(三)临床病理联系

1. 停经史和阴道流血　停经 2~3 个月后,由于增生的滋养层细胞侵袭血管,患者出现反复阴道流血,并混有水泡状物,即以"崩下血泡"为特点。

2. 子宫增大　由于绒毛水肿及宫腔积血致子宫增大,常大于停经月份。当"崩下血泡"量大时,子宫也可小于停经月份。

3. 胚胎死亡　临床检查听不到胎心,扪不到胎体,患者不觉胎动,B 超检查可确诊。

4. 尿妊娠试验阳性　由于增生的滋养层细胞产生大量的人绒毛膜促性腺激素(HCG),患者血和尿中的 HCG 明显升高,是协助诊断和观察预后的重要指标之一。

(四)预后

葡萄胎一经确诊应立即予以刮宫彻底清除,80%~90%患者经彻底清宫即可痊愈,10%~15%可发展为侵蚀性葡萄胎,2%~3%可恶变为绒毛膜癌。临床上应注意葡萄胎患者刮宫后出血情况,并连续观察血、尿的 HCG 水平,如血、尿的 HCG 水平持续阳性或不断升高,表示有水泡胎块残留或恶变可能,应进一步检查并确定治疗方案。

二、侵蚀性葡萄胎

侵蚀性葡萄胎也称恶性葡萄胎,为界于葡萄胎和绒毛膜上皮癌之间的交界性肿瘤。其病变特征是水泡状绒毛侵入子宫肌层。其生物学行为介于葡萄胎与绒毛膜癌之间。

(一)发病因素

葡萄胎清宫 6 个月内发生。目前认为是完全性葡萄胎的水泡状绒毛直接浸润子宫肌层而引起,但也有一开始即为侵蚀性葡萄胎。

(二)病理变化

水泡状绒毛侵入子宫肌层,引起子宫肌层出血坏死,形成紫蓝色出血结节,也可穿透子宫壁侵袭累及阔韧带,或经血管栓塞至阴道、肺、脑等远方器官。绒毛不会在栓塞部位继续生长并可自然消退,和转移有明显区别。

镜下子宫肌层内见有完整的水泡状绒毛,滋养层细胞增生程度和异型性比良性葡萄胎显著。常见出血坏死,其中可查见水泡状绒毛或坏死的绒毛,有无绒毛结构是本病与绒毛膜上皮癌的主要区别。

(三)临床病理联系

主要表现为葡萄胎清宫后,血和尿 HCG 持续阳性。因水泡状绒毛侵入肌层,破坏组织,甚至侵破肌层大血管引起大出血,因而患者可出现持续或间断不规则流血。水泡状绒毛可经血道栓塞至肺等远处器官,患者可伴有咯血。有时阴道(逆行栓塞)可出现紫蓝色出血结节,破溃时可反复出血。

(四)预后

侵蚀性葡萄胎呈恶性经过,但对化疗敏感,预后较好。

三、绒毛膜癌

绒毛膜癌简称绒癌,是源自妊娠绒毛滋养层上皮的高度侵袭性恶性肿瘤。

(一)发病因素

绝大多数与妊娠有关,约 50% 继发于葡萄胎,25% 继发于自然流产,20% 继发于正常分娩后,5% 发生于早产和异位妊娠等。20 岁以下和 40 岁以上女性为高危人群,发病和年龄密切相关提示该肿瘤起源于非正常的受精卵,而不是来自绒毛膜上皮。

(二)病理变化

原发灶大都位于子宫体,癌结节呈单个或多个,位于子宫的不同部位,大者可突入子宫腔,常侵入深肌层,甚至穿透子宫壁达浆膜外。切面暗红或紫蓝色,质软而脆,伴出血、坏死。镜下,癌组织由分化不良的细胞滋养层和合体滋养层两种瘤细胞组成,细胞异型性明显,排列紊乱,核分裂象易见;肿瘤自身无间质血管,依靠侵犯子宫正常血管获取营养,故肿瘤和正常组织有明显出血坏死,有时癌细胞大多坏死,仅在边缘部查见少数残存的癌细胞。癌细胞不形成绒毛和水泡状结构,这一点和侵蚀性葡萄胎明显不同。另外,异位妊娠的部位也可发生绒毛膜癌。

(三)扩散

绒癌侵袭破坏血管能力很强,除在局部破坏蔓延外,极易经血道转移。最常转移至肺,其次为阴道、脑、肝、脾、肾、肠等。少数病例在原发灶切除后,转移灶可自行消退。

（四）临床病理联系

临床表现为葡萄胎、流产或妊娠分娩数月甚至数年后,阴道出现不规则流血、子宫增大、血和尿 HCG 持续升高。血道转移是绒癌的显著特点,出现在不同部位的转移灶可引起相应症状。如肺转移可有咯血、胸痛;脑转移可出现头痛、呕吐、偏瘫及昏迷;肾转移可出现血尿等症状。

（五）预后

绒癌是高度恶性肿瘤,但化疗效果好,治愈率100%。死亡者多因脑转移。少数病例在原发灶切除后,转移灶可自行消退。

第三节　卵巢肿瘤

卵巢肿瘤种类繁多,结构复杂,形态多样,依其组织发生可分为表面上皮间质肿瘤、生殖细胞肿瘤和性索间质肿瘤三大类,本节主要描述最常见的表面上皮间质来源的浆液性肿瘤和黏液性肿瘤,各型又可分为良性、交界性和恶性三种。

一、浆液性肿瘤

浆液性肿瘤是卵巢最常见的肿瘤,构成肿瘤的上皮成分类似于输卵管上皮。

1. 浆液性囊腺瘤　是浆液性肿瘤中最常见的一种,约占浆液性肿瘤的 60%,多发生于20～40 岁妇女,以单侧居多,也可双侧发生(约占 20%)。

肉眼观察:多为圆形或卵圆形囊肿,囊内充满稀薄、清亮的浆液,体积大小不一,小者直径仅数厘米,大者可达数十厘米,表面光滑,多为单房性,少数可为多房性。囊内壁光滑为单纯性浆液性囊腺瘤;部分伴有乳头状突起,称为浆液性乳头状囊腺瘤。镜下观察:囊壁和乳头间质均由含血管的纤维结缔组织构成,被覆上皮呈单层立方状或矮柱状无异型性。

2. 交界性浆液性囊腺瘤　约占浆液性肿瘤的 10%,其形态结构介于良、恶性浆液性囊腺瘤之间,属低度恶性潜能的肿瘤,预后比浸润癌好。

肉眼观察:与浆液性乳头状囊腺瘤相似,但乳头状突起往往比良性者丰富而广泛,常布满整个囊内表面,双侧发生率较高。镜下观察:主要表现为乳头上皮呈 2～3 层,乳头分支较稠密或有微乳头状突起,细胞有异型性但无破坏性间质浸润。新近的研究证明间质浸润灶不超过 10 mm^2 的交界性浆液性乳头状囊腺瘤和无间质浸润的交界性乳头状囊腺瘤的预后相似,称之为伴有微小浸润的交界性乳头状囊腺瘤。

3. 浆液性囊腺癌　约占浆液性肿瘤的 30%,为卵巢恶性肿瘤中最常见的类型,约半数为双侧性。患者以 40～60 岁妇女为最多。

肉眼观察:多为囊性,也可为囊实性或实性,部分或大部囊内或囊外有乳头状突起,囊内含混浊液体,乳头可密集排列呈实性菜花状,常侵犯包膜并有出血坏死。镜下观察:乳头分支多或呈实心团块,上皮细胞增生多呈 3 层以上,细胞有明显异型性,核分裂象常见,包膜和间质均有浸润,沙粒体较多见(图 17－9)。浆液性囊腺癌易种植腹膜,引起血性腹水,晚期易发生淋巴结及血道转移,预后较差。

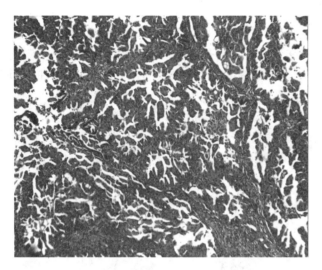

图 17 - 9 卵巢浆液性乳头状囊腺癌

二、黏液性肿瘤

比浆液性肿瘤少见,占所有卵巢肿瘤的 25％。肿瘤性上皮类似于宫颈黏膜或胃肠道黏膜上皮。

1. 黏液性囊腺瘤 多发生于 30～50 岁妇女,多数为单侧,很少为双侧。

肉眼观察:囊性肿块大小不一,一般直径 15～30 cm,甚至 50 cm 以上,小者直径仅 1 cm。圆或卵圆形,表面光滑,常为多房性,内含浓稠黏液(图 17 - 10)。囊内壁光滑,很少有乳头。镜下观察:上皮为单层高柱状黏液上皮,胞浆含清亮黏液,核位于基底部,细胞无异型。间质为纤维结缔组织。

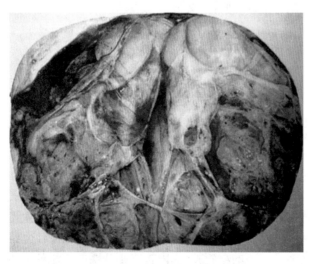

图 17 - 10 卵巢黏液性囊腺瘤

2. 交界性黏液性囊腺瘤 亦为低度恶性潜能的肿瘤,形态结构介于良、恶性黏液性囊腺瘤之间。

肉眼观察:与良性黏液性囊腺瘤无明显区别,但半数病例囊内壁可见乳头和包膜增厚,乳头或为简单分支,但多为生长活跃有复杂纤细分支的乳头。镜下观察:上皮高柱状,增生成 2～3 层,并失去极向,有轻或中度异型性,核分裂象可见。间质少,但无间质浸润(图 17 - 11)。

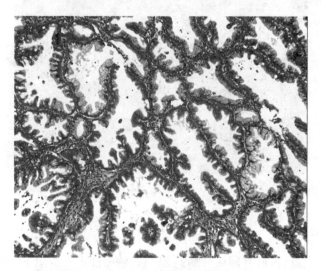

图 17 - 11 卵巢交界性黏液性囊腺瘤

3. 黏液性囊腺癌 大部分患者年龄在 40～60 岁。

肉眼观察:肿瘤体积常较大,囊性或囊实性,表面光滑,常与周围器官粘连。20% 为双侧性。多为多房性伴有实性区域,实性区为灰白色或质松脆的乳头状物,常伴出血坏死。囊内含有黏血性混浊液体。镜下观察:腺体密集,形状不规则,腺体上皮多超过 3 层,上皮细胞明显异型性,核仁明显,病理核分裂象易见。间质较少,可见包膜及间质浸润。黏液性囊腺癌的预后决定于临床分期,一般好于浆液性囊腺癌。

第四节 乳腺疾病

乳腺解剖结构和各部位主要病变如图 17 - 12 所示。

一、乳腺增生性病变

(一)乳腺纤维囊性变

乳腺纤维囊性变是最常见的乳腺疾患,多发生于 25～45 岁之间的女性,绝经前达发病高峰,绝经后一般不再进展,极少在青春期前发病。发病多于卵巢内分泌失调有关,孕激素减少而雌激素分泌过多时,对此病的发生起一定的作用。分为非增生型和增生型两种。

1. 非增生型纤维囊性变 肉眼观察:常为双侧多发性小结节,边界不清,切面灰白或灰黄色,可有大小不一、多少不等的小囊腔,囊内含有半透明的浑浊的液体。

镜下观察:囊肿被覆的上皮可为柱状或立方上皮,但多数为扁平上皮,上皮可缺如而仅见纤维性囊壁。腔内偶见钙化。如囊肿破裂,内容物外溢进入周围的间质,可致炎症性反应和间质纤维组织增生,纤维化的间质进一步发生玻璃样变。囊肿上皮常可见大汗腺化生,细胞体积较大,胞浆嗜酸性,细胞浆的顶部可见典型的顶浆分泌小突起,形态和大汗腺的上皮相似。

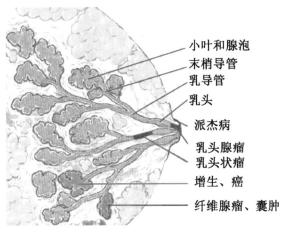

图 17 - 12　乳腺解剖结构和各部位主要病变

2. 增生性纤维囊性变　除了囊肿形成和间质纤维增生外,增生性纤维囊性变往往伴有末梢导管和腺泡上皮的增生。上皮增生可使层次增多,进而形成乳头突入囊内,并可互相融合成筛状结构(图 17 - 13)。囊肿伴有上皮增生,尤其是有上皮非典型增生时,有演化为乳腺癌的可能,应视为癌前病变。

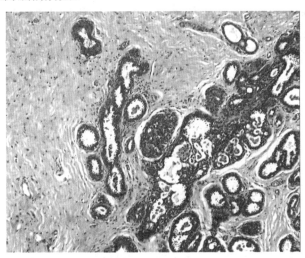

图 17 - 13　乳腺增生性纤维囊性变

依据上皮增生程度的轻重不同分为:①普通型增生;②非典型增生;③原位癌。

非增生性纤维囊性变无继发浸润性癌的危险性,普通型增生性纤维囊性变癌变的危险度无明显增加,导管和小叶的非典型性增生演变为浸润性癌机会增加 5 倍,而导管和小叶的原位癌进一步发展为浸润性癌的可能性则增加至 10 倍。

（二）乳腺腺病

1. 肉眼观察 肿块多为灰白色较坚硬的结节，无包膜，与正常乳腺组织边界不清。单发或多发，其大小多在 2 cm 以内。切面见灰白色或棕色半透明的颗粒状改变，有时和乳腺癌不易区别。

2. 镜下观察 依据发展的不同阶段组织学变化分为三种：

（1）小叶增生：为腺病的早期形态，主要为乳腺小叶增生，小叶内导管及腺泡均增生，数目增多，小叶体积增大，纤维组织轻度增生，小叶内及小叶间见有淋巴细胞浸润，小叶境界仍保持清楚，小叶形态不规整或小叶间相互靠近。

（2）纤维腺病：腺病的中期形态。小叶内除末梢导管和腺泡进一步增生外，间质纤维组织增生也较明显，使小叶形态不整，融合或分散，或仅在增生的纤维组织中见散在分布的轻度扩张的小管。

（3）硬化性腺病：亦称纤维化期，是腺病的晚期表现。其特点为病灶中央部位纤维组织呈程度不等的增生，腺泡受压而扭曲，病灶周围的腺泡扩张。腺泡外层的肌上皮细胞明显可见。在偶然情况下，腺泡明显受挤压，管腔消失，成为细胞条索，组织图像和浸润性小叶癌很相似。

由以上病理分型可见乳腺腺病是由轻到重的渐进性病变过程，是多种形态的病变组合，每一时期是以某一种形态为主要变化，分别出现不同的大体形态和临床表现。

二、乳腺纤维腺瘤

纤维腺瘤是乳腺最常见的良性肿瘤，多见于 20～30 岁之间的妇女，绝经期后少见。单个或多个，单侧或双侧发生。肉眼观察：为边界清楚的圆形或椭圆形结节状肿物，有完整包膜，切面灰白质韧，略呈分叶状，有时可见散在的细小裂隙和黏液样区域。镜下观察：肿瘤主要由增生的纤维结缔组织和腺体构成，两者均为肿瘤的实质。腺体圆形或卵圆形，或被周围的纤维结缔组织挤压呈裂隙状；间质通常较疏松富于黏多糖，也可较致密，发生玻璃样变或钙化（图 17－14）。

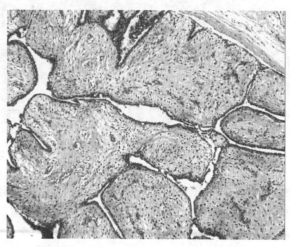

图 17－14 乳腺纤维腺瘤

三、乳腺癌

乳腺癌是女性最常见的恶性肿瘤,常发生于 40～60 岁的妇女,约半数发生于乳腺外上象限,其次为乳腺中央区和其他象限。男性乳腺癌罕见,但预后较差。乳腺癌的病因至今尚未完全阐明,可能与雌激素长期分泌过多、病毒感染、纤维囊性乳腺病、遗传、生育与授乳等有关。

(一)病理变化

乳腺癌组织结构十分复杂,类型较多,一般分为非浸润性癌和浸润性癌两大类(图 17 - 15)。

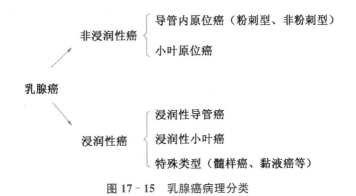

$$乳腺癌 \begin{cases} 非浸润性癌 \begin{cases} 导管内原位癌(粉刺型、非粉刺型) \\ 小叶原位癌 \end{cases} \\ 浸润性癌 \begin{cases} 浸润性导管癌 \\ 浸润性小叶癌 \\ 特殊类型(髓样癌、黏液癌等) \end{cases} \end{cases}$$

图 17 - 15 乳腺癌病理分类

1. 非浸润性癌 又称原位癌,依其发生的部位分为导管内原位癌和小叶原位癌。

(1)导管内原位癌:发生于乳腺小叶的终末导管,较小叶原位癌多见。根据组织学改变分为粉刺型管内癌和非粉刺型管内癌两种。

1)粉刺型管内癌:多位于乳腺中央部位,常可触及大小不等肿块,边界清楚,与皮肤不粘连。切面可见扩张小导管内含灰白或灰黄色坏死物,挤压坏死物就像皮肤粉刺一样溢出,故又称粉刺癌。镜下观察:癌细胞体积较大,胞质嗜酸性,分化程度不等,大小不一,核分裂象多见。癌细胞呈实性排列,中央常有坏死钙化,导管周围见间质纤维组织增生和慢性炎细胞浸润(图 17 - 16)。

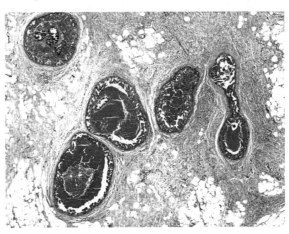

图 17 - 16 乳腺粉刺型导管内癌

2）非粉刺型管内癌：癌细胞体积小，形态较规则，异型性没有粉刺癌明显，一般无坏死或仅有轻微坏死。癌细胞在扩张的导管内可排列成实性、低乳头状或筛状等多种形态结构，分别称为实体型、低乳头型、筛状型管内原位癌等。

导管内原位癌预后一般较其他类型为好，6％～18％可发展为浸润癌。转变为浸润癌的几率与组织类型有关，粉刺癌远远高于非粉刺型导管癌。

（2）小叶原位癌：少见，发生于乳腺小叶的末梢导管和腺泡，常可累及双侧乳腺多个小叶，为多中心性发生。因肿块小，临床上一般扪不到明显肿块，不易与乳腺小叶增生区别。镜下观察：癌细胞较小，形态较为一致，核圆形或卵圆形，核分裂象罕见，充塞扩张的乳腺小叶末梢导管和腺泡而呈实性排列，致使小叶体积增大，结构紊乱，但小叶轮廓尚存，基底膜完整。

小叶原位癌如能及时治疗，预后较好。其发展为浸润癌的几率与导管内原位癌相似。

2. 浸润性癌

（1）浸润性导管癌：导管内癌癌细胞突破导管基膜向间质浸润即为浸润性导管癌，是最常见的乳腺癌类型，占50％～80％，40～60岁女性多见。

肉眼观察：多为单个结节，肿块直径一般为2～4 cm，质硬，与周围组织分界不清，切面灰白或灰黄色，癌组织呈树根状侵入邻近的纤维脂肪组织内（图17-17）。如癌组织侵及乳头下方的大导管又伴有大量纤维组织增生时，由于纤维组织收缩，可使乳头回缩、下陷。如癌组织阻塞真皮淋巴管，可导致皮肤水肿，因受毛囊及汗腺牵拉而使毛囊及汗腺处皮肤相对下陷形成橘皮样外观。晚期，乳腺癌可侵犯深筋膜和胸壁肌肉，形成固定的巨大肿块。若癌穿破皮肤可形成溃疡。

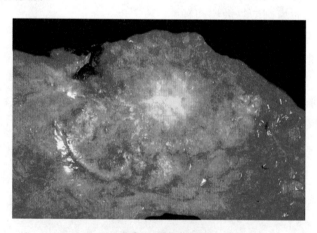

图 17-17　乳腺浸润性导管癌

镜下观察：组织学形态多种多样，癌细胞排列成巢状、团索状或伴有腺样结构，有时可见保留的导管内原位癌结构。癌细胞异型性明显，大小不一，形态多样，核分裂象多见，常见局部肿瘤细胞坏死。肿瘤间质有致密的纤维组织增生，癌细胞在纤维间质内浸润性生长，二者比例各不相同。依据癌组织内腺管所占比例、核多形性及核分裂象数，其组织学上分为Ⅰ、Ⅱ、Ⅲ级，分级越高，分化越差，预后也越差（图17-18）。

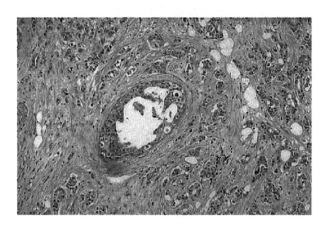

图 17-18　乳腺浸润性导管癌Ⅱ级

（2）浸润性小叶癌：占乳腺癌的 5％～10％，多见于老年女性。有约 20％的浸润性小叶癌累及双侧乳腺。

肉眼观察：肿块呈圆形或盘状，大小不等，质地坚韧如橡皮。切面灰白，边界不清。镜下观察：见癌细胞较小，形态较一致，圆形或卵圆形，癌细胞弥漫浸润于致密的纤维间质中，常呈单行串珠样或细条索状排列，或环绕正常小管呈靶环状排列。浸润性小叶癌在乳腺中多呈弥漫多灶性分布，因而不容易被临床检查发现。转移也有其特殊性，常转移至脑脊液、浆膜表面、卵巢、子宫和骨髓。

（3）特殊类型：主要有髓样癌、Paget 病、小管癌及黏液癌等。

（二）扩散与转移

1. 直接蔓延　癌细胞沿乳腺导管蔓延至小叶腺泡，乳头、皮肤，或沿导管周围组织间隙蔓延至脂肪、筋膜组织，甚至胸肌和胸壁。

2. 淋巴道转移　是乳腺癌最常见的转移途径，首先转移至同侧腋窝淋巴结，继而可转移至锁骨上、下淋巴结等。

3. 血道转移　晚期乳腺癌可经血道转移至肺、肝、脑、骨等器官。

（三）预后相关因素

早期乳腺癌为无痛性肿块，往往不易发现，当患者偶然自我发现或在体检发现时，约 50％的病例已发生局部淋巴结转移。与患者预后相关的因素主要有以下几点：

1. 原发灶大小　一般来说，瘤体越大预后越差。统计学分析发现，肿瘤直径 2 cm 是预后因素上一个重要的转折点，肿瘤小于 2 cm 的患者，其五年存活率几乎达 100％；而肿瘤大于 2 cm 的患者，其五年生存率只有 62％。

2. 腋窝淋巴结转移　无转移者，五年生存率达 90％，且生存率随淋巴结受累数目的增多而降低。

3. 组织学类型　原位癌早期手术治疗基本上可治愈，浸润性导管癌、浸润性小叶癌预后较差，某些特殊型浸润性癌（小管癌、黏液癌、乳头状癌等）预后较好。

4. 组织学分级　主要取决于腺管的分化程度、核多形性和核分裂象。

5. 雌激素和孕激素受体　正常乳腺上皮和部分乳腺癌细胞核内均含有雌二醇受体

（ER）和孕激素受体（PR），当雌孕激素在核内与受体结合形成激素受体复合物时，促使DNA 复制和细胞进入分裂周期，引起细胞增殖。因此，阻断雌激素和孕激素与癌细胞受体作用，可抑制乳腺癌生长。乳腺癌 ER 和 PR 阳性患者，不仅内分泌治疗效果显著，而且转移率低、存活期长；反之则较差。

6. CerbB2 基因表达　　CerbB2 基因又称为 Neu 或 HER2 基因，是一种原癌基因，过度表达者细胞增殖活性高，预后差。由于分子靶向治疗的推广及应用，目前 ER、PR 和 CerbB2 生物学标记已成为乳腺癌的常规检查手段。

知 识 拓 展

ER、PR 与乳腺癌

ER、PR 分别是雌激素受体（Estrogen Receptor，ER）和孕激素受体（Progesterone Receptor，PR）的缩写。女性正常乳腺组织细胞内含有 ER 和 PR，雌激素和孕激素通过 ER 和 PR 对细胞功能进行调节。研究表明，乳腺上皮细胞发生癌变过程中，若 ER、PR 部分或全部保留，说明肿瘤细胞分化好，细胞生长仍需要原来的激素调节，称之为激素依赖性肿瘤，这种肿瘤对激素治疗反应性高，预后好；若ER、PR 全部丢失，说明肿瘤细胞分化差，细胞生长不需要激素的调节，称之为非激素依赖性肿瘤，对激素治疗反应性差，预后也差。所以 ER 和 PR 可以作为乳腺癌内分泌治疗和预后评估的重要指征。

复习与思考

一、选择题

1. 下列哪项病变不属于宫颈上皮内瘤变的范畴　　　　　　　　　　　　　（　　）

A. 早期浸润癌　　　　　　B. 原位癌　　　　　　　C. Ⅲ级非典型增生

D. Ⅱ级非典型增生　　　　E. Ⅰ级非典型增生

2. 乳腺癌最常发生于乳房的　　　　　　　　　　　　　　　　　　　　　（　　）

A. 外上象限　　　　　　　B. 外下象限　　　　　　C. 内下象限

D. 内上象限　　　　　　　E. 中央部

3. 子宫颈癌组织学类型中最常见的是　　　　　　　　　　　　　　　　　（　　）

A. 鳞癌　　　　　　　　　B. 腺癌　　　　　　　　C. 黏液癌

D. 移行细胞癌　　　　　　E. 未分化癌

4. 子宫颈癌多始发于　　　　　　　　　　　　　　　　　　　　　　　　（　　）

A. 子宫颈内口　　　　　　　　　　　　B. 子宫颈鳞-柱状上皮移行区

C. 子宫颈管　　　　　　　　　　　　　D. 子宫颈前唇近阴道部

E. 子宫颈后唇分泌物浸渍处

5. 子宫颈癌主要播散的方式为　　　　　　　　　　　　　　　　　　　　（　　）

A. 淋巴道转移和种植　　　　　　　　B. 直接蔓延和种植

C. 血行转移和淋巴道转移　　　　　　D. 血行转移

E. 直接蔓延和淋巴道转移

6. 属于乳腺癌癌前病变的是　　　　　　　　　　　　　　　　　　　　　（　　）

A. 纤维腺瘤　　　　　　B. 腺瘤　　　　　　　　C. 增生性纤维囊性变

D. 乳头状腺瘤　　　　　E. 孤立性导管内乳头状腺瘤

7. 肿瘤的发生与病毒感染有关的有　　　　　　　　　　　　　　　　　　（　　）

A. 子宫体癌　　　　　　B. 前列腺癌　　　　　　C. 卵巢囊腺癌

D. 子宫颈癌　　　　　　E. 胚胎性癌

8. 乳腺最常见的良性肿瘤是　　　　　　　　　　　　　　　　　　　　　（　　）

A. 脂肪瘤　　　　　　　B. 纤维瘤　　　　　　　C. 纤维腺瘤

D. 腺瘤　　　　　　　　E. 导管内乳头状瘤

9. 乳腺癌中预后较好的是　　　　　　　　　　　　　　　　　　　　　　（　　）

A. 浸润性导管癌　　　　B. 髓样癌　　　　　　　C. 硬癌

D. 浸润性小叶癌　　　　E. 转移癌

二、思考题

1. 什么是宫颈上皮内瘤变(CIN)？CIN 与宫颈癌的关系如何？

2. 简述中、晚期子宫颈癌的大体分型及特点。

3. 试从病理角度比较良性、交界性卵巢浆液性囊腺瘤和浆液性囊腺癌的不同。

4. 请描述乳腺浸润性导管癌的病理形态。

三、病例分析

病例一　女性,30 岁,因性交出血半年,加重 3 个月就诊。

患者月经正常,近半年偶有性交出血,自认为与宫内避孕器有关。近 3 个月性交出血频繁,G1P1,男孩已 7 岁,足月顺产。6 年前放置避孕环检查正常,此后再未进行过妇科检查。妇科检查:外阴(一),阴道少许血迹,宫颈前唇见一菜花状赘生物,直径 2.5 cm,质脆易出血,子宫前位,正常大小,双侧宫旁组织未见增厚。

请思考:

1. 初步诊断及诊断依据是什么？

2. 下一步应如何进一步检查？

病例二　患者女性,36 岁,半年前发现右乳腺外上象限有一无痛性肿块,近年来生长加快,直径4.5 cm,质硬,固定,与周围组织分界不清。镜下可见病变的组织细胞异型性明显,排列成实性团片状,从量上来看与间质相当,呈浸润性生长。

请思考:

1. 初步诊断及诊断依据是什么？

2. 试述乳腺皮肤橘皮样外观原理。

（朱　勤）

第十八章　内分泌系统疾病

内分泌系统包括内分泌腺、内分泌组织和散在分布于各系统或组织内的内分泌细胞。内分泌系统和神经系统共同调节机体的生长发育和代谢,维持体内平衡或稳定。内分泌系统的组织或细胞发生增生、炎症、肿瘤、血液循环障碍等均可引起激素分泌增多或减少,导致人体机能紊乱而发生疾病。

第一节　弥漫性毒性甲状腺肿

弥漫性毒性甲状腺肿指甲状腺肿大,甲状腺素分泌过多,作用于全身组织而引起的临床综合征。临床上又称甲状腺功能亢进症,因有 1/3 患者伴有眼球突出,故又称为突眼性甲状腺肿。多见于 20～40 岁的女性,男女之比为 1:5。主要表现为甲状腺肿大,基础代谢率升高,心悸、多汗、多食、消瘦、手震颤等症状。

一、病因和发病机制

本病病因尚未完全阐明,一般认为本病与自身免疫有关。如患者血中球蛋白增高及多种抗甲状腺抗体阳性;常发生于重症肌无力、血小板减少性紫癜、溶血性贫血等自身免疫性疾病的患者。另外,弥漫性毒性甲状腺肿的发生有家族性倾向,提示其发生可能与遗传、心理等因素也有一定关系。

二、病理变化

肉眼观察:双侧甲状腺呈弥漫性肿大,体积可达正常 2～4 倍,质较软,切面红褐色,分叶状,因胶质含量少,故质实如肌肉。镜下观察:滤泡增生,大小不等,其上皮细胞呈柱状,部分呈乳头状增生,突入腔内。滤泡腔内胶质少而稀薄,靠近滤泡上皮处的胶质出现许多大小不等的吸收空泡(图 18-1)。间质血管丰富,明显充血,并有淋巴细胞浸润和生发中心形成。

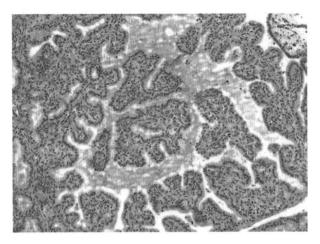

图 18 - 1 弥漫性毒性甲状腺肿

三、病理与临床联系

由于甲状腺滤泡增生引起患者甲状腺肿大；因甲状腺素分泌过多，加速营养物质氧化，基础代谢率增高、产热增多，并且影响磷酸化过程，能量生成不足导致患者怕热多汗、多食善饥、消瘦乏力；因交感神经兴奋造成患者易激动、手震颤、心跳加快；因眼球外肌水肿及淋巴细胞浸润，球后纤维脂肪组织增生，淋巴细胞浸润及黏液水肿导致患者眼球突出。

知识拓展

毒性弥漫性甲状腺肿的饮食护理

1. 忌食辛辣刺激性食物，避免食用高碘、高脂食物。

2. 给予充足的碳水化合物和蛋白质。碳水化合物有节约蛋白质的作用，若供应充足，可使蛋白质发挥其特有的生理功能。

3. 适当控制纤维素多的食物。甲亢病人常有腹泻现象，如过多供给富含纤维素的食品会加重腹泻。

4. 适当增加动物内脏、新鲜绿叶蔬菜，或补充维生素制剂，尤其是维生素 B 和维生素 C。

5. 应给予充足的钙和钾，以防缺乏。

第二节 弥漫性非毒性甲状腺肿

弥漫性非毒性甲状腺肿是机体绝对或相对缺碘而使甲状腺素分泌不足，促甲状腺素分泌增多，造成甲状腺滤泡上皮增生和滤泡内胶质堆积而引起的甲状腺肿大。因一般不伴有甲状腺功能异常,故又称为单纯性甲状腺肿。多见于女性,常呈地方性分布(亦称地方性甲状腺肿),多见于远离海岸的内陆山区和半山区。

一、病因和发病机制

1. 缺碘　碘缺乏是本病的主要原因。地方性的饮水、土壤、食物中缺碘使人体碘摄入不足或青春期、妊娠期及哺乳期机体需碘增加可使机体绝对或相对缺碘。缺碘使甲状腺素分泌减少,通过反馈作用刺激垂体前叶的嗜碱性细胞分泌促甲状腺素增加,促使甲状腺滤泡上皮增生,因而甲状腺肿大。如长期持续缺碘,甲状腺滤泡上皮持续增生,合成的甲状腺球蛋白不能充分碘化和吸收,作为非碘化的胶质在滤泡内潴留,致使滤泡腔扩张,引起甲状腺肿大。

2. 致甲状腺肿因子的作用　水中含钙和氟过高,影响肠道对碘的吸收,使滤泡上皮细胞膜的钙离子增加,抑制甲状腺素分泌。有些食物含有致甲状腺肿物质,如卷心菜、菜花木薯和大头菜等。可抑制碘在甲状腺聚集和甲状腺球蛋白碘化的某些药物,如磺胺类、硫脲类、高氯酸盐等。

3. 其他因素　目前认为弥漫性非毒性甲状腺肿的发生与长期摄入碘过多、遗传因素和免疫性因素有关。如长期摄入碘过多,过氧化物酶的功能基团被过多占用,影响酪氨酸氧化,碘的有机化过程受阻,导致甲状腺代偿性肿大。

二、病理变化

根据弥漫性非毒性甲状腺肿的病变发展过程和病变特点不同,可将其分为三期。

1. 增生期　又称弥漫性增生性甲状腺肿。肉眼观察:甲状腺弥漫性肿大,表面光滑,切面棕红色,质地较软。镜下见滤泡上皮增生,细胞呈立方形或低柱状,常有新生小滤泡,胶质较少。

2. 胶质贮积期　又称弥漫性胶样甲状腺肿。肉眼观察:甲状腺弥漫性对称性显著肿大,可达 200~300 g(正常 20~40 g),表面光滑,切面呈棕褐色、半透明胶冻状。镜下见大部分滤泡上皮细胞呈扁平状,滤泡腔高度扩张,腔内充满大量胶质,少数滤泡上皮细胞增生,小滤泡形成。

3. 结节期　又称为结节性甲状腺肿。长期持续缺碘,甲状腺滤泡上皮持续增生、非碘化的胶质在滤泡内潴留压迫,致使滤泡上皮增生、复旧或萎缩不一致,分布不均及间质纤维结缔组织增生,甲状腺内出现结节。肉眼观察:甲状腺呈不对称性结节状肿大,结节大小不一,切面见部分结节与周围组织分界清楚,但多无完整包膜。结节内可见继发性出血、坏死、囊性变和钙化等。镜下见部分滤泡上皮呈柱状或乳头状增生,小滤泡形成。部分滤泡上皮复旧或萎缩,滤泡腔内有胶质贮积。间质纤维结缔组织增生并分隔包绕甲状腺组织,形成大小不一的结节。

三、病理与临床联系

患者主要表现为甲状腺肿大,一般无明显临床症状。严重者,肿大的甲状腺可压迫气管和喉返神经引起呼吸困难和声音嘶哑。少数患者可伴有甲状腺功能亢进或低下。极少数患者可恶变为甲状腺癌。

第三节　糖尿病

糖尿病是由于体内胰岛素相对或绝对不足使血糖持续性升高并出现糖尿为特征的一种全身慢性代谢性疾病。本病的发病率日益增高，已成为世界性的常见病、多发病，好发于中老年人。临床上主要表现为多食、多饮、多尿和消瘦等症状。

知 识 拓 展

糖尿病新的诊断标准

新标准将糖尿病定义为：一组因胰岛素分泌缺陷和（或）胰岛素作用缺陷引起的、以高血糖为特征的代谢性疾病。符合以下三条之一者即可诊断为糖尿病，但必须在随后的另一天里重复任何一条以确诊。

①有糖尿病症状（如多尿、多食、不明原因的消瘦）加上随机血糖≥11.1 mmol/L。随机血糖为一天中任何时候的血糖。②空腹血糖≥7 mmol/L。空腹血糖指禁食至少8小时后的血糖。③75克糖OGTT（糖耐量试验）2小时血糖≥11.1 mmol/L。

一、病因和发病机制

本病病因和发病机制尚不十分清楚。目前认为与多基因遗传有关。另外，炎症、肿瘤、病毒感染、肥胖、饮食因素等均可损伤胰岛β细胞或加重其负担，造成胰岛素分泌绝对或相对减少而引起糖尿病。根据病因不同，糖尿病分为原发性和继发性两类。

1. 原发性糖尿病　又称特发性糖尿病，最常见，根据其遗传特征及对胰岛素的反应不同分为：①1型糖尿病：为胰岛素依赖型糖尿病（又称Ⅰ型或幼年型糖尿病），多见于青少年，起病急、病情重、进展快。发病时胰岛β细胞明显减少，胰岛素分泌不足，患者血中胰岛素显著降低，易合并酮血症而昏迷。目前认为此型糖尿病是在遗传易感性的基础上由病毒感染等诱发的针对胰岛β细胞的一种自身免疫性疾病。②2型糖尿病：为非胰岛素依赖型糖尿病（又称Ⅱ型糖尿病），此型最多见，约占90%。多见于中老年，起病缓、病情轻、进展慢。患者血中胰岛素减少不明显，甚至增高，一般认为与肥胖有关，是由于胰岛素相对不足或组织对胰岛素不敏感所致。另外，缺乏运动、营养过剩、手术、感染、精神刺激等可诱发糖尿病。

2. 继发性糖尿病　较少见，是因胰腺病变（如炎症、肿瘤）损伤胰岛β细胞或其他内分泌腺病变（如嗜铬细胞瘤、垂体嗜酸性细胞瘤）使得胰岛素分泌不足而引起的糖尿病。

二、病理变化

1. 胰岛病变　1型糖尿病早期为非特异性胰腺炎，继而胰岛β细胞呈进行性破坏、消失、β细胞明显减少，进而纤维化，最终胶原化。2型糖尿病早期病变不明显，后期β细胞减少,可见胰岛淀粉样变性或纤维素样坏死,致使胰岛萎缩(图18-2)。

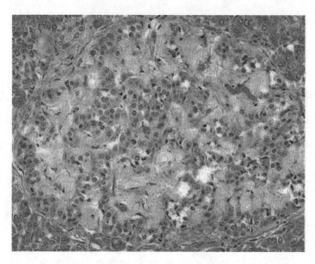

图18-2 糖尿病胰腺

2. 血管病变 ①动脉粥样硬化:病变发展快且严重。②细动脉玻璃样变性:管壁增厚、腔狭窄。③糖尿病性微血管病:表现为毛细血管基底膜增厚,血管壁通透性增加,血浆蛋白外渗。血管病变是糖尿病性肾病、视网膜病和神经疾病的病变基础。

3. 肾脏病变 表现为四种病变:①肾小球缺血、玻璃样变、纤维化。②肾动脉硬化,特别是入球和出球动脉硬化。③肾小管上皮萎缩、变性。④急、慢性肾盂肾炎,导致肾乳头坏死。

4. 视网膜病变 视网膜毛细血管基底膜增厚、玻璃样变,腔内可有血栓形成,常伴有微小动脉瘤,可致渗出、出血及纤维化,甚至视网膜剥离导致失明。另外,糖尿病易合并白内障。

5. 神经系统病变 以外周神经为主,包括运动神经、感觉神经和自主神经等,是因血管病变而引起缺血性损伤,引起下肢对称性感觉或运动障碍,如肢体疼痛、麻木、肌肉麻痹等。

三、病理与临床联系

1. 多饮、多食、多尿和消瘦 多尿是因患者血糖过高引起渗透性利尿;多饮是因多尿造成的水分丧失,血液渗透压增高,刺激下丘脑口渴中枢引起;多食是因机体不能充分利用糖,加之血糖过高刺激胰岛素分泌,使患者产生饥饿感和食欲亢进;消瘦是由于糖代谢障碍使 ATP 减少,蛋白质和脂肪分解代谢增强所致。

2. 酮症酸中毒 病情严重时,蛋白质、脂肪分解代谢增强而生成氨基酸和脂肪酸,脂肪酸在肝内氧化生成酮体,出现酮血症和酮尿症,导致酸中毒,甚至发生糖尿病性昏迷。

3. 其他 糖尿病晚期,患者常出现缺血性心脏病、肾衰竭、脑血管意外、糖尿病足及合并感染等并发症(图18-3)。

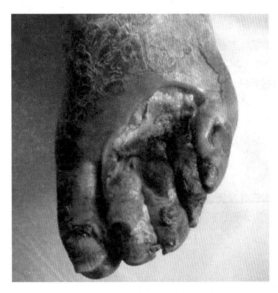

图 18-3 糖尿病足

知 识 拓 展

糖尿病的日常保健

1. 精神保健 应抱着正确的态度,以充分的自信心去战胜疾病,不能精神萎靡、不愿工作、不敢运动、整日休息。各方面不加注意,情志失调,过于劳累或过忧过喜,均能导致内分泌紊乱,不利于控制血糖。

2. 运动锻炼 2型糖尿病患者应多做运动,如快走、慢跑、骑车、打太极拳等。需持之以恒,才能达到锻炼目的。但1型糖尿病患者运动量不宜过大,以免发生低血糖。

3. 饮食保健 主食以粗粮为主,细粮为辅;副食以疏菜为主,瘦肉、蛋类为辅。正所谓"粗茶淡饭,健康有源"。不论每日吃三餐还是四餐,其食入量均要避免或减少饭前出现心慌、手抖、出汗等现象,儿童、孕妇尤应注意。

复习与思考

一、选择题

1. 有关弥漫性毒性甲状腺肿下列哪项是错的 （ ）

A. 系统性自身免疫病　　　　B. 甲状腺功能亢进　　　　C. 甲状腺肿大

D. 心脏肥大　　　　E. 眼球突出

2. 地方性甲状腺肿的病因主要是 （ ）

A. 缺镁 B. 缺碘 C. 缺钠

D. 缺钙 E. 缺钾

3. 有关糖尿病的说法哪项是正确的 （ ）

A. 1 型糖尿病与肥胖有关 B. 2 型糖尿病与遗传有关 C. 肾脏一般不受累

D. 常伴有明显的动脉粥样硬化 E. 病变不累及细动脉

4. 关于结节性甲状腺肿的错误描述是 （ ）

A. 结节包膜光滑

B. 结节可压迫周围甲状腺组织

C. 发病与缺碘有关

D. 结节内可有出血、坏死

E. 多由弥漫性胶样甲状腺肿发展而来

5. 通过口服过碘盐可预防哪种疾病 （ ）

A. 甲状腺腺瘤 B. 地方性甲状腺肿 C. 弥漫性毒性甲状腺肿

D. 甲状腺功能减退 E. 甲状腺癌

二、思考题

1. 简述弥漫性毒性甲状腺肿的病因和主要病理变化。

2. 简述糖尿病的病理变化及病理临床联系。

3. 比较两型糖尿病的异同。

三、病例分析

王某,男,65 岁,吃得多、喝得多、尿得多,并伴有体重下降 12 年多,近日出现嗜睡、意识模糊并逐渐加重。既往有患高血压史 20 多年。

体格检查:体温 37 ℃,脉搏 106 次/分,呼吸 32 次/分,血压 80/50 mmHg。意识模糊,反应迟钝。皮肤干燥,眼窝凹陷,呼吸深大,呼出气中有烂苹果味。两肺无明显湿性啰音。心浊音界扩大,心率 106 次/分,心律齐,未闻及杂音。腹平软,无压痛和反跳痛。

化验检查:血糖 27 mmol/L,血 pH 7.2,尿糖(3+),尿酮体(+)。

请思考:

1. 请分析患者罹患何种疾病?依据是什么?

2. 该患者为什么会出现"三多一少"症状?

（樊帮林）

第十九章　传染病及寄生虫病

传染病、寄生虫病是由病原微生物或寄生虫通过一定的传播途径侵入易感机体所引起的具有传染性的疾病，并能在人群中引起局部或广泛流行。传染源、传播途径和易感人群是传染病及寄生虫病的传播流行必须具备的三个基本环节。传染病及寄生虫病种类众多，机体是否发病取决于病原微生物和寄生虫的数量、毒力和机体的免疫力；传染病、寄生虫病曾在世界各地流行，有些已被控制或消灭，但由于种种原因，现在又死灰复燃，其发病率有明显上升趋势，并且还出现了一些新的病种，如艾滋病、严重急性呼吸综合征和艾波拉出血热等。

第一节　结核病

一、概述

结核病是由结核杆菌引起的一种慢性传染性疾病。全身各器官均可发生，但以肺结核病最常见。典型病变为结核结节形成伴有不同程度的干酪样坏死。临床表现为低热、盗汗、乏力、消瘦等全身中毒症状与咳嗽、咯血等呼吸系统症状。结核病曾经严重威胁世界各国，由于有效抗结核药物的发明和应用，该病的发病率、死亡率一直呈下降趋势。但20世纪80年代以来，由于耐药菌株的出现及艾滋病的流行，其发病率又呈上升趋势。

（一）病因和发病机制

1. 病因及传播途径　病原菌是结核杆菌，为革兰阳性耐酸分支杆菌，对人致病的主要是人型和牛型。其致病性与菌体成分有关。①脂质：是本病主要致病物，造成细胞损伤，蜡质D与菌体蛋白一起能引起强烈的变态反应；磷脂可保护菌体不易被巨噬细胞消化。②蛋白质：具有抗原性，可使机体产生变态反应，引起组织坏死和全身中毒症状。③多糖类：作为半抗原参与免疫反应并引起中性粒细胞浸润。

结核病患者和带菌者是传染源，以呼吸道传染为主，主要通过吸入带菌飞沫造成感染。少数经消化道感染，偶可经皮肤伤口感染。

2. 发病机制　结核病的发生和发展,主要取决于感染结核杆菌的数量多少、毒力大小及机体的免疫反应和变态反应强弱,在发病过程中,免疫反应和变态反应常相伴出现,决定结核病的病理变化和转归。

(1) 免疫反应:以细胞免疫为主,即 T 淋巴细胞受到结核杆菌的刺激而致敏,当与结核杆菌再次相遇时,致敏的淋巴细胞可分裂增殖,并释放出各种淋巴因子(巨噬细胞趋化因子、游走抑制因子、激活因子),导致巨噬细胞移向结核杆菌并被激活,使其吞噬的结核杆菌易被水解、消化和杀灭。在感染局部由巨噬细胞聚集而形成肉芽肿——结核结节,是机体杀灭结核杆菌的主要形式,使病情好转。

(2) 变态反应:结核病发生的变态反应属于迟发型变态反应(Ⅳ型)。当机体感染结核杆菌的数量较多、毒力较强,被杀灭后释放出大量菌体蛋白时,由于 T 淋巴细胞释放大量淋巴毒素和巨噬细胞释放过多的溶酶体酶等,造成局部组织细胞严重坏死,削弱了局部组织的抵抗力,有利于细菌繁殖,使病情恶化。

(二) 基本病理变化

1. 以渗出为主的病变　发生在感染细菌数量多、毒力强、机体免疫反应低下或变态反应较强时,一般为结核病的早期或恶化进展阶段。主要表现为浆液或浆液纤维素性炎。早期有中性粒细胞浸润,但很快被巨噬细胞取代。好发于肺、浆膜、滑膜和脑膜等处。渗出性病变可完全吸收,亦可转变为增生性或变质性病变。

2. 以增生为主的病变　发生在感染细菌数量少、毒力弱、机体免疫反应强或变态反应较弱时,形成具有诊断价值的结核结节(结核性肉芽肿)。单个结核结节很小,肉眼和 X 线检查不易发现。三、四个结核结节融合成较大结节时才能见到,约粟粒大小,呈白色半透明状,有干酪样坏死者略显黄色。镜下观察:典型的结核结节中央有干酪样坏死,周围是上皮样细胞、朗格汉斯巨细胞,其外围有多少不等的淋巴细胞和成纤维细胞。结核结节是在细胞免疫基础上形成的,巨噬细胞吞噬、杀灭大量结核杆菌,在菌体破坏后释放出的磷脂作用下,巨噬细胞逐渐转变为上皮样细胞,呈梭形或多角形,胞浆丰富,核呈圆形或卵圆形,核内有 1~2 个核仁。上皮样细胞的活性较强,多个上皮样细胞互相融合或一个细胞经多次无丝分裂而形成朗格汉斯巨细胞。朗格汉斯巨细胞为一种多核巨细胞,直径可达 300 μm,胞浆突起常与上皮样细胞的胞浆突起相连接,核的形状类似上皮样细胞,核的数目由十几个到几十个不等,核排列在胞浆周围呈花环状、马蹄形或密集于胞体的一端(图 19-1)。以增生为主的结核病变较稳定,最终结核结节经纤维化而愈合。

3. 以坏死为主的病变　在结核杆菌数量多、毒力强、机体抵抗力低下或变态反应强烈时,上述渗出性和增生性病变可发展为干酪样坏死,少数病变也可一开始即为干酪样坏死。干酪样坏死组织呈淡黄色,均匀细腻,质地较实,状似奶酪,故称干酪样坏死。镜下为红染无结构的颗粒状物。

以上三种病变往往同时存在,而以某一种改变为主,并可相互转化。

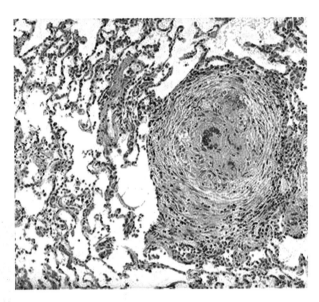

图 19 - 1 　结核结节

（三）转归

1. 转向愈合

（1）吸收消散：是渗出性病变的主要愈合方式,渗出物通过淋巴管被吸收,使病灶逐渐缩小或完全吸收消散。X 线检查可见边缘模糊的絮状阴影,随着渗出物的吸收,阴影逐渐缩小以致消失,临床上称为吸收好转期。

（2）纤维化、包裹及钙化：渗出性、增生性病变和小的干酪样坏死灶,可逐渐被机化、纤维化,形成瘢痕而愈合。较大的干酪样坏死灶难以完全机化,则由其周围的纤维组织增生使其部分机化,将坏死物包裹；继而坏死物干燥浓缩,并有钙盐沉着。钙化的结核灶内常有少量结核杆菌残存,如机体抵抗力降低仍可复发。X 线检查,可见纤维化病灶呈密度增高的条索状阴影；钙化灶为密度高、边缘清晰的阴影。临床上称为硬结钙化期。

2. 转向恶化

（1）病灶扩大：病情恶化时,病灶周围出现新的渗出性病变,甚至发生干酪样坏死,范围不断扩大。X 线检查,病灶周围出现模糊的絮状阴影,临床称为浸润进展期。

（2）溶解播散：干酪样坏死物溶解液化后,可经支气管、输尿管等自然管道排出,在局部形成空洞。因液化坏死物内含有大量结核杆菌,可在排出过程中播散到其他部位,形成新的结核病灶。X 线检查,可见病灶阴影密度深浅不一,出现透亮区及大小不等新的病灶阴影。此外,结核杆菌还可经血道和淋巴道播散到全身其他脏器,临床上称为溶解播散期。

结核病转化规律见图 19 - 2。

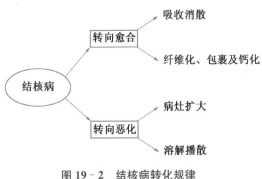

图 19 - 2 　结核病转化规律

二、肺结核病

因为结核病主要经呼吸道传染,所以结核病中最常见的是肺结核病,由于机体在初次和再次感染结核杆菌时的反应性不同,肺结核病可分为原发性和继发性两大类。

(一)原发性肺结核病

机体初次感染结核杆菌所引起的肺结核病称为原发性肺结核病,多见于儿童,又称儿童型肺结核病,偶尔见于青少年、成人。

1. 病变特点　原发性肺结核病的病理特征是原发综合征形成。即肺的原发灶、结核性淋巴管炎和肺门淋巴结结核三者的合称(图 19 - 3)。结核杆菌侵入肺组织最先引起的病变称为原发灶,常位于右肺上叶下部或下叶上部近胸膜处,直径 1 cm左右,色灰黄,病灶开始为渗出性炎症,继而可发生干酪样坏死,坏死组织周围有结核性肉芽组织形成。由于初次感染结核杆菌,机体缺乏免疫力,结核杆菌易侵入淋巴管,随淋巴液引流到达肺门淋巴结,引起结核性淋巴管炎和肺门淋巴结结核。X 线呈哑铃状阴影。

2. 结局

(1)痊愈:原发性肺结核病患者多在不知不觉中度过,常没有明显的症状和体征。少数病变较重者可出现食欲减退、潮热、盗汗等。95%的病人可因机体细胞免疫的建立,病灶发生纤维化和钙化。

(2)恶化:少数营养不良或患有其他传染病的患者,病变恶化可使病灶扩大,并可经以下途径播散(图 19 - 4)。

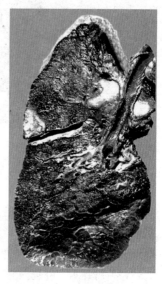

图 19 - 3　原发性肺结核病

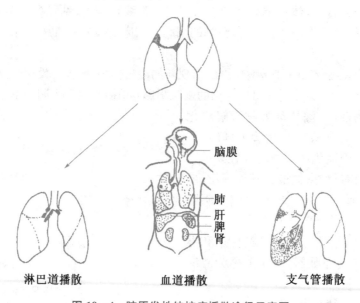

脑膜

肺
肝
脾
肾

淋巴道播散　　　血道播散　　　支气管播散

图 19 - 4　肺原发性结核病播散途径示意图

1) 支气管播散：较少见，含菌的液化坏死组织可沿支气管播散，引起邻近或远处肺组织发生干酪样肺炎。可能与儿童支气管管径较小或未发育完全易受压有关。

2) 淋巴道播散：易发生，形成邻近或远处淋巴结结核，如气管旁、纵隔、锁骨上下及颈部淋巴结等。

3) 血道播散：易发生，结核杆菌侵入血流可引起血源性结核病。主要类型有：①全身粟粒性结核病：结核杆菌在短期内大量侵入肺静脉分支，经左心至体循环，播散到全身各器官如肺、肾、肝、脾和脑膜等处，引起急性全身粟粒性结核病。肉眼见各器官内密布黄白色、分布均匀、粟粒大小、境界清楚的结节。镜下主要为增生性病变，偶尔出现渗出、坏死为主的病变。病情凶险，若能及时治疗，预后仍然良好，少数病例可因结核性脑膜炎而死亡。②肺粟粒性结核病：上述急性全身粟粒性结核病可包括肺粟粒性结核病，但有时仅限于肺。由肺门、纵隔、支气管旁的淋巴结干酪样坏死破入邻近大静脉，或因含有结核杆菌的淋巴液由胸导管回流，经静脉入右心，沿肺动脉播散于两肺，而引起两肺急性粟粒性结核病(图19-5)。③肺外器官结核病：原发性肺结核病期间可有少量结核杆菌经原发灶内毛细血管入血，在肺外一些器官形成潜伏病灶，当机体抵抗力下降时，发展为肺外器官结核病。

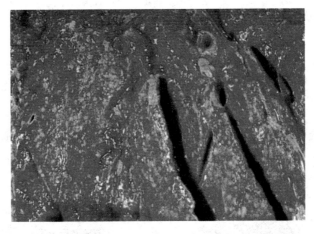

图 19-5 肺急性粟粒性结核病

(二) 继发性肺结核病

继发性肺结核病是指机体再次感染结核杆菌所引起的肺结核病，多见于成人，又称成人型肺结核病。感染途径有外源性和内源性两种，以内源性感染居多。

1. 病变特点 继发性肺结核病时机体对结核杆菌已产生一定的免疫力，其病变特点如下：①病变多从肺尖部开始，可能与人体直立时肺尖部血液循环较差有关；②病变一般局限在肺内，以支气管播散为主，不易发生血道、淋巴道播散；③病情时好时坏，新旧病灶共存，病变复杂，病程较长。

2. 类型 继发性肺结核病理变化和临床表现较复杂，根据其病变特点和临床经过可分为以下几种类型(图19-6)。

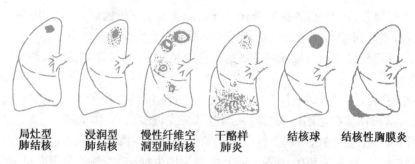

局灶型　　浸润型　　慢性纤维空　　干酪样　　结核球　结核性胸膜炎
肺结核　　肺结核　　洞型肺结核　　肺炎

图 19-6　继发性肺结核病主要类型

（1）局灶型肺结核：是继发性肺结核的早期病变，属非活动性肺结核。多位于右肺尖，直径 0.5～1 cm 大小。病变多以增生为主，中央为干酪样坏死。X 线显示肺尖部有单个或多个境界清楚的阴影。患者常无自觉症状，多数经纤维化、钙化而痊愈。当患者的抵抗力下降时，可发展为浸润型肺结核。

（2）浸润型肺结核：是最常见的活动性肺结核，多由局灶型肺结核发展而来，少数可一开始即为浸润型肺结核。好发于锁骨下肺组织，病变以渗出为主，中央有干酪样坏死（图19-7）。患者常有低热、乏力、食欲不振、盗汗、咳嗽、咯血等症状。X 线显示边缘模糊的云絮状阴影。如及时、合理治疗，病变可愈合。如病变继续发展，坏死物液化后经支气管播散，引起干酪样肺炎，局部形成急性薄壁空洞，洞壁坏死层中有大量结核杆菌，易造成传染，即所谓开放性肺结核。如果急性空洞经久不愈，则发展为慢性纤维空洞型肺结核。

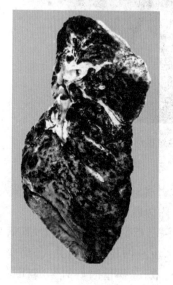

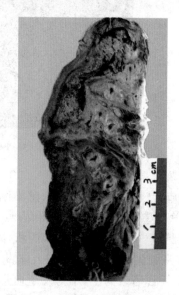

图 19-7　浸润型肺结核　　　　　　　　图 19-8　慢性纤维空洞型肺结核

（3）慢性纤维空洞型肺结核：主要特点有：①肺内有一个或多个厚壁空洞，多位于肺上叶，镜下观察洞壁分三层：内层为干酪样坏死物，中层为结核性肉芽组织，外层为纤维结缔组织；②同侧或对侧肺组织内可见很多新旧不一、大小不等的病灶，肺上部病变较陈旧，下部病变较新鲜（图 19-8）；③空洞与支气管相通，成为结核病的传染源，属于开放性肺结核；

④后期肺组织广泛纤维化可引起肺源性心脏病。临床上,病程历时多年、时好时坏。如空洞壁的干酪样坏死侵蚀较大血管,可引起大量咯血,病人可因吸入大量血液而窒息死亡。

（4）干酪样肺炎:多数是由浸润型肺结核恶化进展或急、慢性空洞内的结核杆菌经支气管播散所造成。肺泡腔内有大量浆液纤维素性渗出物,并见广泛的干酪样坏死。肉眼观察肺叶肿大变实,切面呈黄色干酪样。临床上中毒症状明显,发展迅猛,病死率高,有"奔马痨"之称。

（5）结核球:结核球是由纤维组织包裹的、孤立的、境界清楚的干酪样坏死灶,直径为 2～5 cm,又称结核瘤。常位于肺上叶,多为单个,是相对静止的病变(图 19-9)。X 线检查有时很难与周围型肺癌鉴别,加之抗痨药物不易发挥作用,故临床上多采取手术切除。

（6）结核性胸膜炎:结核性胸膜炎根据病变性质可分为两种。①渗出性结核性胸膜炎:常见于年轻人。病变主要为浆液纤维素性炎。如渗出的浆液量多,可导致胸腔积液,呈草绿色或血性。如渗出的纤维素多,则可因机化而使胸膜增厚粘连。②增生性结核性胸膜炎:病变以增生为主,常局限性于肺尖或肺内病灶相邻的胸膜。病变多发生纤维化而愈合,并使胸膜粘连、增厚。

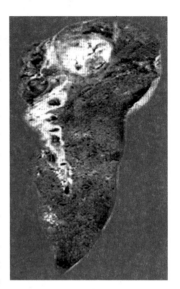

图 19-9　结核球

知 识 拓 展

艾滋病患者罹患结核病的特点

由于艾滋病患者的 T 淋巴细胞免疫功能受损,使其结核病发病率明显增高。临床上也有其特征,继发性肺结核病灶通常不在肺尖部,常侵犯纵隔淋巴结,更像原发性肺结核病,约 50% 以上的病例有结核杆菌的扩散,60%～80% 病例有肺外结核病。

原发性肺结核病与继发性肺结核病在诸多方面都有所不同,其区别见表 19-1。

表 19-1　原发性肺结核病与继发性肺结核病的比较

比较项目	原发性肺结核病	继发性肺结核病
感染情况	初次(外源性)	再次(内源性为主)
好发年龄	儿童	成人
特异免疫力	低下	较高
起始部位	右肺上叶下部或下叶上部近胸膜处	右肺尖

续表 19-1

比较项目	原发性肺结核病	继发性肺结核病
病程	较短	较长
病变特点	原发综合征、不易局限	新旧交替、趋向增生,易局限
播散途径	淋巴道、血道为主	支气管为主

三、肺外器官结核病

(一)肠结核病

肠结核病可发生于任何肠段,以回盲部最多。因该部淋巴组织最丰富,食物在此停留的时间较长。肠结核病分为原发性和继发性两类。原发性肠结核很少见,常发生于小儿。一般由饮用带有结核杆菌的牛奶或乳制品而引起肠原发综合征(肠结核性溃疡、结核性淋巴管炎及肠系膜淋巴结结核)。继发性肠结核较多见,常见于20~40岁成人。绝大多数继发于活动性空洞型肺结核病,因患者咽下含结核杆菌的痰液所致。根据病变特点不同分为两型:

1. 溃疡型 较多见。结核杆菌首先侵入肠壁淋巴组织,形成结核结节,继而发生干酪样坏死,破溃后形成溃疡。由于病变沿肠壁淋巴管扩散,因此溃疡多呈环形,与肠的长轴垂直,溃疡愈合后由于瘢痕组织收缩,容易导致肠腔狭窄(图19-10)。

2. 增生型 较少见。病变特点为肠壁大量结核性肉芽组织形成和纤维组织增生,肠壁高度肥厚,肠腔狭窄。临床上表现为慢性不完全低位肠梗阻,右下腹可触及包块,故需与肠癌相鉴别。

(二)结核性腹膜炎

结核性腹膜炎多见于青少年,常由肠结核、肠系膜淋巴结结核、输卵管结核直接蔓延而来。根据病理特征可分为干性、湿性和混合性。湿性结核性腹膜炎以大量浆液和纤维素渗出为特征,腹膜上密布无数结核结节,腹腔内可有大量草绿色或带血性积液,一般无粘连现象。干性结核性腹膜炎因大量纤维素性渗出物机化而引起腹腔器官粘连,导致慢性粘连性肠梗阻。

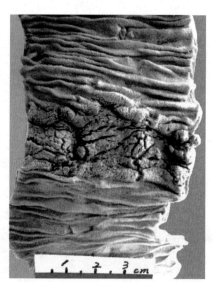

图 19-10 肠结核病

(三)结核性脑膜炎

结核性脑膜炎多见于儿童。主要由结核杆菌经血道播散引起,也可由脑实质结核的干酪样坏死液化、破溃进入蛛网膜下隙所致。病变以脑底部最明显,尤其在桥脑、脚间池、视神经交叉等处的软脑膜和蛛网膜下隙内有大量灰黄色、混浊胶冻样渗出物积聚。当渗出物压迫、损害颅神经(视神经、动眼神经等)时,则引起相应的颅神经损害症状。渗出物机化后可使蛛网膜下隙阻塞,影响脑脊液循环,尤其是第四脑室正中孔和外侧孔阻塞,可引起脑积水。

(四)肾结核病

肾结核常见于20～40岁男性,多呈单侧性。结核杆菌主要经血道播散而来。病变大多始于肾皮质和髓质交界处或肾乳头内,最初为局灶性结核性肉芽肿,继而发生干酪样坏死,坏死物破入肾盂而形成空洞。干酪样坏死物随尿排出,可引起输尿管、膀胱结核。临床可出现血尿、脓尿、菌尿和膀胱刺激症状,严重者可发生肾盂积水及肾功能损害。

(五)骨与关节结核

1. 骨结核　多由血道播散所致。以儿童和青年多见,因骨组织发育旺盛时期骨内血管丰富,感染的机会较多。好发于脊椎骨、长骨的骨骺端(股骨下端和胫骨上端)等处。骨结核分为:①干酪样坏死型:以骨质破坏形成干酪样坏死及死骨为特征,坏死液化后可在骨旁形成结核性脓肿,由于局部没有红、痛、热,故又称"冷脓肿"。病变如穿破皮肤可形成经久不愈的窦道或瘘管。②增生型:较少见,主要以形成结核性肉芽组织为主要特征。

脊椎结核为骨结核中最常见的,常侵犯第10胸椎至第2腰椎,病灶起自椎体,发生干酪样坏死后病变继续破坏邻近椎间盘,再向上下扩展至其他椎体。椎体常因坏死而塌陷,造成脊柱后凸畸形(驼背),进而压迫脊髓,引起截瘫。椎体的干酪样坏死可沿脊柱周围软组织往下流注,在远隔部位形成"冷脓肿"。

2. 关节结核　多继发于骨结核,是发生于长骨骨骺或干骺端结核进一步累及附近关节软骨和滑膜而引起。病变处软骨破坏,滑膜有结核性肉芽组织增生,关节腔内有大量浆液和纤维素渗出。炎症波及周围软组织可使关节明显肿胀。关节腔内被大量纤维组织填充,造成关节强直。

第二节　伤　寒

伤寒是由伤寒杆菌引起的一种急性传染病,病变特点是全身单核巨噬细胞系统增生,形成伤寒肉芽肿,尤以回肠末端淋巴组织的病变最为突出。临床表现为持续高热、相对缓脉、脾大、白细胞减少和皮肤玫瑰疹等。一般以儿童及青壮年多见,夏秋两季最多。因病后可获得稳固的免疫力,很少发生再次感染。

一、病因和发病机制

1. 病因及传播途径　病因是伤寒杆菌,为革兰阴性杆菌。菌体裂解产生的内毒素是其致病的主要因素。伤寒患者和带菌者为本病的主要传染源。细菌随粪便和尿排出体外,污染食物、水源,经口入消化道而感染,苍蝇是本病的传播媒介。

2. 发病机制　伤寒的发病机制见图19-11。

伤寒杆菌(患者和带菌者)
↓ 消化道
逃过胃酸杀灭
↓
进入小肠繁殖，侵入肠黏膜
↓
肠壁淋巴组织及肠系膜淋巴结（已致敏）
↓
经胸导管入血，第一次菌血症（潜伏期）
↓
巨噬细胞吞噬，入肝、脾、淋巴结繁殖
↓
入血流，第二次菌血症，释放内毒素（第一周）
↓
第二、三周，经胆囊入肠道（淋巴组织坏死、脱落）
↓
细菌从粪便排出（带菌者）

图 19‐11　伤寒发病机制示意图

二、病理变化及对机体的影响

（一）病理变化

病变主要累及全身单核-巨噬细胞系统，表现为急性增生性炎症。增生的巨噬细胞吞噬功能十分活跃，胞浆内常吞噬有伤寒杆菌、红细胞、淋巴细胞和坏死细胞碎片，称为伤寒细胞。伤寒细胞常聚集成结节状，称为伤寒小结或伤寒肉芽肿（图 19‐12），具有诊断意义。

1. 肠道病变　主要以回肠末段的集合淋巴小结和孤立淋巴小结最明显，按病变发展过程可分为四期，每期持续约一周。

（1）髓样肿胀期：回肠下段的淋巴组织明显增生、肿胀，突出于黏膜表面，呈圆形或椭圆形，灰白色，质软，表面凹凸不平，状似脑的沟回，故称为"髓样肿胀"（图 19‐13）。

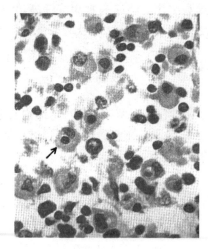

图 19‐12　伤寒肉芽肿

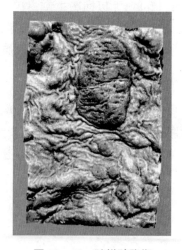

图 19‐13　髓样肿胀期

（2）坏死期：由于肠壁内淋巴组织的明显增生，局部组织的血管受压而缺血以及致敏的淋巴细胞对细菌毒素的过敏反应，使肿胀的淋巴组织中心和表面发生小灶性坏死（图 19 - 14）。坏死组织周围和底部可见典型的伤寒肉芽肿。此期患者全身中毒症状明显。

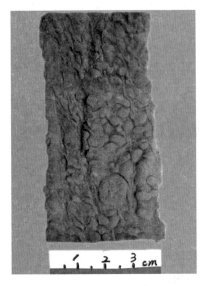

图 19 - 14 坏死期

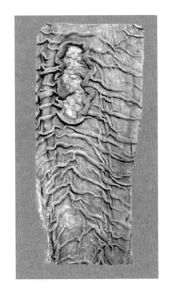

图 19 - 15 溃疡期

（3）溃疡期：坏死的肠黏膜脱落形成溃疡，呈圆形或椭圆形，边缘隆起，其长轴与肠的长轴平行，溃疡深浅不一，常达黏膜下层，严重者可穿透肌层和浆膜（图 19 - 15）。此期易发生肠出血、肠穿孔等并发症。

（4）愈合期：由肉芽组织增生将溃疡填平，再由肠黏膜上皮再生而愈合，一般不留瘢痕。由于病灶的长径与肠管纵轴相平行，故一般不引起肠管狭窄。

2. 其他组织病变

（1）单核巨噬细胞系统病变：肠系膜淋巴结、脾、肝及骨髓内巨噬细胞增生活跃，可形成伤寒肉芽肿和灶状坏死。

（2）心脏：心肌纤维高度水样变性，严重者发生坏死，出现中毒性心肌炎。

（3）皮肤、肌肉：皮肤出现淡红色斑丘疹（玫瑰疹）；膈肌、腹直肌及股内收肌常发生凝固性坏死（蜡样变性）。

（4）胆囊：大多数患者胆囊无明显病变，但伤寒杆菌可在胆汁中大量繁殖。即使病人临床痊愈后，细菌仍可在胆汁中生存，并由肠道排出，在一定时期内仍为带菌者，是本病的重要传染源。

（二）对机体的影响

由于伤寒杆菌的内毒素大量吸收入血和组织的坏死，患者中毒症状明显，体温可持续在 39～40 ℃之间，多呈稽留热；因伤寒杆菌栓塞了皮肤毛细血管或伤寒杆菌及其毒素的刺激，使皮肤毛细血管扩张、充血，皮肤可出现淡红色玫瑰疹，直径 2～4 mm，压之褪色，胸部皮肤较明显，一般在数日内消失；骨髓内巨噬细胞增生挤压和细菌毒素作用，致使外周血中白细胞减少；毒素作用使迷走神经兴奋性增高，出现相对缓脉；大便、血液及骨髓细菌培养阳性等。

三、结局及并发症

伤寒如不出现并发症,一般经过4～5周即可痊愈,老年人、婴幼儿、营养不良、明显贫血者预后较差,严重的毒血症、肠出血和肠穿孔等并发症可导致患者死亡。

1. 肠出血和肠穿孔 多发生于溃疡期,溃疡较深,血管遭受破坏,可引起出血,大量出血可致休克。当溃疡穿过肌层,则容易发生肠穿孔,引起急性弥漫性腹膜炎。

2. 支气管肺炎 以小儿多见,常由于抵抗力低下,继发细菌感染所致。

第三节 细菌性痢疾

细菌性痢疾是由痢疾杆菌引起的一种肠道传染病,病变主要特征是大肠黏膜大量纤维素渗出形成假膜性炎。夏、秋季最为多见,儿童发病率较高。临床主要表现有腹痛、腹泻、里急后重、黏液脓血便及全身中毒症状等。

一、病因和发病机制

1. 病因及传播途径 病因是痢疾杆菌,为革兰阴性菌,依其抗原结构不同可分为四群,即福氏菌、宋内氏菌、鲍氏菌和志贺菌。四群细菌均能产生内毒素,志贺菌尚能产生强烈外毒素。在我国引起菌痢的主要是福氏和宋内氏菌。菌痢患者和带菌者是本病的传染源。痢疾杆菌随粪便排出后,直接或间接(苍蝇为媒介)污染水源、食物、日常生活用品等,经消化系统传染给健康人群。

2. 发病机制 细菌性痢疾的发病机制见图19-16。

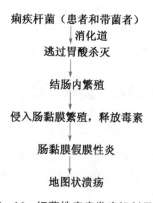

痢疾杆菌（患者和带菌者）

↓消化道

逃过胃酸杀灭

↓

结肠内繁殖

↓

侵入肠黏膜繁殖,释放毒素

↓

肠黏膜假膜性炎

↓

地图状溃疡

图19-16 细菌性痢疾发病机制示意图

二、病理变化及对机体的影响

根据肠道炎症的病变特征及临床经过不同分为以下三种。

（一）急性细菌性痢疾

1. 病理变化 病变主要发生在大肠,尤以乙状结肠和直肠为重。病变初期呈急性卡他性炎,表现为黏液腺分泌亢进,肠黏膜充血水肿,中性粒细胞浸润。病变进一步发展则形成本病特征性的假膜性炎,肠黏膜充血水肿,表面假膜呈糠皮样、灰白色,约 1 周,假膜溶解脱落则形成大小不等,形状不一的"地图状"溃疡(图 19-17),溃疡多较浅表,愈合后一般无明显瘢痕,很少引起肠腔狭窄。

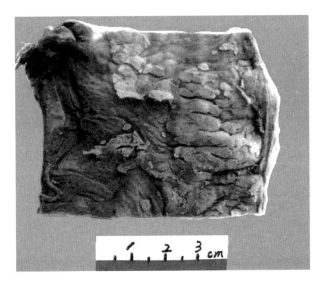

图 19-17　急性细菌性痢疾

2. 对机体的影响及结局　因炎症使肠蠕动增强,对水吸收障碍及腺体分泌亢进,可引起腹痛、腹泻。初期为水样便和黏液便,后因假膜溶解脱落,转为黏液脓血便。炎症刺激直肠壁内的神经末梢及肛门括约肌,患者出现里急后重。细菌毒素的吸收,出现头痛、发热、乏力、食欲减退等全身中毒症状。病程一般 1~2 周,经适当治疗,大多可痊愈,少数可转为慢性。

(二)慢性细菌性痢疾

1. 病理变化　病程超过 2 个月以上者称为慢性菌痢。多由急性菌痢未彻底治愈迁延而成,以福氏菌感染居多。肠黏膜溃疡形成与组织修复反复交替、新旧病变并存,形成慢性溃疡(较急性溃疡深且不规则,可达肌层),其边缘的黏膜常过度增生并形成息肉。最后肉芽组织和纤维瘢痕形成,使肠壁不规则增厚、变硬,甚至导致肠腔狭窄。

2. 对机体的影响及结局　患者有腹痛、腹泻,或便秘与腹泻交替出现,大便常带有黏液或少量脓血。在急性发作期,则可出现急性菌痢的症状。大多数患者可治愈,少数患者可无明显的临床症状和体征而成为慢性带菌者,是本病的重要传染源。

(三)中毒性细菌性痢疾

中毒性细菌性痢疾多见于 2~7 岁儿童,可能与特异体质对细菌毒素产生强烈变态反应有关。本型特征为起病急骤,全身中毒症状重,肠道病变和症状轻微,发病后数小时可出现中毒性休克或呼吸衰竭而死亡。

第四节　阿米巴病

阿米巴病是由溶组织内阿米巴原虫引起的一种寄生虫病。该原虫寄生于人的结肠,引起肠道原发性病变,故又称肠阿米巴病或阿米巴痢疾。少数患者阿米巴原虫可从肠壁移行至肠外组织和器官,引起肠外阿米巴病,其中以阿米巴性肝脓肿最为常见。本病遍及世界各地,主要流行于热带及亚热带。我国南方多见,好发于夏季,男性多于女性,儿童多于成人。

一、肠阿米巴病

（一）病因和发病机制

1. 病因及传播途径　病因为溶组织内阿米巴原虫,有大滋养体、小滋养体和包囊三种形态(图 19-18)。滋养体为阿米巴的致病阶段,易受外界环境因素和胃酸破坏,无传染性;包囊为该原虫的传染阶段。患者和阿米巴包囊携带者是本病传染源。包囊随食物或水由消化道进入人体。

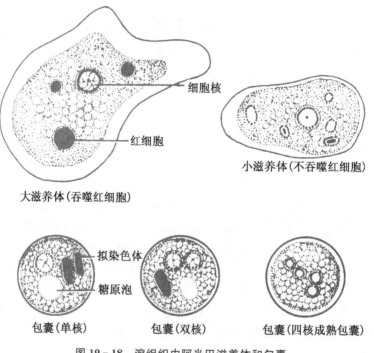

图 19-18　溶组织内阿米巴滋养体和包囊

2. 发病机制　阿米巴原虫的发育、致病过程见图 19-19。

（二）病理变化及对机体的影响

1. 病理变化　病变主要侵犯结肠,以盲肠和升结肠为主,其次为乙状结肠和直肠,严重者整个结肠及回肠下段。病变性质是以组织溶解坏死为主的变质性炎症,一般分为急性和慢性两期。

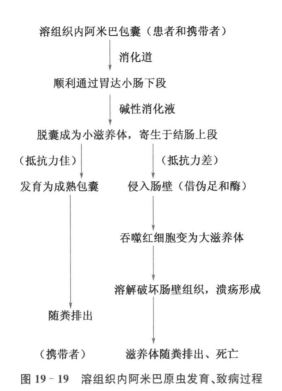

溶组织内阿米巴包囊（患者和携带者）

↓ 消化道

顺利通过胃达小肠下段

↓ 碱性消化液

脱囊成为小滋养体，寄生于结肠上段

（抵抗力佳）　　　　　（抵抗力差）

发育为成熟包囊　　　侵入肠壁（借伪足和酶）

↓

吞噬红细胞变为大滋养体

↓

溶解破坏肠壁组织，溃疡形成

随粪排出

（携带者）　　　滋养体随粪排出、死亡

图 19-19　溶组织内阿米巴原虫发育、致病过程

（1）急性期病变：肉眼观察：早期肠黏膜面可见多个灰黄色、略隆起的斑点，中心部有针尖大小的溃疡，是阿米巴滋养体最早侵入的部位。随后滋养体繁殖并向肠壁纵深发展，导致广泛的组织坏死，形成"烧瓶状"溃疡（图 19-20），溃疡间的肠黏膜无明显病变。病变继续扩大，黏膜下层形成的坏死组织相互沟通，呈隧道样病变，表层黏膜大块脱落，形成巨大溃疡（图 19-21）。镜下观察：溃疡底及边缘为红染的溶解坏死组织，其周围的炎症反应轻微，仅少量淋巴细胞、单核细胞浸润。在溃疡与正常组织交界处易找到阿米巴滋养体（图19-22）。

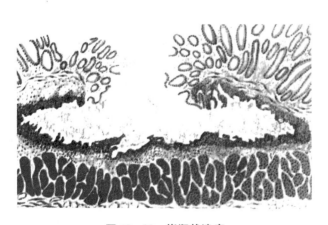

图 19-20　烧瓶状溃疡

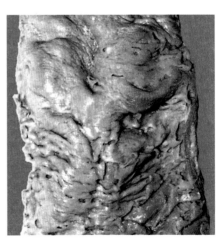

图 19-21　结肠阿米巴病

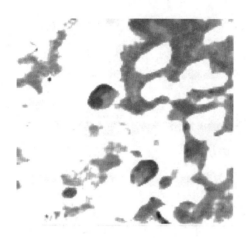

图 19-22　坏死组织内见阿米巴滋养体

（2）慢性期病变：肠黏膜坏死、溃疡形成，肉芽组织增生和瘢痕形成等病变反复交替进行，肠壁因大量纤维组织增生而增厚、变硬，甚至导致肠腔狭窄。偶尔因肉芽组织过度增生形成的局限性包块称为阿米巴肿，多见于盲肠，可引起肠梗阻，并易误诊为肠癌。

2. 对机体的影响　因肠壁溃疡性病变等使肠蠕动增强，黏液分泌增多，患者主要表现为腹痛、腹泻。大便含有液化坏死组织、黏液及大量红细胞，呈暗红色果酱样伴腥臭味。大便检查可找到阿米巴滋养体。由于直肠及肛门病变较轻，故里急后重的症状不明显。慢性期可出现腹泻与便秘交替出现等肠道功能紊乱症状，并可出现肠梗阻。久病不愈者可引起营养不良和贫血等。

（三）结局及并发症

急性期多数可治愈，少数因治疗不当而转为慢性。肠阿米巴病的并发症有肠出血、肠穿孔、肠腔狭窄等，其中肠出血和肠穿孔较多见。

二、肠外阿米巴病

（一）阿米巴性肝脓肿

阿米巴性肝脓肿多发生于肠阿米巴病后 1～3 个月内，是肠阿米巴病最常见、最重要的并发症，也可见于肠道症状消失数年之后。80％位于肝右叶，其原因可能与肝右叶占全肝 4/5，接受原虫机会较多，以及肠阿米巴病好发部位盲肠和升结肠的血液是由肠系膜上静脉门静脉回流进入肝右叶有关。

肠阿米巴病时阿米巴滋养体侵入肠壁小静脉，随门静脉血流到肝内，除引起静脉炎和静脉周围炎外，主要是导致变质性炎症。造成大量肝组织溶解、坏死、液化和出血，形成多数小脓肿，并可相互融合成较大的单个脓肿，但脓腔内并非真正的脓液，而是由液化性坏死物与陈旧性血液混合而成的棕红色或咖啡色果酱样物。脓肿边缘肝组织内可找到阿米巴滋养体。

临床上患者有长期发热伴右上腹痛，肝大及肝区压痛叩击痛等症状和体征。

阿米巴性肝脓肿如不及时治疗，病灶可进一步扩大，并向周围组织穿破，引起膈下脓肿、腹膜炎、肺脓肿、脓胸、胸膜肺气管瘘和阿米巴性心包炎等。

（二）阿米巴性肺脓肿

少见，多由阿米巴性肝脓肿穿破横膈直接蔓延到肺而致。常在右肺下叶形成单个病灶，脓腔内充满棕褐色坏死物质，可与膈下和肝内的脓肿相通。临床上出现发热、胸痛、咳嗽、咯血等类似肺结核的症状。若脓肿破入支气管腔，则患者咳褐色脓样痰，其中可见阿米巴滋养体。

（三）阿米巴性脑脓肿

更少见，多为肝、肺病灶内的滋养体随血流进入脑内所致。可在大脑半球内引起多发性脓肿病灶。这种无菌性脓肿外壁很薄，内壁模糊，内容物为巧克力色坏死液化物。患者临床上可出现发热、头痛、昏迷等症状。如脓肿破入脑室或蛛网膜下隙，则出现高热、头痛、昏迷等症状，患者常于 72 小时内死亡。

第五节 流行性脑脊髓膜炎

流行性脑脊髓膜炎是由脑膜炎双球菌引起的脑脊髓膜的急性化脓性炎症，简称流脑。冬、春季节多见，好发于儿童和青少年，发病急，传播迅速，易引起大流行。临床主要表现为高热、寒战、头痛、呕吐、颈项强直及皮肤淤点、淤斑等。

一、病因和发病机制

1. 病因及传播途径 病因是脑膜炎双球菌，为革兰阴性球菌，具有荚膜，能产生内毒素，使小血管或毛细血管损伤，致皮肤、黏膜出现瘀点（斑）。该菌存在于流脑患者或带菌者的鼻咽部，借飞沫经呼吸道传播。

2. 发病机制 流行性脑脊髓膜炎的发病机制见图 19-23。

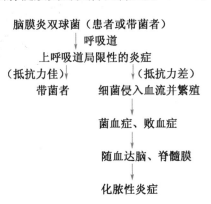

图 19-23 流行性脑脊髓膜炎发病机制示意图

二、病理变化及对机体的影响

（一）病理变化

肉眼观察：脑脊髓膜血管高度充血，蛛网膜下隙内有大量灰白色或灰黄色脓性分泌物，覆盖着脑沟、脑回(图19-24),脑室内也可积脓。镜下观察:蛛网膜血管高度充血,蛛网膜下隙充满大量中性粒细胞、少量单核细胞、淋巴细胞及纤维蛋白(图19-25),重者脑膜周围的脑实质也有炎症改变,称为脑膜脑炎。

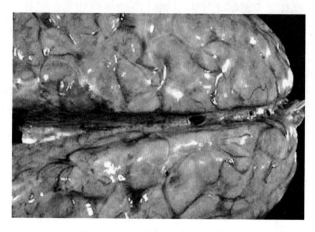

图19-24 流行性脑脊髓膜炎

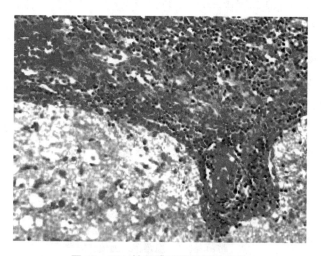

图19-25 蛛网膜下隙脓性渗出物

(二)对机体的影响

1. 颅内压升高 患者出现头痛、喷射性呕吐,小儿常有前囟饱满等。由于脑膜血管充血,蛛网膜下隙渗出物堆积,蛛网膜下隙因脓性渗出物阻塞而影响脑脊液的吸收。

2. 脑膜刺激征 表现为颈项强直和屈髋伸膝征阳性,是因炎症累及脊神经根周围的蛛网膜和软脊膜,使神经根在通过椎间孔时受压,当颈部或背部肌肉运动时,牵引受压的神经根而产生疼痛,因而颈部肌肉发生保护性痉挛而呈僵硬状态,出现颈项强直。在婴幼儿,腰背部肌肉也常发生保护性痉挛而出现角弓反张(图19-26)。屈髋伸膝征阳性,是由于腰骶段脊神经根受到炎症波及而受压,当屈髋伸膝时坐骨神经受到牵拉,引起腰神经根压痛而呈现阳性体征。

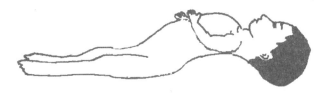

图 19－26 流行性脑脊髓膜炎患者出现角弓反张

3. 脑脊液的变化　脑脊液检查是本病诊断的一个重要依据。脑脊液压力增高,混浊不清,含有大量脓细胞,蛋白增多,糖及氯化物减少,经涂片及培养检查均可找到脑膜炎双球菌。

少数病例(儿童)起病急,病情危重,称为暴发性流脑。根据临床病理特点可分为暴发性脑膜炎球菌败血症和暴发性脑膜脑炎,前者主要表现为败血症休克,脑膜的炎症病变较轻,短期内即出现皮肤和黏膜的广泛出血点、瘀斑及周围循环衰竭等严重临床表现;后者病变波及软脑膜下脑组织,在内毒素的作用下,使脑微循环障碍和血管壁通透性增高,引起脑组织淤血和大量浆液渗出,进而发展成脑水肿,颅内压急剧升高。若抢救不及时,可危及生命。

三、结局并发症

经及时有效的治疗,大多数患者均能痊愈。如治疗不当,可转为慢性并出现以下并发症:①脑积水:由于蛛网膜下隙渗出物的机化,致使脑膜粘连、脑脊液循环障碍;②颅神经受损:如耳聋、视力障碍、斜视及面神经麻痹等;③脑梗死:脑底动脉炎引起血管阻塞所致。

第六节　流行性乙型脑炎

流行性乙型脑炎是由乙型脑炎病毒感染引起的脑脊髓实质的变质性炎症,简称乙脑。多在夏、秋季节流行,儿童发病率高,尤以 10 岁以下儿童多见。临床表现主要是高热、抽搐、嗜睡、昏迷等。

一、病因和发病机制

病因是乙型脑炎病毒,为 RNA 病毒。传染源为乙型脑炎患者或中间宿主(猪、马、牛、羊、鸡、鸭等家畜、家禽),中间宿主的隐性感染率甚高。传播媒介是蚊子,在我国主要为库蚊。机体被携带病毒的蚊虫叮咬后,病毒侵入血流而传染。当免疫力强,血-脑脊液屏障功能正常者,病毒不能进入脑组织致病,称隐性感染,多见于成人;反之,病毒侵入中枢神经系统,可激发机体免疫反应,导致组织损伤。

二、病理变化及对机体的影响

(一)病理变化
病变广泛累及中枢神经的灰质,尤以大脑皮质、基底核、视丘最为严重,小脑皮质、脑桥及延髓次之,脊髓病变最轻。

1. 肉眼观察　软脑膜及脑实质充血、水肿,重者可见点状出血及粟粒状或针尖大小的半透明软化灶。

2. 镜下观察

(1) 神经细胞变性、坏死:表现为神经细胞肿胀,尼氏小体消失,胞浆出现空泡、核偏位等;严重时,神经细胞可发生坏死。局灶性神经组织坏死液化,形成染色较浅、质地疏松的筛网状病灶,称为筛状软化灶(图19-27);在变性、坏死的神经细胞周围,常有增生的少突胶质细胞围绕,称为神经细胞卫星现象(图19-28);小胶质细胞、中性粒细胞侵入变性坏死的神经细胞内,称为噬神经细胞现象(图19-29)。

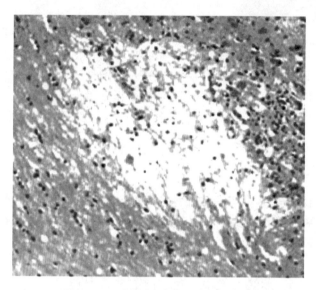

图 19-27　神经细胞坏死形成软化灶

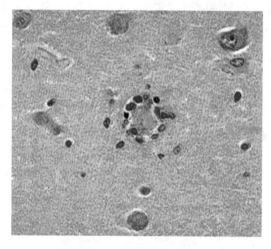

图 19-28　神经细胞卫星现象

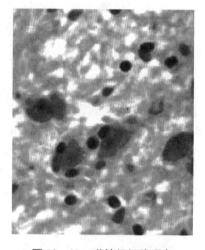

图 19-29　噬神经细胞现象

(2) 淋巴细胞浸润:脑实质血管明显扩张充血,脑组织水肿,血管周围间隙增宽,可见淋巴细胞为主的炎细胞围绕血管周围间隙呈袖套状浸润,称淋巴细胞袖套(图 19－30)。

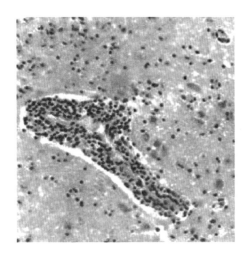 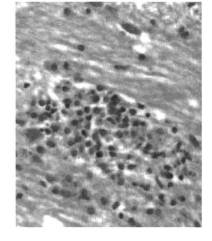

图 19－30　淋巴细胞呈袖套状浸润　　　　　　图 19－31　胶质细胞结节

(3) 胶质细胞增生:小胶质细胞增生明显,呈弥散性或局灶性分布,可形成小胶质细胞结节(图 19－31)。

(二) 对机体的影响

1. 高热　早期有高热,全身不适等症状,由于病毒血症所致。

2. 颅内压升高　脑内血管的扩张、充血、血管壁通透性升高,导致脑水肿,使颅内压升高,出现头痛、呕吐等。

3. 神经受损症状　神经细胞的广泛变性、坏死引起中枢神经系统功能障碍,患者常发生嗜睡、抽搐甚至昏迷等症状。

4. 脑脊液变化　脑脊液呈透明或微混浊,压力轻度增高,细胞增多,其中以淋巴细胞为主。

三、结局及并发症

多数患者经治疗后痊愈。少数病例因脑组织病变较重而发生痴呆、语言障碍、肢体瘫痪等后遗症。病变严重者,可并发小叶性肺炎甚至呼吸、循环衰竭而死亡。

流行性脑脊髓膜炎与流行性乙型脑炎的比较见表 19－2。

表 19－2　流行性脑脊髓膜炎与流行性乙型脑炎的比较

区别项目	流行性脑脊髓膜炎	流行性乙型脑炎
病原体	脑膜炎双球菌	乙型脑炎病毒
传染途径	由飞沫经呼吸道传播	蚊虫为媒介经血源传播
流行季节	冬春季节	夏秋季节
病理特点	脑、脊髓膜的急性化脓性炎症	脑、脊髓实质的急性变质性炎症

续表 19-2

区别项目	流行性脑脊髓膜炎	流行性乙型脑炎
临床表现	颅内高压和脑膜刺激征为主	嗜睡、昏迷和抽搐等脑实质损害症状为主
脑脊液特点	混浊或脓性,细胞数显著增多(以中性粒细胞为主),蛋白质显著增多,糖及氯化物减少,可找到细菌	透明或微混浊,细胞数轻度增加(以淋巴细胞为主),蛋白质轻度增多,糖及氯化物正常,找不到细菌

第七节 血吸虫病

血吸虫病是由血吸虫寄生于人体而引起的一种地方性寄生虫病,主要病变是由虫卵引起肝与肠的肉芽肿形成。寄生于人体的血吸虫有 6 种,即日本血吸虫、曼氏血吸虫、埃及血吸虫、间插血吸虫、湄公血吸虫及马来血吸虫,在我国仅有日本血吸虫病流行。本病主要流行于长江中下游十三个省市。近年来有些地区的发病率有所回升,并发现了一些新的疫区。因此,血吸虫病的防治工作任重而道远。

一、病因和发病机制

血吸虫生活史可分为虫卵、毛蚴、尾蚴、童虫及成虫等发育阶段。虫卵随病人或病畜的粪便排入水中,孵出毛蚴;毛蚴钻入中间宿主钉螺体内继续繁殖,发育成尾蚴游于水中(疫水),当人、畜接触疫水时,尾蚴借其头腺分泌的溶组织酶和肌肉收缩的机械性运动,钻入其皮肤或黏膜并脱去尾部变为童虫;童虫进入小静脉或淋巴管内到达右心,经肺循环进入大循环播散到全身。但只有抵达肠系膜静脉者才能发育为成虫并大量产卵,虫卵随门静脉血到达肝脏或逆流入肠壁,发育为成熟虫卵,并破坏肠黏膜进入肠腔,随粪便排出体外,再重演上述生活周期(图 19-32)。

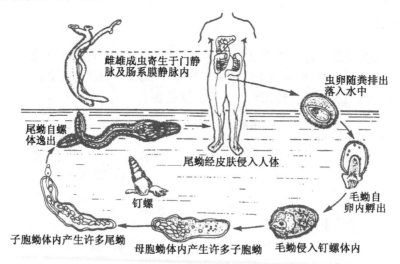

图 19-32 血吸虫生活史

二、基本病理变化

感染血吸虫后,其发育成熟的各个阶段均可引起机体病变,一般说来,尾蚴、成虫、童虫所致的损伤,多为一过性或较轻微,但以虫卵沉积引起的病变最严重,危害最大。

(一)尾蚴引起的病变

尾蚴钻入皮肤后数小时至2~3天发生尾蚴性皮炎,皮肤局部出现瘙痒的红色小丘疹,是真皮内的急性过敏性炎症,数日后消退。病理变化为皮下毛细血管扩张、充血,伴有出血、水肿,嗜酸性粒细胞和巨噬细胞浸润。

(二)童虫引起的病变

童虫在体内移行可引起血管炎和血管周围炎,以肺组织受损最为明显。表现为肺组织充血、水肿、点状出血及嗜酸性粒细胞浸润,但病变轻微而短暂。患者出现发热、短暂的咳嗽、痰中带血丝和血中嗜酸性粒细胞增多等症状和体征。

(三)成虫引起的病变

成虫在静脉内寄生,摄取营养和吞食红细胞,对机体损害较轻,其代谢产物可引起寄生部位的静脉炎和静脉周围炎,还可引起发热、轻度贫血、肝脾大和嗜酸性粒细胞增多等。死亡的成虫周围可形成嗜酸性脓肿。

(四)虫卵引起的病变

血吸虫病以宿主对虫卵的炎症反应(虫卵肉芽肿)和随之发生的纤维化为主要病理基础,这也是血吸虫病发生在肝、肠病变的根本原因。

1. 急性虫卵结节　肉眼观察:结节呈灰黄色、粟粒大小,直径为0.5~4 mm。镜下观察:结节中央常见1~2个成熟虫卵,虫卵表面可有放射状嗜酸性均质棒状体,免疫荧光法证明为虫卵抗原抗体复合物。虫卵周围是红染的坏死物质和大量嗜酸性粒细胞浸润,故称嗜酸性脓肿(图19-33),脓肿周围出现肉芽组织增生。

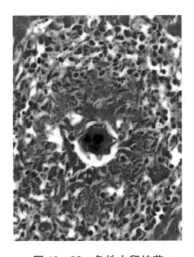

图19-33　急性虫卵结节

2. 慢性虫卵结节　急性虫卵结节形成15天左右,虫卵内毛蚴死亡,结节内坏死物质被吸收,虫卵破裂或钙化,周围有上皮样细胞增生并形成多核异物巨细胞,伴有淋巴细胞浸润,形成虫卵肉芽肿。因其形态类似结核结节,故又称为假结核结节(图19-34)。最后结节逐渐发生纤维化,而转变为瘢痕期肉芽肿。其中死亡、钙化的虫卵可长期存留。瘢痕期肉芽肿可作为诊断血吸虫病的重要病理学依据。

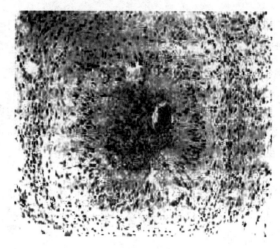

图19-34 慢性虫卵结节

三、主要器官的病理变化

(一)肝脏病变

肝脏的病变发生最早,也最严重。虫卵随血流栓塞于汇管区门静脉分支内,以肝左叶最明显。早期肝表面及切面可见粟粒状灰白或灰黄色结节。肉眼观察:肝体积缩小,变形变硬,表面起伏不平,有散在浅沟将肝划分为许多不规则的隆起区,切面见大量增生的结缔组织沿门静脉分支呈树枝状分布,又称干线型或管道型肝硬化。由于虫卵阻塞在门静脉小分支内,造成窦前性阻塞,故门脉高压症状较门脉性肝硬化早而严重,临床常出现腹水、巨脾、食管下段静脉曲张等。镜下观察:汇管区可见许多急性虫卵结节,邻近的肝窦扩张充血,肝细胞变性、小灶性坏死或受压萎缩,枯否细胞增生。晚期肝内可见慢性虫卵结节,汇管区的纤维组织增生,导致血吸虫性(干线型)肝硬化,但肝小叶结构一般不遭破坏,不形成假小叶。

(二)肠道病变

病变可累及全结肠,以直肠、乙状结肠和降结肠最明显,也常波及右侧结肠和阑尾。早期虫卵沉积于肠黏膜下层和固有层,形成褐色稍隆起的斑片状病灶,伴有充血、水肿,重者可坏死脱落,形成散在的浅表小溃疡。虫卵排入肠腔,则大便虫卵检查呈阳性。临床上可出现腹痛、腹泻和脓血便等症状。晚期虫卵反复沉积,形成新旧不一的虫卵结节,伴有纤维化而导致肠壁增厚、变硬,使虫卵难以排入肠腔,严重者可致肠腔狭窄或梗阻。由于虫卵和慢性炎症刺激,可使肠黏膜过度增生形成多发性息肉,少数形成绒毛状腺瘤甚至腺癌。

(三)脾脏病变

早起脾脏轻度肿大,主要由于成虫代谢产物致脾内单核巨噬细胞增生所致。后期由于门脉高压引起脾脏慢性淤血和结缔组织增生,脾脏可显著增大,重量增加,甚至达 4 000 g 以上。临床上可出现脾功能亢进,表现为红细胞、白细胞和血小板减少等。

(四)异位血吸虫病

成虫或虫卵出现在门静脉系统以外的组织和器官(如肺、脑、胃、肾及皮肤等),称异位寄生。由于成虫主要寄生在门静脉系统,因此,虫卵一般沉着于肝、肠组织内,引起异位血吸虫病者较少,一般多见于脑及肺等其他器官。

第八节　性传播疾病

性传播性疾病是指以性接触为主要传播途径的一类传染病。近十余年,WHO 扩大了性病范围,其病种已多达 20 余种。性传播性疾病不仅引起生殖器官和附属淋巴结病变,还可引起全身皮肤和重要器官的病变,甚至威胁生命。

一、尖锐湿疣

尖锐湿疣是由人乳头状瘤病毒(HPV)感染引起的性传播疾病,最常见于 20～40 岁。

(一)病因和发病机制

本病主要由 HPV(6 型和 11 型)引起。HPV 是一种嗜黏膜的 DNA 病毒,只侵袭人体,潜伏期通常为 3 个月。主要通过性接触传播,也可通过间接接触而传染,如浴巾、浴缸、毛巾和牙刷等。

(二)病理变化及对机体的影响

1. 病理变化　病变好发于潮湿温暖的黏膜和皮肤交界处。常见于阴茎冠状沟、龟头、阴蒂、阴唇、会阴、宫颈、尿道口或肛门周围,偶见腋下、乳房、喉等处。

肉眼观察:早期形成散在、小而尖的乳头,逐渐增大、增多,呈淡红色或灰白色;晚期乳头互相融合形成疣状或菜花状肿块(图 19-35),质软,湿润;根部有蒂,表面凹凸不平,可因感染而溃烂,触之易出血。镜下观察:表皮呈疣状或乳头状增生,上皮脚延长、增宽甚至呈假上皮瘤样改变。表皮角化不全,棘细胞层增厚。最具有诊断价值的是颗粒层和棘层上皮细胞有明显空泡形成——挖空细胞(图 19-36)。此种细胞核大深染,核边缘不整齐,呈轻度异型性,核周有空晕,整个细胞呈空泡状。真皮层毛细血管扩张、慢性炎细胞浸润。

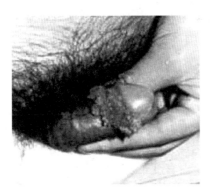
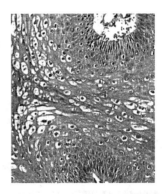

图 19-35　尖锐湿疣　　　　　图 19-36　尖锐湿疣之挖空细胞

2. 对机体的影响　临床表现局部瘙痒、烧灼痛等。本病可在几个月内自然消退,也可持续多年,甚至恶变。

二、淋病

淋病是由淋球菌引起的一种性传播性疾病,主要病变为泌尿生殖道黏膜的化脓性炎症,多发生于15～30岁,以20～24岁最常见,男女均可患病。

（一）病因和发病机制

淋球菌为革兰阴性球菌,淋病患者和带菌者是传染源。成人几乎全部通过性接触传染,儿童可通过接触患者衣、物等传染,胎儿受母亲产道分泌物感染,可引起新生儿的眼结膜炎。

（二）病理变化及对机体的影响

1. 病理变化　男性病变开始于前尿道,可逆行蔓延至后尿道、前列腺、精囊和附睾。女性的病变常累及尿道、前庭腺、宫颈管、内膜、输卵管、外阴和阴道等处。

肉眼观察:病变部位充血、水肿,尿道外口有脓性分泌物溢出。镜下观察:黏膜充血、水肿,黏膜下有大量中性粒细胞浸润。脓液涂片,在中性粒细胞内找到淋球菌为诊断的主要依据。

2. 对机体的影响　临床上患者有尿频、尿急、尿痛等急性尿道炎的症状,局部有疼痛及烧灼感。在急性期及时彻底治疗可痊愈,否则,病变呈慢性而反复发作,可导致不育不孕。

三、梅毒

梅毒是由梅毒螺旋体感染引起的一种慢性传染病。早期病变主要累及皮肤和黏膜,晚期则累及全身各脏器,特别是心血管和中枢神经系统。

（一）病因和发病机制

病原体是梅毒螺旋体。梅毒患者是唯一的传染源,95％以上通过性接触传播,少数可因输血、手术不慎、分娩、哺乳等被传染(后天性梅毒)。还可以经胎盘传染给胎儿(先天性梅毒)。发病机制尚未完全清楚,梅毒螺旋体从破损处进入机体后,机体对其产生细胞免疫和体液免疫,免疫力的强弱决定着疾病的痊愈、加重或隐伏。

（二）基本病理变化

1. 闭塞性动脉内膜炎和小血管周围炎　可见于各期梅毒。小动脉内皮细胞及纤维细胞增生使管壁增厚、血管腔狭窄闭塞。小血管周围可见单核细胞、淋巴细胞、浆细胞浸润。浆细胞浸润是本病特点之一。

2. 树胶样肿(梅毒瘤)　一般见于晚期梅毒。为类似结核结节的肉芽肿,该肉芽肿韧而有弹性,质地如树胶,因而得名。病灶灰白色,大小不一,小者仅于镜下被发现,大者达数厘米。镜下结构颇似结核结节,中央为凝固性坏死,形态类似干酪样坏死,但坏死不彻底,周围可见大量淋巴细胞和浆细胞浸润,而上皮样细胞、朗格汉斯巨细胞较少,且常有闭塞性小动脉炎。树胶样肿后期可被吸收、纤维化,最后使器官变形,但很少钙化,这又和结核结节截然不同。

（三）后天性梅毒

按病程经过分为三期，一、二期梅毒为早期梅毒，具有传染性，三期梅毒为晚期梅毒，因累及内脏，又称内脏梅毒。

1. 一期梅毒 病变特点是硬下疳形成。好发于外生殖器（龟头、阴唇、子宫颈和阴道后穹隆等），少数发生于生殖器以外（唇、舌、肛周等）。在梅毒螺旋体侵入机体后，约有 3 周的潜伏期，然后在侵入的部位发生炎症反应，形成下疳。下疳常为单个，直径为 1～2 cm，圆形和椭圆形，边界清楚的无痛性硬结。继而硬结表面出现水泡，破溃后形成质硬、底部洁净、边缘隆起的溃疡，因其质硬，又称硬下疳（图 19－37）。镜下溃疡底部可见闭塞性小动脉内膜炎及血管周围炎。下疳发生 1～2 周后，局部淋巴结肿大，无痛、质硬。经一个月左右，由于机体的免疫反应，硬下疳自愈，局部肿大的淋巴结也消退，但体内病菌仍继续繁殖。

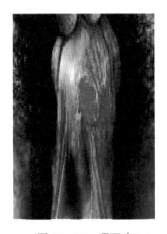

图 19－37 硬下疳

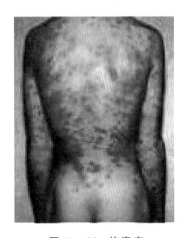

图 19－38 梅毒疹

2. 二期梅毒 梅毒疹是本期的病变特点。常于下疳消退后 3～4 周，潜伏于体内的螺旋体又大量繁殖、入血，引起全身广泛性皮肤黏膜暗红色小丘疹（图 19－38），同时伴有全身淋巴结肿大。镜下为典型的闭塞性血管内膜炎和血管周围炎，病灶内可找到梅毒螺旋体，故此期传染性强。梅毒疹几周内可自行消退，多年后可发展为三期梅毒。

3. 三期梅毒（又称晚期梅毒） 常发生于感染后 4～5 年，病变特点为树胶样肿形成（图 19－39）。病变累及内脏，特别是心血管和中枢神经系统。后期树胶样肿纤维化、瘢痕收缩，引起严重的组织器官破坏和功能障碍。

病变侵犯主动脉可引起梅毒性主动脉炎、主动脉瓣关闭不全及主动脉瘤。梅毒性主动脉瘤破裂常是患者猝死的主要原因。神经系统病变主要累及中枢神经及脑脊髓膜，可导致麻痹性痴呆和脊髓痨。肝的树胶样肿可使肝呈结节状增大，继而发生纤维化、瘢痕收缩，以至肝呈分叶状，称为分叶肝。病变也可累及颅骨、鼻骨、股骨及胸骨等。

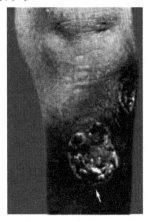

图 19－39 树胶样肿

（四）先天性梅毒

因孕妇患有梅毒，梅毒螺旋体由血液通过胎盘感染胎儿而引起的梅毒。先天性梅毒根据被感染胎儿发病的早晚分为早发性和晚发性两种。早发性梅毒常引起早期或晚期流产、死胎或幼儿期发病；晚发性梅毒可待到儿童期或青年期发病。

四、艾滋病

获得性免疫缺陷综合征是由人类免疫缺陷病毒引起的以全身性严重免疫缺陷为主要特征的致命性传染病，简称艾滋病（AIDS）。临床主要有发热、全身淋巴结肿大、进行性消瘦、乏力、腹泻和神经系统症状等。本病迅速传播，遍及世界各地，病情凶险，病死率几乎为100％。

（一）病因和发病机制

病原体是人类免疫缺陷病毒（HIV），是一种逆转录病毒，主要存在于宿主的血液、精液、子宫、阴道分泌物和乳汁中。AIDS患者和无症状病毒携带者是本病的传染源。其传染途径包括：①性接触传染，最为常见；②用污染的针头作静脉注射；③输入带有HIV的血液或血制品；④母体病毒经胎盘感染胎儿或通过哺乳、黏膜接触方式感染婴儿；⑤接受感染者的器官、组织作为供体。AIDS潜伏期长，从病毒感染到出现AIDS症状要5年甚至更长时间。HIV由皮肤、黏膜的创口进入人体，对T细胞有亲和力，主要攻击和破坏辅助性T细胞（Th），导致Th细胞溶解和死亡，造成机体Th细胞减少，致使细胞免疫功能缺陷，易于发生机会性感染和恶性肿瘤。

（二）病理变化及对机体影响

艾滋病的主要病理变化为：全身淋巴组织的变化、机会性感染和恶性肿瘤三个方面。

1. 淋巴组织的变化　淋巴结病变早期淋巴滤泡明显增生，生发中心活跃，呈"满天星"现象，与一般的反应性淋巴结炎相似。以后淋巴滤泡外套层淋巴细胞减少或消失、小血管增生，生发中心被零碎分割。副皮质区淋巴细胞减少，浆细胞增多。晚期的淋巴结一片荒芜，淋巴细胞消失殆尽，不见淋巴滤泡，仅有巨噬细胞和浆细胞残留。脾、胸腺、回肠、骨髓中淋巴组织及淋巴细胞减少甚至消失，仅见组织支架。

2. 机会性感染　机会性感染是指致病力弱的病原体，在机体免疫力下降时而发生的严重感染，是本病的主要致死原因，具有感染范围广、累及器官多的特点。其中以中枢神经系统、呼吸系统、消化系统等继发性感染最常见。病原体种类繁多，有病毒、细菌、霉菌、原虫等，一般可有两种以上病原体同时感染。约50％的病例有卡氏肺孢子虫感染，约70％病例有中枢神经系统感染，其中弓形虫或新型隐球菌感染引起脑炎或脑膜炎较多见。

3. 恶性肿瘤　30％患者可发生卡波西肉瘤（Kaposi），该肿瘤起源于血管内皮，广泛累及内脏，以下肢多见。肉眼观察，肿瘤呈暗蓝色或紫棕色结节。此外，还有非霍奇金淋巴瘤、霍奇金和中枢神经系统肿瘤等。

知 识 拓 展

蚊虫叮咬不会传播艾滋病

理由:(1) 蚊子不是艾滋病病毒的适宜宿主,艾滋病病毒在蚊子体内不能发育,也不繁殖,两三天内即消亡。(2) 蚊子的食管和唾液管是两条管子,吸入的血液和吐出的唾液都是单向的。蚊子吸血时不会将自己的或刚吸来的血液注入被叮咬者体内,而是注入唾液,作为润滑剂以便吸血。所以不会出现类似皮下注射的效果。

复习与思考

一、选择题

1. 对结核病最有诊断价值的基本病理变化是　　　　　　　　　　　　　　　　(　　)

A. 含大量淋巴细胞和巨噬细胞的渗出液

B. 灰白色、半透明状的粟粒大小结节

C. 找到朗格汉斯巨细胞

D. 干酪样坏死

E. 原发综合征

2. 关于原发性肺结核下列哪一项是正确的　　　　　　　　　　　　　　　　(　　)

A. 病变在肺内易顺支气管播散

B. 由于是初次感染,病变不易局限

C. 早期病变位于肺尖

D. 仅发生于儿童,不发生于成年人

E. 如不经积极治疗,难于愈合

3. 下述哪型肺结核病在临床上有开放性肺结核之称　　　　　　　　　　　　(　　)

A. 局灶性肺结核　　　　　　B. 浸润性肺结核　　　　　　C. 结合球

D. 慢性纤维空洞型肺结核　　E. 干酪样肺炎

4. 结核结节主要由什么细胞构成　　　　　　　　　　　　　　　　　　　　(　　)

A. 浆细胞　　　　　　　　　B. 淋巴细胞　　　　　　　　C. 成纤维细胞

D. 类上皮细胞和朗格汉斯巨细胞　　E. 巨噬细胞

5. 伤寒病理变化的最主要特征是　　　　　　　　　　　　　　　　　　　　(　　)

A. 肠管发生溃疡　　　　　　B. 同时脾大　　　　　　　　C. 末梢血白细胞减少

D. 以单核巨噬细胞增生为主　　E. 遗留肠腔狭窄

6. 细菌性痢疾的好发部位是　　　　　　　　　　　　　　　　　　　　　　(　　)

A. 结肠上段　　　　　　　　B. 回肠　　　　　　　　　　C. 直肠和乙状结肠

D. 空肠　　　　　　　　　　E. 结肠下段

二、名词解释

结核结节　肺原发综合征　结核球　干酪样肺炎　伤寒细胞

三、思考题

1. 简述结核病的基本病变及转归。

2. 原发性肺结核病与继发性肺结核病有何不同？

3. 简述肠伤寒的主要病变特点及并发症。

4. 细菌性痢疾与阿米巴痢疾有何不同？

5. 艾滋病的传播途径有哪些？

四、病例分析

王某，女，24 岁。结核菌素试验阳性，X 线胸片示右肺上叶 2 cm×2 cm 的结核性空洞。

请思考：

1. 试分析结核性空洞的形成过程及并发症。

2. 说出继发性肺结核的类型及病变特点。

（韩　飞）

病理学实验实训指导

绪　论

一、病理学实验目的

病理学实验课是病理学教学过程中的一个重要组成部分,主要进行病理形态学方面的学习和认知,使同学们达到下列目的:①更好地理解和掌握理论课讲过的病理学的基本理论内容;②训练学生必备的科学技能和科学作风;③培养学生综合分析问题和解决问题的能力,使其成为动脑、动手能力较强,具有创新精神的开拓型人才。

二、病理学实验内容和方法

病理学的实验内容包括:①观察病变组织、器官的大体和组织学改变;②进行尸检病例或临床病例讨论;③观看录像;④尸体解剖见习;⑤动物实验等。

(一)大体标本的观察和诊断

1. 标本来源和固定液

标本来源:手术切除或尸体解剖获得的病变器官或组织。

固定液:常用的为 10%中性福尔马林(甲醛)固定液,无色透明液体。固定后的标本,组织呈灰白色,血液呈暗黑褐色。有时用原色固定液(凯氏固定液),为淡黄色液体,固定后的组织基本上保持原色不变。

2. 观察方法　首先判定是何组织、器官,然后从外向内、从上到下观察器官的体积、形状、颜色、硬度、表面及切面等,运用所学的知识判定有无病变,综合分析做出病理诊断。

3. 观察要点

(1)体积:有无增大缩小,增大时包膜紧张,缩小时包膜皱缩。

(2)形状:有无异常,有无新生物,其形态如何。

(3)颜色、光泽:灰黄、灰白且正常纹理消失常为坏死,暗红且成片常为淤血或出血。

(4)表面:是否光滑,被膜有无渗出物或增厚;血管有无扩张、充血;被膜剥离难易。

(5)切面:结构、颜色和质地有无改变,空腔脏器有无内容物,管腔有无扩张或变小。

(6)病灶的情况:发现局限性病灶时,注意观察病灶的部位、分布、数目、形状、大小、颜色、质地、有无包膜及其和周围组织的关系等(不同脏器的具体观察方法见各系统的介绍)。

4. 诊断　根据所见病变特点,结合理论知识做出病理诊断。病理诊断的书写方法为:器官或组织名称加病变或疾病名称,如脑梗死、子宫平滑肌瘤、骨结核、皮肤溃疡等。

(二)病理切片的观察和诊断

1. 病理切片的制作　从病变组织与正常组织交界处切取组织块,经固定、脱水、石蜡包埋、切片、染色等步骤制作而成。一般用苏木素伊红(HE)染色,细胞核染成蓝色,细胞质和胶原纤维染成粉红色。

2. 观察方法

（1）肉眼观察

1）肉眼观察该切片的外形及染色情况。

2）初步判断是取自何组织、器官；病变的范围、部位。

（2）低倍镜观察

1）观察方法：实质器官一般由外（被膜侧）向内，空腔脏器由内向外逐层观察。观察每层时应从一端开始，按从左到右或从上到下的顺序进行全面观察。

2）观察内容：确认是何器官或组织，找出病变部位，确定病变范围与正常组织间的关系。

（3）高倍镜观察：根据需要，选用高倍镜观察病变部位的微细结构和形态变化。

（4）观察非主要病变部位有无改变及其特点。

3. 诊断　综合分析所见病变特点，做出病理诊断，书写方法同大体标本。

（三）观察大体标本和组织切片的注意事项

1. 动与静的联系　把片段的、静止的标本与该病变在人体内动态的发生、发展到结局的过程联系起来，加深对理论的认识。

2. 宏观与微观的联系　从大体标本的病变出发联系到切片中会出现什么改变，或从切片标本出发联系到大体标本会出现什么病变。从宏观到微观或从微观到宏观更扎实地掌握病变。

3. 形态与机能的联系　从标本的病变出发主动联系到该病人会出现哪些机能障碍，临床有哪些表现。提高分析问题的能力。

4. 各病变间的联系　有两种以上病变的标本，应分析判定各种病变间有无联系，是同一病理过程的病变组合，还是互无关系的不同疾病。

5. 观察标本　要细致、全面，分析问题、推理要有科学的根据，实事求是，才能做出正确的判断。

6. 课前应预习相关的病理学理论、解剖学、组织学及病原生物学等知识。

（四）临床病理讨论

1. 目的　通过分析典型的临床病例、尸检病例，运用所学的病理学知识，在教师指导下进行讨论，达到理论联系实际、加深对所学知识的理解，以培养综合分析问题和解决问题的能力。

2. 讨论要求

（1）根据肉眼及镜下所见病理变化，结合临床表现，做出主要病理诊断。

（2）分析病变的发生、发展过程及主要病变之间联系。

（3）分析病变和主要临床表现间联系。

（4）找出患者死亡的主要原因。

（五）动物实验

在实验动物身上复制某种疾病或病理过程的模型，来研究疾病的病因、发病机制、病理变化、药物治疗效果等。

三、实验报告

书写实验报告的目的在于培养学生观察、认识病变的能力和文字表达能力,加深对重点内容的理解,同时了解学生对病理知识的掌握情况,及时发现和解决教学中存在的问题。

实验报告的形式有描述大体标本、组织切片的病变特点,绘制组织学改变图,回答问题以及写出病例讨论的提纲等。描述病变要求全面准确、突出重点、文字简练、条理清楚。绘图要求准确,能表现出器官的特点和病变的重点,并加以文字注释。

实验一　细胞和组织的适应、损伤和修复

一、实验目的与要求

通过实验熟悉萎缩、肥大、脂肪变性、玻璃样变性、坏死的形态学特征,了解其生理功能变化和临床表现。

二、实验内容

（一）大体标本

1. 肾盂积水　肾脏体积增大,切面可见肾盂及肾盏明显扩张,肾实质萎缩变薄,皮髓分界不清,有的标本可见肾盂出口处有结石,此种病变属压迫性萎缩。

2. 心脏肥大(高血压性心脏病)　心脏体积增大,以左心肥大为主,切面可见左心室肥厚(正常为 0.8～1.2 cm),肉柱及乳头肌增粗,左心室腔相对缩小。

3. 脂肪肝　肝脏体积略增大,包膜紧张,切面边缘较钝,略有外翻,肝组织呈淡黄色,质地均匀有油腻感。

4. 脾被膜玻璃样变性　脾脏被膜纤维性增厚并发生玻璃样变性,呈灰白色,似包裹了一层糖衣,故又称"糖衣脾"。

5. 足干性坏疽　外科截肢之足标本,坏疽的足趾呈黑色、组织干燥、皮肤皱缩,与正常组织间有一明显的分界线。

（二）病理切片

1. 横纹肌萎缩　低倍镜:萎缩的横纹肌组织、肌细胞普遍变小,大小不等,胞质红染,核变小、深染、集中,有的肌细胞仅残存细条纹状,间质结缔组织与脂肪组织增多。高倍镜:萎缩的横纹肌结构不清,横纹消失。

2. 支气管上皮鳞状上皮化生　低倍镜:肺组织、小支气管腔扩张。高倍镜:支气管部分假复层纤毛柱状上皮黏膜消失,转变为鳞状上皮。

3. 肝脂肪变性　低倍镜:肝组织结构完好,可见肝小叶和汇管区部分肝细胞内有大小不等的圆形空泡(脂肪滴,制片时被有机溶剂溶解)。高倍镜:肝细胞内空泡大小不等,空泡较大时核被挤于一边,肝血窦明显受压变窄。

4. 淋巴结干酪坏死　低倍镜:淋巴结结构大部分破坏,呈红染无结构细颗粒状,坏死区周围有结核性肉芽肿。高倍镜:坏死较为彻底,无细胞结构,亦不见组织轮廓。

三、病例讨论

女性,45 岁,自觉腹胀、厌油腻、肝区痛。体温 39 ℃,B 超检查肝脏增大。肝功能:血清胆红素及丙氨酸氨基转移酶升高。病原学检测:HBsAg、HBeAg、HbcAg 均呈阳性。临床诊断为急性乙型病毒性肝炎。

讨论题:解释肝大、肝区疼痛及肝功能异常的病理学基础。

四、实验作业

绘制肝脂肪变性的显微镜下图。

实验二　局部血液循环障碍

一、实验目的与要求

熟悉淤血、血栓形成、梗死的肉眼及显微镜下的病变特征。

二、实验内容

(一)大体标本

1. 肺淤血　肺体积增大,重量增加(正常为 375~550 g),包膜紧张,边缘变钝,颜色暗红,质地较实;长期的慢性肺淤血标本呈肺褐色硬化改变,肺质地变硬,肉眼呈棕褐色。

2. 慢性肝淤血(槟榔肝)　肝脏体积增大,包膜紧张,褐红或暗红色。表面及切面见呈红黄相间的状似槟榔切面的条纹。红黄为两种病变特征:暗红是淤血区,黄色是脂肪变性区。

3. 慢性脾淤血　脾脏体积增大,重量增加(正常为 120~150 g),包膜增厚紧张,边缘变钝,质地较硬,颜色灰红;切面见暗红色的脾髓中有灰白色的纤维组织增生、脾小梁增粗。

4. 静脉血栓形成　剪开的静脉腔内见圆柱形固体物紧密附着于血管内膜面,该物体较粗糙干燥,呈黑白相间(交替)的结构(新鲜时红白相间)。

5. 脾贫血性梗死　脾梗死切面呈楔形,其尖端指向脾门,底部靠近包膜,灰白色、干燥、质实,边界清楚,见明显的充血出血带。

6. 肠出血性梗死　肠管一段,见呈节段形坏死。病变肠壁肿胀,颜色暗红,浆膜面失去光泽。

(二)病理切片

1. 慢性肺淤血　低倍镜:肺泡壁毛细血管和小静脉高度扩张充满红细胞,多数肺泡腔内充满淡红色水肿液(为粉红染均质状物)。高倍镜:部分肺泡腔内见红细胞和含有棕黄色含铁血黄素颗粒的心衰细胞。

2. 慢性肝淤血　低倍镜:肝小叶中央静脉及其周围肝窦扩张充满红细胞。高倍镜:肝小叶中央的部分肝细胞萎缩甚至消失,周边的部分肝细胞内出现大小不等的圆形空泡(为脂肪变性的肝细胞 HE 染色镜下所见)。

3. 静脉内混合血栓　低倍镜:血栓为深红色和淡红色两部分层叠相间,深红色为血液凝固后红细胞堆积而成,淡红色为血小板小梁,淡红色血小板小梁形成纵横交错波浪状,粗细不等。高倍镜:在小梁的边缘可见黏附有许多白细胞,小梁间为浅红色纤维素网,其间充满大量红细胞。

三、病例讨论

病例一

男性,68 岁,因患支气管癌入院。住院近半个多月来,安静卧床休息,做各种化验及各项术前准备。一日在去厕所途中突然晕倒,经多方抢救无效死亡。

尸体解剖检查阳性所见:

(1) 左肺上叶近肺膜处可见一 7 cm×6 cm 大小的肿物,切面灰白色,干燥,有轻度出血坏死。

(2) 剖开肺动脉系统,见一大的血栓阻塞于肺动脉主干。

讨论题:

请根据学过的病理学知识试分析本例死亡原因。

病例二

女性,22 岁,腹痛 15 小时入院。体检:板状腹、压痛反跳痛明显。手术探查:见距小肠 Treitz's 韧带 4 米处肠扭转,肠管坏死发黑。临床诊断:肠扭转。

手术切除肠管观察:肠壁增厚呈暗红色出血坏死,肠黏膜皱襞消失,肠腔内充满圆柱状血凝块,浆膜失去正常光泽。病理诊断:小肠出血性梗死。

讨论题:

1. 解释肠出血性梗死病变的原因。

2. 不积极手术治疗可能有什么后果?

四、作业

绘制肺淤血、肝淤血镜下图。

实验三　炎　症

一、实验目的与要求

1. 观察各类炎症的大体标本和切片标本,掌握其病变特点。

2. 观察各类炎症细胞的镜下特点。

3. 掌握化脓性炎症的类型、病变特点。

二、实验内容

(一) 大体标本

1. 纤维素性心外膜炎　心包脏层表面粗糙,有厚层纤维素渗出物覆盖,灰白色,呈絮状或绒毛状。

2. 各型阑尾炎

(1) 正常阑尾:注意正常阑尾粗细、光泽及血管情况。

(2) 急性单纯性阑尾炎:阑尾呈不同程度的肿胀,浆膜面充血,失去正常光泽。

(3) 急性化脓性阑尾炎:阑尾肿胀,浆膜面充血明显,附有脓性渗出物。切面:阑尾壁增厚,腔内有脓性渗出物。

(4) 急性坏疽性阑尾炎:阑尾显著肿大,呈污秽黑色并附有多量脓性渗出物,易并发穿孔。

3. 脑脓肿　大脑半球矢状切面,一侧见一脓腔,腔内脓液已流失,仅留少许脓液黏附,周围有纤维组织包绕,边界清楚,邻近的侧脑室已被挤压变形。

4. 假膜性炎　结肠黏膜表面有一层灰黄色、糠皮样假膜,部分假膜已脱落,形成多数大小不一、形状不规则的浅表溃疡。肠壁因充血、水肿而增厚。

5. 急性重型肝炎　肝脏体积明显缩小,包膜皱缩,边缘薄而锐,切面呈土黄色,有些区域呈现红黄相间。

6. 子宫颈息肉　子宫颈外口突出、下垂一个带蒂的结节状肿物,蒂与宫颈内口相连。

(二) 病理切片

1. 纤维素性心外膜炎　心外膜(有脂肪组织和血管)大部分可见纤维素及炎性渗出物,纤维素为红染的丝网状或片状物质,网眼内可见渗出的炎细胞。

2. 各种炎细胞　切片标本高倍镜下可见各种炎细胞的形态特点。①中性粒细胞:胞核分叶状,常为2～3叶,胞浆呈淡粉色;②嗜酸性粒细胞:胞核呈分叶状,胞浆内含有粗大的嗜酸性颗粒;③单核细胞:胞体大,胞浆丰富,核呈肾形或椭圆形,常偏于一侧;④淋巴细胞,体积较小,核圆形、深染,胞浆极少;⑤浆细胞,胞体呈卵圆形,核圆形,位于胞体一侧,染色质呈轮辐状排列,胞浆丰富。

3. 蜂窝织炎性阑尾炎　阑尾腔内见有脓性渗出物,部分阑尾黏膜组织坏死脱落。黏膜下层血管扩张,在阑尾壁全层见大量中性粒细胞弥漫性浸润。

三、病例讨论

病史摘要:男,10岁,二周前,面部长一疖,肿胀疼痛,数天后,其母用针扎穿并挤出脓性血液。以后发生寒战、高热、头痛、呕吐,经治疗未见好转,且病情进一步加重,出现昏迷、抽搐而入院,经抢救无效死亡。

体格检查:营养不良,发育较差,神志不清,体温39 ℃,脉博140 次/分,呼吸35 次/分,面部有一2 cm×3 cm 的红肿区,略有波动感。

实验室检查:白细胞计数:$22×10^9$/L,其中中性粒细胞0.87。血培养金黄色葡萄球菌阳性。

尸检摘要:发育、营养差,面部有一个2 cm×3 cm 的肿胀区,切开有脓血流出。颅腔:大脑左额区有大量灰黄色脓液填充,此处有脑组织坏死,并见一个4 cm×4 cm×5 cm 的脓腔形成。切片观察:病变处脑组织坏死,大量中性细胞浸润,并见肉芽组织形成。

讨论题:

1. 根据病历资料对本病例作何诊断?

2. 本例脑部病变是怎样引起的?

3. 从本病例中应吸取什么教训?

四、作业

描绘嗜中性粒细胞、巨噬细胞、淋巴细胞、嗜酸性粒细胞的形态特点。

实验四 休 克

一、目的要求

通过复制失血性休克实验,熟悉休克的发病机制和休克各期微循环变化。

二、实验药品与器材

1. 药品 扩容类:全血、生理盐水、低分子右旋糖酐、高晶高胶液(7.5% NaCl 和 6%低分子右旋糖酐)。缩血管类:间羟胺、多巴胺。扩血管类:酚妥拉明、山莨菪碱。其他:碳酸氢钠、肝素、纳洛酮、维生素 C、维拉帕米。

2. 器材 大动物手术器材、BL402 生物信号采集分析系统、压力传感器、微循环观察装置(显微镜、恒温灌流盒、电视监视器)、静脉输液装置、储血瓶、动脉导管和静脉导管、温度计、100 ml 烧杯、注射器、止血纱布、磅秤、狗手术台。

三、实验步骤

成年狗一只→称重→3%戊巴比妥钠溶液(30 mg/kg)全麻→仰卧固定→备皮→手术(四个切口)。

1. 颈部正中切口(8 cm) 自甲状软骨下缘沿颈部正中线作一直切口,下达胸骨上切迹,分离气管,器官插管,保持气道通畅,分离颈总动脉,插入动脉导管,接压力感受器,记录平均动脉压(MAP)、心率功率谱密度(Psd)、心率(HR)。

插管前必须注意充满肝素并排尽气体。

2. 左、右股三角区切口(3 cm) 在股三角区触及股动脉搏动后,沿动脉走向作 3 cm 长切口。①游离左股动脉:插入动脉导管,夹端用动脉夹夹闭股动脉,另一端与储血瓶相边,以备放血;②游离右股静脉:插入导管(比划长度),测定中心静脉(CVP)及输液用。输液速度 5～8 滴/分。导管外端接三通管,一侧同输液瓶连接,缓慢输入生理盐水(5～8 滴/分)以保持通畅(防止凝血),另一侧通过压力换能器与 BL402 生物信息系统相连测 CVP。

3. 耻骨联合上,下腹部正中切口(5 cm) 找到膀胱,将其从腹腔拉出,沿背面膀胱三角区找到双侧输尿管,分离并插管,记录尿量(滴/分)(插管前排空尿液)。

4. 右腹部旁正中切口(右腹直肌旁 6 cm) 钝性分离肌层,打开腹腔。推开大网膜,找出一段游离度较大的小肠肠襻,观察肠系膜微循环(cap 数、口径、流速)。

区别:微动脉:色浅红、血流速快、由粗变细逐渐分支。微静脉:色暗红、血流速度较慢,由细变粗逐渐汇合。毛细血管:仅能通过一个血细胞。

5. 温度计插入直肠,测肛温。

实验前记录各指标→降低储血瓶、松开动脉夹→放血 10 秒使 MAP 降至 40 mmHg 维持 20 秒,观察记录→停止放血、分组进行治疗→观察记录。

6. 注意事项

(1) 麻醉深浅要适度。过深可严重抑制呼吸;过浅则动物疼痛挣扎,影响观察,甚至引起神经源性休克。

(2) 牵拉肠襻动作要轻,以免引起严重低血压,影响休克实验。

(3) 尽量减少手术出血,分离血管及肌层时,应钝性分离,切勿使用手术刀或手术剪,若出血应设法止血。

(4) 所有动脉导管、静脉导管及压力传感器内均应充盈肝素或生理盐水,并排尽气泡。

(5) 压力传感器高度均应与狗心水平一致。

(6) 观察微循环时,分清动脉、静脉及毛细血管,选好标志血管,固定视野,以保持前后观察结果一致。

四、实验结果与讨论

1. 观察并记录颈总动脉血压的变化。
2. 记录体温及尿量变化。
3. 分析实验动物失血量与血压、尿量的关系,讨论休克不同时期的功能代谢变化。

实验五 缺 氧

一、实验目的与要求

1. 在动物身上复制乏氧性缺氧、血液性缺氧、组织性缺氧,并了解缺氧的类型。
2. 观察缺氧时动物机体的变化及对各型缺氧的耐受性。

二、实验动物

小白鼠

三、实验器材

小白鼠缺氧瓶(或 100~150 ml 带塞广口瓶或锥形瓶),简易一氧化碳发生装置(实验图),广口瓶,5 ml 和 2 ml 刻度吸管,酒精灯,1 ml 注射器,剪刀,镊子。

钠石灰($NaOH \cdot CaO$),甲酸,浓硫酸,5%亚硝酸钠,1%亚甲蓝,0.1%氰化钾,生理盐水。

四、实验步骤与方法

（一）乏氧性缺氧

1. 将小白鼠称重后放入盛有少许钠石灰（约 5 g）的缺氧瓶内，观察动物的一般情况，然后塞紧瓶塞，记录时间。

以后每三分钟重复观察上述指标一次（如有其他变化则随时记录），直到动物死亡为止。

2. 保留动物尸体，待（二）、（三）实验做完后，再依次打开其腹腔，比较血液和肝脏颜色。

（二）血液性缺氧

1. 一氧化碳中毒所致的血液性缺氧

（1）按图装好简易一氧化碳发生装置。

（2）取小白鼠一只，称重后将小白鼠放入广口瓶中，观察其一般情况，然后与一氧化碳发生装置连接。

（3）取甲酸 3 ml 放入试管内，加入浓硫酸 2 ml，塞紧。

$$HCOOH + H_2SO_2 \longrightarrow H_2SO_4(蒸气) + H_2O + CO\uparrow$$

注：上述反应可用酒精灯加热，以加速一氧化碳的产生。但要注意不能过热以至液体沸腾。因一氧化碳产生过多、过快可导致动物迅速死亡，结果血液颜色改变不明显，影响实验结果的观察。

（4）观察指标与方法同前。

2. 亚硝酸盐中毒所致的血液性缺氧

（1）取体重相近的两只小白鼠，观察一般情况后，向腹腔注入 5％亚硝酸盐 0.3 ml。其中一只注入亚硝酸钠后，立即再向腹腔内注入 1％亚甲蓝溶液 0.3 ml，另一只再注入生理盐水 0.3 ml。

（2）观察指标与方法同前，比较两鼠表现及死亡时间有无差异。

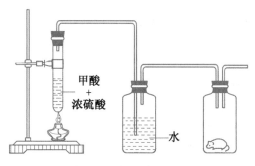

实验图　一氧化碳发生装置

（三）组织性缺氧

1. 取小白鼠一只，称重。先观察一般情况，然后腹腔注射 0.1％氰化钾 0.2 ml。

2. 观察指标与方法同前。

五、注意事项

1. 缺氧瓶一定要密闭,可用凡士林涂在瓶塞外面。

2. 严防氰化物中毒。氰化钾有剧毒,切勿沾染皮肤、黏膜,特别是有破损处。实验后将物品洗涤干净。

3. 小白鼠腹腔注射,应稍靠左下腹,勿损伤肝脏。但也应避免将药液注入肠腔或膀胱。

六、实验结果与讨论

通过观察各型缺氧时动物呼吸频率、深度,皮肤、口唇、爪、耳和尾颜色等变化,观察各型缺氧小白鼠的血液或肝脏颜色的改变和死亡时间的不同,分析各型缺氧临床表现的产生机制。

实验六　肿　瘤

一、目的与要求

通过实验,学会用肉眼和借助显微镜分辨良、恶性肿瘤。

二、实验内容

(一) 大体标本

1. 脂肪瘤　黄色脂肪样分叶状肿块,质软,有包膜。

2. 子宫平滑肌瘤　多个大小不一球形肿块,质较硬,切面呈编织状有包膜,灰白色,与子宫肌肉分界清楚。

3. 卵巢畸胎瘤　肿瘤体积较大,直径多在 15 cm 以上,表面光滑,呈圆形、囊性,切面多为单房,囊内含有脂肪、毛发、牙齿等。

4. 乳腺癌　乳头下陷,乳头周围皮肤呈橘皮样外观,肿块呈单发性,灰白色,与周围组织及皮肤相连。

5. 原发性肝癌　肝右叶见一个巨大肿块,质较硬,切面灰白,与周围分界不清,肿块周围有数个散在灰白色小结节。

6. 转移性肺癌　多个癌结节散在分布于肺表面,灰白色,大小较一致,无包膜。

7. 甲状腺腺瘤　甲状腺组织内见一圆形结节状肿块,包膜完整,边界清楚。

8. 卵巢浆液性囊腺瘤　卵巢肿物为囊性,单房或多房,囊内含淡黄澄清的液体,已剖开的肿瘤其囊内浆液全部流出。

9. 海绵状血管瘤　标本为部分肝脏组织,切面见暗黑色(福尔马林液固定)病变区,直径约 4 cm,呈海绵状,无包膜。

10. 直肠黑色素瘤　标本为已剖开的直肠,肿瘤组织向直肠腔内突出并坏死脱落形成溃疡,边界不清,无包膜,肿瘤组织浸润肠壁全层至肠周组织形成肿块,切面见肿块呈灰黑色。

11. 溃疡型胃癌　胃大部切除标本,胃小弯近幽门部位有一直径约 4 cm 的溃疡,溃疡边缘隆起,底部高低不平、有出血。

12. 息肉、蕈伞型胃癌　胃大部切除标本,胃小弯近幽门部位见肿瘤向胃腔内生长呈息肉或蕈伞状。癌组织为灰白、质硬的肿块。

13. 浸润型胃癌　胃大部切除标本,癌组织灰白、质硬,向整个胃壁组织内浸润,胃壁增厚,胃黏膜皱襞消失。

14. 阴茎癌　阴茎之龟头明显肿大,表面可见肿块呈菜花状隆起,质硬、干燥,切面见癌组织向深层浸润性生长,与正常组织分界不清。

15. 膀胱癌　标本为部分膀胱,多见于膀胱侧壁和膀胱三角近输尿管开口附近,在膀胱黏膜面见灰白质硬的乳头状肿块向表面突出,切面上肿瘤向膀胱壁内浸润生长。

16. 骨肉瘤　股骨下端明显肿大呈纺锤状,切面见瘤组织灰白色,已破坏骨干,呈放射状向四周扩展,并浸润到周围软组织。

17. 纤维肉瘤　肿瘤无完整包膜,切面呈灰白灰红色,质地软,均匀一致。

18. 恶性淋巴瘤　标本为部分肠壁与肠系膜组织,肠系膜处多个淋巴结肿大并相互融合成较大肿块,肿瘤切面呈鱼肉状,质地软且均匀一致。

（二）病理切片

1. 鳞状细胞癌　癌细胞呈大小不等的团块状和条索状,癌巢中央有同心圆状的角化珠,癌细胞大小不等、形态多样、核大深染,可见病理性核分裂,间质较少。

2. 腺癌　癌细胞排列成大小不等、形状不一、不规则腺管状结构,腺管有共壁和背靠背现象,癌细胞层次多,核大深染,核膜厚,可见病理性核分裂。

三、病例讨论

患者,男,63 岁,主诉:咳嗽、胸痛 2 个月,痰中带血 1 周入院。

患者 2 月前开始,因"感冒"咳嗽、胸痛,自服感冒药,效果不佳,咳嗽时好时坏,1 周前咳嗽时痰中带血。自述有吸烟史 50 余年。

检查:一般情况好,X 线胸片显示右肺近肺门处有一 3 cm×3 cm 密度增高阴影。

讨论题:

1. 患者有可能是什么病? 如要确诊还需做什么检查?

2. 需要和哪些疾病相鉴别?

四、作业

1. 描述乳腺癌的大体形态。

2. 绘制鳞癌或腺癌镜下图。

实验七　呼吸系统疾病

一、实验目的与要求

通过实验,学会观察描述大叶性肺炎、小叶性肺炎、支气管扩张症、阻塞性肺气肿、肺源性心脏病、肺癌等大体和切片标本,掌握其病变特点。

二、实验内容

（一）大体标本

1. 大叶性肺炎（灰色肝样变期）　病变肺叶灰白色,质地变实如肝,切面粗糙呈颗粒状,胸膜表面有纤维素性渗出物。

2. 小叶性肺炎　肺表面及切面可见多数散在、大小不等灰白、灰黄色小病灶,部分互相融合成片。

3. 阻塞性肺气肿　肺的体积显著膨大,边缘钝圆,色灰白,柔软而缺乏弹性,肺表面可见明显的肋骨压痕或用指压后易留压痕,切面呈海绵状、囊状或蜂窝状。

4. 肺源性心脏病　心脏体积明显增大、重量增加,右心室壁明显肥厚、心室腔扩张,右心室内乳头肌、肉柱显著增粗。

5. 支气管扩张症　病变肺组织切面可见支气管壁因慢性支气管炎而增厚、支气管腔扩张呈圆柱状或囊状。

6. 肺癌

（1）中央型（肺门型）：癌肿位于肺门部,主要由主支气管或叶支气管发生。癌组织破坏支气管壁向周围浸润蔓延,在肺门及其附近逐渐形成形态不规则的灰白色肿块,与正常肺组织分界不清。

（2）周围型：此型癌肿位于肺叶的周边部,直径多在 2～8 cm 之间,呈境界不甚清楚的结节状或球形癌结节,灰白色,无包膜。

（3）弥漫型：癌组织起源于末梢的肺组织,沿肺泡管及肺泡呈弥漫性浸润性生长,形成多数粟粒大小的结节,布满肺大叶的一部分或整个肺大叶,也可形成大小不等的多发性结节散布于多个肺叶内。

（二）病理切片

1. 大叶性肺炎（灰色肝样变期）　肺泡腔内充满大量中性粒细胞和纤维性渗出物,肺泡明显实变,肺泡壁受挤压变窄。

2. 小叶性肺炎　病灶以细支气管为中心,管腔内及其邻近肺泡腔内可见大量中性粒细胞浸润,部分细支气管黏膜上皮坏死脱落,病灶附近肺泡代偿性扩张。

3. 阻塞性肺气肿　肺泡壁毛细血管床减少,肺泡扩张,肺泡间隔变窄并断裂,相邻的肺泡互相融合成大小不一的囊腔。细小支气管可有慢性炎症性改变。间质内肺小动脉内膜纤维组织增生而增厚。

三、病例讨论

患者,女性,35 岁,患者在 3 天前洗澡时受凉,继之出现乏力、畏寒、发热,咳嗽、咳铁锈色痰、胸痛、气促,今日病情加重来院就诊。

体格检查:体温 39.5 ℃,脉搏 108 次/分,呼吸 22 次/分,血压 130/80 mmHg,精神萎靡,左肺下叶可闻及支气管呼吸音,叩诊呈浊音,心率 108 次/分,心律齐,无病理性杂音。实验室检查:白细胞 $13.5×10^9/L$,分类:中性白细胞 0.8,淋巴细胞 0.15。X 线检查:左肺下叶呈片状阴影。

讨论题:

1. 请诊断患者患有何种疾病,诊断的依据是什么?

2. 用病理知识解释患者所出现的临床表现。

四、作业

绘制大叶性肺炎灰色肝样变期显微镜下图。

实验八　心血管系统疾病

一、实验目的与要求

通过实验,学会观察描述主动脉粥样硬化、冠心病、高血压病、风湿病、心瓣膜病等大体标本和切片,掌握其病变特点。

二、实验内容

（一）大体标本

1. 主动脉粥样硬化　主动脉内膜凹凸不平,可见许多黄白色斑点条纹、蜡滴样纤维斑块、粥样斑块突起,大小形状不规则,尤以动脉分支开口处明显,部分斑块表面破溃,有溃疡形成。

2. 冠状动脉粥样硬化　心冠状动脉壁不均匀增厚、僵硬,横切面可见灰黄色斑块向腔内突起,管腔呈明显偏心性狭窄。

3. 心肌梗死　在左心室壁可见灰白色坏死病灶,形状不规则,边界清晰。

4. 高血压性心脏病　心脏体积增大,重量增加,左心室壁明显肥厚,左室乳头肌和肉柱明显增粗,心腔不扩张,瓣膜透明无病变。

5. 高血压性固缩肾　肾脏体积缩小,重量减轻,质硬;表面呈细颗粒状,凹凸不平;切面肾皮质变薄,皮髓质分界不清,皮髓质交界处可见小动脉管口呈哆开状。

6. 高血压脑出血　脑的额状切面,内囊及基底节区域有一黑色出血病灶,出血区脑组织完全破坏,其内充满坏死组织和凝血块。

7. 风湿性心包炎　详见炎症。

8. 风湿性心瓣膜病（主动脉瓣狭窄）　心脏体积增大,左心室壁增厚,主动脉瓣膜明显增厚、变形、质较硬、弹性显著减弱，瓣叶相邻处粘连，瓣膜口明显狭窄。

9. 亚急性感染性心内膜炎　二尖瓣或主动脉瓣上见单个或多个大小不等的菜花状或息肉状赘生物，质脆，易破碎、脱落，瓣膜增厚、变形、溃疡或有缺损。

（二）病理切片

1. 动脉粥样硬化（粥样斑块）　低倍镜：见动脉内膜增厚，内膜表层纤维结缔组织增生并发生玻璃样变，内膜深层见一片淡伊红染色的无结构的坏死物，其中可见许多呈斜方形、菱形及针形的裂隙，为胆固醇结晶沉积所致。高倍镜：见病灶边缘有胞体较大的泡沫细胞，病灶周边可见肉芽组织，还可见少量的淋巴细胞浸润。

2. 心肌梗死　低倍镜：见梗死灶内的心肌纤维呈凝固性坏死，染色浅，梗死灶形状不规则。高倍镜：见梗死的心肌纤维肿胀、断裂，横纹模糊不清，核固缩、碎裂或溶解，心肌间质水肿；伴大量中性粒细胞、单核细胞浸润。

3. 高血压肾　低倍镜：见肾入球小动脉发生玻璃样变，管壁增厚，呈均一的伊红染色，病变严重区域肾小球发生纤维化和玻璃样，相应的肾小管萎缩、消失；部分肾小球体积增大，肾小管腔扩张。高倍镜下见间质纤维组织增生及淋巴细胞浸润。

4. 风湿性心肌炎　低倍镜：在心肌间质小血管周围可见梭形的风湿小体。高倍镜下见风湿小体中央是伊红色絮状的胶原纤维素样坏死，周围为风湿细胞（Aschoff 细胞），此种细胞体积大，呈梭形或多边形，胞浆丰富呈淡蓝色或紫色；核大，圆形或卵圆形，核膜清楚，染色质集中于中央，横切面呈枭眼状，纵切面呈毛虫状。病灶的周边可有少量的淋巴细胞、单核细胞浸润。

三、病例讨论

男，63 岁，心前区疼痛 8 年多，加重伴重度呼吸困难 10 小时。入院前 8 年前开始，常感心前区疼痛，多于劳累、饭后发作，可自然缓解。入院前 2 月，痛渐频繁，且于休息时也可发作，每次发作时均感轻度呼吸困难。入院前 10 小时，睡眠中突感心前区剧痛，向左肩、臂放射，且伴有呼吸困难，咳出少许粉红色痰液，来院就医。体格检查：体温 38.5 ℃，脉搏 128 次/分，呼吸 30 次/分，血压 10.7/5.3 kPa（80/40 mmHg），慢性重病容，端坐呼吸，口唇及指甲发绀，皮肤湿冷，双侧肺底部可闻及湿鸣，心界向左扩大，心音弱、律齐，肝、脾（一）。实验室检查：红细胞 $4.8×10^{12}$/L，白细胞 $20×10^9$/L，其中中性粒细胞占 0.85。入院后经治疗，病情有所好转，但于入院后第 26 天，病人突感心前区疼痛难忍，面色苍白，抢救无效，呼吸停止，心脏停搏。

讨论题：

1. 死者生前患何种疾病？死因是什么？

2. 尸检时，可发现心、肺等脏器有哪些病变？

3. 如何解释临床症状和体征？

四、作业

绘制风湿性心肌炎显微镜下图。

实验九　消化系统疾病

一、实验目的与要求

通过实验,学会观察描述慢性胃炎、消化性溃疡、病毒性肝炎门脉性肝硬化、食管癌、胃癌、大肠癌、原发性肝癌的大体和切片标本,掌握其病变特点。

二、实验内容

（一）大体标本

1. 慢性萎缩性胃炎　病变处胃黏膜为灰白或灰黄色,黏膜明显变薄,皱襞变浅甚至消失,表面呈细颗粒状,偶见糜烂等。

2. 慢性肥厚性胃炎　胃黏膜肥厚,黏膜皱襞粗大、变宽,形似脑回状。

3. 胃溃疡　溃疡多位于胃小弯近幽门部,溃疡多为单发,直径多在 2 cm 以内;溃疡呈圆形或椭圆形,边缘整齐,形如刀切,底部平坦,常深达肌层甚至浆膜层,溃疡周围黏膜皱襞呈放射状向溃疡集中。

4. 胃溃疡癌变　癌变的溃疡形状不规则,边缘隆起,底部高低不平,质地较硬,直径多在 2 cm 以上。

5. 门脉性肝硬化

（1）早中期:肝脏体积正常或稍大,质地稍硬,表面及切面纤维组织包绕的结节不甚明显。

（2）晚期:肝体积明显缩小,重量减轻,质地明显变硬。肝表面及切面均见有弥漫性小结节,结节大小较一致。结节周围是薄而均匀的灰白色纤维组织包绕。肝包膜增厚。

6. 食管癌

（1）髓质型:此型最多见。癌组织在食管壁内浸润性生长,常累及食管全周或大部分,管壁增厚,管腔狭窄;切面癌组织呈灰白色,质软,似脑髓。

（2）蕈伞型:肿瘤呈扁圆形蘑菇状突向食管腔,表面可有浅溃疡。

（3）溃疡型:肿瘤表面形成形状不规则的溃疡,边缘隆起,溃疡较深,常深达肌层,底部凹凸不平。

（4）缩窄型:癌组织浸润食管壁全周,由于内有大量的纤维组织增生,使食管腔呈环形狭窄,狭窄上端食管腔则明显扩张。

7. 胃癌

（1）息肉型或蕈伞型:癌组织向黏膜表面生长,呈息肉状或蕈状,肿块突入胃腔,质地较硬,表面可以有深浅不一的溃疡。

（2）溃疡型:癌组织表面形成溃疡,溃疡直径多在 2 cm 以上,呈深皿状或边缘隆起的火山口状,溃疡底部高低不平。要注意与消化性溃疡区别。

（3）浸润型:癌组织在胃壁内弥漫性浸润,与正常组织分界不清楚,导致胃壁增厚、变硬,胃腔缩小,黏膜皱襞大多消失,状如皮革,因而称为"革囊胃"。

8. 大肠癌

（1）隆起型：肿瘤呈息肉状、扁平盘状或菜花状向肠腔内突起。

（2）溃疡型：肿瘤表面形成火山口样的溃疡，溃疡底部不平、较深。

（3）浸润型：癌组织向肠壁浸润性生长，可累及肠管全周，以致肠壁增厚、变硬，肠腔狭窄。

（4）胶样型：肿瘤表面及切面呈半透明胶冻状。

9. 原发性肝癌

（1）巨块型：肿瘤可形成巨大的圆形肿块，直径可超过 10 cm，多位于肝右叶，癌肿中央常有出血坏死，周围有多少不一的卫星状癌结节。

（2）多结节型：此型肝癌最常见。肿瘤形成多个圆形或椭圆形的癌结节，散在分布，结节大小不等，直径多小于 5 cm，此型肝癌常合并有肝硬化。

10. 急性重型肝炎　肝体积明显缩小；边缘变锐，包膜皱缩，质地柔软；表面及切面呈黄色。

（二）病理切片

1. 慢性萎缩性胃炎　胃黏膜腺上皮萎缩，腺体变小、数目减少，黏膜全层见淋巴细胞、浆细胞浸润，甚至形成淋巴滤泡。可见腺上皮发生肠上皮化生。

2. 胃溃疡　胃溃疡底部由内向外可见四层结构。第一层为渗出层，主要是渗出的纤维素和中性粒细胞；第二层为坏死层，为无结构的红染坏死组织层，是毛细血管和成纤维细胞等构成的肉芽组织；第三层为肉芽组织；最下层为瘢痕组织层，主要是胶原纤维和少数纤维细胞。

3. 门脉性肝硬化　正常肝小叶结构破坏，代之以假小叶。假小叶内肝细胞排列紊乱，可有不同程度的变性和坏死；中央静脉缺如、偏位或有两个以上；有时可见汇管区也被包绕在假小叶内。假小叶外围增生的纤维组织间隔，其中可见多少不等的炎细胞浸润及小胆管增生。

4. 急性肝炎　低倍镜：肝索排列紊乱，肝窦受压，可见嗜酸小体。高倍镜：肝细胞体积增大，胞质透亮，排列紊乱；肝细胞嗜酸性变及嗜酸小体；点状坏死，坏死灶内及汇管区有炎细胞浸润。

三、病例讨论

男性，50 岁。肝区隐痛 2 年多，双下肢反复水肿 8 月，复发加重伴乏力、腹胀 20 天入院。2 年多前开始不明原因出现肝区疼痛，为持续隐痛、伴鼻出血及刷牙后牙龈出血。体格检查：颈部和面部见多个蜘蛛状血管痣。右侧腹上区膨隆、叩痛，肝肋下未扪及，剑下 4 cm，质韧。脾大，腹腔积液征阳性，双下肢凹陷性水肿。

入院后经保肝、利尿、支持等对症治疗。于入院后 2 周突发呕血，抢救无效死亡。

尸体解剖发现：口、鼻腔内有血性液体，胃及空肠内约 2 000 ml 咖啡色液体，胃底食管下段静脉曲张，并见一破口，长约 1 cm。肝：体积小、质硬、表面为 0.1～0.5 cm 不等的细小均匀的结节。镜下见肝小叶结构破坏，代之以大小不等的假小叶，假小叶间纤维结缔组织内慢性炎明显，肝细胞广泛变性、小灶性坏死。脾：大、重 450 g、暗红色，切面有较多血液流出。腹腔:各脏器无粘连,腹腔内有淡黄色液体 1 000 ml。其余各脏器除双肺胸膜广泛陈旧性粘连外,未见明显异常。

讨论题:

1. 请写出病理诊断和分析死亡原因。

2. 如何解释临床症状和体征?

四、作业

绘制胃溃疡显微镜下图。

实验十 泌尿系统疾病

一、实验目的与要求

通过实验,学会观察描述急性、慢性肾炎,急性、慢性肾盂肾炎、肾癌、膀胱癌等病变标本与切片,掌握其病变特征。

二、实验内容

(一)大体标本

1. 急性肾小球肾炎　肾体积增大,暗红色,表面光滑,包膜紧张、无粘连。切面可见皮髓质分界清晰,皮质略厚。肾表面与切面可见小出血点。

2. 慢性肾小球肾炎　肾明显缩小、灰白色,质地变硬,重量减轻,表面细颗粒状,包膜粘连,切面皮质变薄,皮质、髓质交界不清。

3. 急性肾盂肾炎　肾脏体积增大、充血、质软,表面可见散在大小不等稍隆起的黄白色脓肿,切面可见肾盂黏膜充血水肿,黏膜表面有脓性渗出物,肾髓质内有黄色条纹,向皮质延伸,条纹融合处有脓肿灶形成。

4. 慢性肾盂肾炎　肾脏体积缩小,质地变硬,表面高低不平,出现不规则凹陷性瘢痕,切面见皮髓质界限不清,可见多少不等的瘢痕。肾盂黏膜粗糙,肾盂、肾盏因瘢痕收缩而变形。

5. 肾癌　上极多见,多为单发,球形,肿瘤边缘常形成假包膜,与周围组织分界清楚。切面可见肿瘤灰黄或灰白色,也可有灶状出血、坏死、软化、钙化等改变,表现出红、黄、灰、白等多种颜色的相互交错。

6. 膀胱癌　好发于膀胱侧壁和膀胱三角区近输尿管开口处。肿瘤呈乳头状或息肉状,可单发或多发,大小不等,直径从数毫米至数厘米,灰白色,可向深层肌组织及周围浸润。

(二)病理切片

1. 急性弥漫性增生性肾小球肾炎　大量肾小球体积增大,细胞增多、密集,肾小管上皮细胞肿胀,可见细胞水肿变性、细胞内玻璃样变,管腔内可见管型,肾小球与肾球囊内可见中性粒细胞和红细胞渗出,肾间质血管扩张充血。

2. 弥漫性硬化性肾小球肾炎　大量肾小球不同程度萎缩、纤维化及玻璃样变,并彼此靠拢,所属肾小囊、肾小管亦萎缩。部分肾小球体积增大,毛细血管扩张,所属肾小管亦扩张。肾间质纤维组织增生,淋巴细胞和浆细胞浸润。

三、病例讨论

患者,女,45 岁。因"间断性眼睑水肿 5 年,血压持续性增高 2 年,多尿、夜尿 1 年多,尿量明显减少伴呕吐 5 天"入院。自述 10 岁时曾患过"肾炎",经住院治疗痊愈。体格检查:血压 25.6/18.0 kPa(192/135 mmHg)。实验室检查:血红蛋白 70 g/L。尿:密度 1.008,蛋白(+++),颗粒管型(+),脓细胞(−)。血非蛋白氮(NPN)214 mmol/L。入院后经抢救治疗,于第 5 天出现嗜睡及心包摩擦音,第 7 天出现昏迷,第 8 天死亡。

尸体解剖主要所见:左肾重 37 g,右肾重 34 g;两肾体积明显缩小,表面呈细颗粒状,但无瘢痕;切面见肾实质变薄,皮髓分界不清,肾盂黏膜稍增厚但不粗糙。镜下见多数肾小球萎缩、纤维化、硬化,肾小管萎缩,间质纤维组织明显增生及淋巴细胞浸润;残留肾小球体积增大,肾小管扩大;间质小动脉壁硬化,管腔狭小。心重 450 g,心包脏层粗糙,有少数纤维蛋白附着,并有少量出血点,左室壁增厚,左右心室稍扩张。脑重 1 600 g,脑回增宽,脑沟变浅。

讨论题:
1. 请作出本例病理诊断并给出诊断依据。
2. 结合病理解剖所见解释临床表现。
3. 请讨论本例死因。

四、作业

绘制急性肾炎显微镜下图。

实验十一 生殖系统与乳腺疾病

一、实验目的与要求

通过实验,学会观察描述慢性子宫颈炎、子宫内膜增生、葡萄胎、绒毛膜癌、子宫颈癌、乳腺癌等病变标本与切片,掌握其病变特征。

二、实验内容

(一)大体标本

1. 子宫颈腺体囊肿 在子宫颈外口可见单个或多个大小不等灰白色半透明囊泡,囊内含无色透明黏液或黏液脓性渗出物。

2. 葡萄胎 肿物呈灰白半透明之囊泡,大小不等,状如葡萄,相互间有细蒂相连。

3. 恶性葡萄胎 全子宫,可见黑色出血、坏死病灶(其内有水肿绒毛组织)向宫腔内突出并向子宫肌层内浸润。

4. 绒毛膜癌 子宫明显增大,宫腔内可见灰黑色肿物、有出血,表面凹凸不平,肿瘤呈浸润性生长,已向子宫壁内侵入,并见有出血。

5. 子宫颈癌　子宫颈可见一菜花状肿物,表面有出血坏死,肿物已向上侵犯子宫体。

6. 乳腺癌　乳腺肿物向皮肤侵犯,形成溃疡,乳头内陷,乳腺皮肤呈"橘皮"样外观,乳腺切面可见灰白色肿物,与周围组织分界不清。

7. 卵巢囊腺瘤　详见肿瘤实验。

8. 畸胎瘤　详见肿瘤实验。

(二)病理切片

1. 葡萄胎　绒毛高度水肿,间质血管大多消失,绒毛表面滋养层细胞轻度增生,无明显异型性。

2. 绒毛膜癌　子宫肌层及凝血块中可见大量呈条索状、片块状排列的癌细胞团。癌细胞及癌细胞核的形状、大小不一。癌细胞排列紊乱,无绒毛结构、无肿瘤间质,常有出血、坏死。

三、病例讨论

病例摘要:患者,女,48 岁。乳房包块 1 年,生长速度加快月余。1 年前无意中发现左乳腺外上方有一黄豆大小的肿块,无疼痛,局部不红不热,未引起重视。近一月生长速度较快,现已长大至拇指大,乃就诊入院。

体格检查:双乳不对称,左侧外上象限明显隆起。皮肤表面呈橘皮样改变,乳头略向下凹陷。扪之发现一个 2.5 cm 直径的包块,质地较硬,边界欠清楚,较固定。左侧腋窝可触及 2 个黄豆大淋巴结。临床诊断:乳腺癌伴左腋下淋巴结转移。

手术中病理发现:肿瘤直径约 2 cm,呈浸润性生长,状如蟹足,质灰白,有浅黄色小点。镜下,见瘤细胞成巢状排列,与间质分界清楚。瘤细胞呈条索状,无腺腔形成。瘤细胞大小、形态不一,核深染可见病理性核分裂象。巢状瘤细胞之间为大量的纤维增生,其中见到新生的小血管。

讨论题:

1. 本病的病理学诊断是什么?

2. 乳房皮肤的局部表现是怎样形成的?

3. 腋下淋巴结可能有何病变?

四、作业

绘制绒毛膜癌显微镜下图。

实验十二　传染病

一、目的与要求

通过实验,初步学会用肉眼和借助显微镜识别病毒性肝炎、原发性肺结核、继发性肺结核、细菌性痢疾的病理变化。

二、实验内容

（一）大体标本

1. 原发性肺结核　儿童肺,右肺上叶近胸膜处有约 1.5 cm 原发结核病灶,同侧肺门淋巴结肿大,并有干酪样坏死。

2. 慢性纤维空洞型肺结核　肺内可见多个厚壁空洞,以肺上叶较多。空洞大小不一,形态不规则,洞壁厚,壁内有干酪样坏死灶。近胸膜处空洞突破胸膜,引起气胸。可见右肺纤维化及肺不张。

3. 肺粟粒性结核　肺组织内密布灰黄或灰白色、分布均匀、粟粒大小、境界清楚的结节状病灶。病变多以增生为主。

4. 脾粟粒性结核　脾脏一个,在其表面和切面均可见粟粒大小、灰白色、分布均匀、境界清楚的结节状病灶(为全身粟粒性结核一部分)。

5. 肾结核　标本为已切开的肾脏,肾皮质和髓质交界处或肾乳头区发生干酪样坏死,坏死物破入肾盂而在局部形成空洞,空洞表面尚可见干酪样坏死物残留。

6. 细菌性痢疾　乙状结肠一段。肠黏膜表面有一灰色膜状物,粗糙、无光泽,即假膜。病变范围扩张,部分假膜脱落,形成浅表溃疡。

7. 肠伤寒　髓样肿胀期:回肠下段见淋巴组织明显增生、肿胀,突出于黏膜表面,呈圆形或椭圆形,灰白色,质软,表面凹凸不平,状似脑的沟回。

（二）病理切片

1. 结核结节　低倍镜:组织中有大量结节状病灶,病灶中央可见红染颗粒状无结构物质,为干酪样坏死物。高倍镜:结节状病灶中央可见红染颗粒状无结构的干酪样坏死物及多核巨细胞。巨细胞胞质丰富,其中有多个细胞核,细胞核呈马蹄状或环状排列,称为朗格汉斯细胞。结节外围还可见大量的类上皮细胞、成纤维细胞和淋巴细胞。

2. 细菌性痢疾　低倍镜:肠黏膜为红色假膜覆盖,黏膜上皮及腺体大片消失。高倍镜:假膜由无结构的坏死物质及纤维素构成,黏膜层、肌层有大量炎细胞浸润。

3. 肠伤寒　低倍镜:肠黏膜及黏膜下层充血水肿,淋巴组织、巨噬细胞增生。高倍镜:增生的巨噬细胞胞浆内常吞噬有伤寒杆菌、红细胞、淋巴细胞和坏死细胞碎片,称为伤寒细胞。伤寒细胞聚集成结节状,称为伤寒小结或伤寒肉芽肿。

4. 流行性脑脊髓膜炎　低倍镜:软脑膜血管扩张、充血,蛛网膜下隙增宽。高倍镜:蛛网膜下隙中充满大量中性粒细胞、少量单核细胞及纤维素性渗出物。脑实质病变不明显。

三、病例分析

病例一

患者,男,62 岁,反复右上腹疼痛,伴反复皮肤黄染 20 余年,加剧 1 个月入院。患者自 20 多年前出现反复右上腹痛,伴皮肤发黄食欲下降、乏力等表现,多年服用中药,时好时发。近 1 个月来症状加重并出现腹胀感。体格检查:皮肤、巩膜黄染,心肺未见异常,腹部膨隆,肝未扪及,脾肿大。实验室检查:门冬氨酸氨基转移酶;30 U;HBsAg(＋);B 超:肝脏弥漫小结节,个别结节约 6 cm×6 cm 大小。

讨论题：

（1）请作出疾病的诊断并列出主要诊断依据。

（2）该病的发展过程如何？

（3）如进一步确诊,你认为还应做哪些检查？

病例二

患者,男,61 岁,近年来经常发热、乏力、食欲不振、盗汗、咳嗽、气喘,近一月病情加重。既往有肺结核病史。体格检查:神志清,精神差,明显消瘦,两肺闻及湿性啰音。实验室检查:白细胞计数 $8 \times 10^9/L$,中性粒细胞 57%,淋巴细胞 42%。痰液查见结核杆菌。X 线示两肺有多个大小不等的厚壁空洞。

讨论题：

1. 患者可能患有什么病? 诊断依据是什么?

2. 如病情进一步发展,可能会有什么样的结果?

3. 患者的两肺为何会出现湿性啰音?

四、实验作业

绘制结核结节镜下图。

（马汉军）

参考文献

1. 孙景洲.病理学[M].第2版.南京:东南大学出版社,2011.

2. 丁运良.病理学与病理生理学[M].第2版.北京:高等教育出版社,2011.

3. 张薇,高凤兰.病理学与病理生理学[M].北京:人民军医出版社,2010.

4. 李桂源.病理生理学[M].北京:人民卫生出版社,2010.

5. 杨守林,颜勇.病理学[M].北京:军事医学科学出版社,2013.

6. 赵其辉.病理学基础[M].2版.西安:第四军医大学出版社,2012.

7. 王黎,杨卫东.病理学[M].北京:军事医学科学出版社,2014.

8. 吴义春.病理学与病理生理学[M].南京:江苏科学技术出版社,2012.

9. 丁凤云,马桂芳.病理学与病理生理学[M].天津:天津科学技术出版社,2013.

10. 王建枝,殷莲华.病理生理学[M].北京:人民卫生出版社,2013

11. 金鲁明,尹秀花.病理学[M].第2版.北京:中国医药科技出版社,2013.

12. 刘红.病理学[M].第2版.北京:人民卫生出版社,2014.

13. 高凤兰,崔茂香.病理学[M].第3版.西安:第四军医大学出版社,2014.

14. 尹秀花,李庆,等.病理学[M].北京:科学技术文献出版社,2014.

15. 陈命家,丁运良.病理学与病理生理学[M].北京:人民卫生出版社,2014.

16. 樊帮林,尹秀花.病理学[M].第3版.上海:同济大学出版社,2016.